AUS DER CHIRURGISCHEN UNIVERSITÄTSKLINIK U. POLIKLINIK ZU LEIPZIG (DIREKTOR: GEH. MEDIZINALRAT PROF. DR. E. PAYR) UND DER CHIRURG. ABTEILUNG DES STÄDT. KRANKENHAUSES ST. GEORG
(KRIEGSZEIT. LEITENDER ARZT: PRIVATDOZENT DR. R. SIEVERS)

ARTHRITIS DEFORMANS DES AKROMIOKLAVIKULARGELENKS

ZUGLEICH EIN BEITRAG ZUR TRAUMATISCHEN ENTSTEHUNG DER ARTHRITIS DEFORMANS CHRONICA

HABILITATIONSSCHRIFT

ZUR ERLANGUNG DER VENIA LEGENDI IN DER CHIRURGIE DER HOHEN MEDIZINISCHEN FAKULTÄT DER UNIVERSITÄT LEIPZIG

VORGELEGT VON

DR. RODERICH SIEVERS

BERLIN 1919

DRUCK DER VEREINIGUNG WISSENSCHAFTLICHER VERLEGER
WALTER DE GRUYTER & CO.
VORMALS G. J. GÖSCHEN'SCHE VERLAGSHANDLUNG - J. GUTTENTAG, VERLAGSBUCHHANDLUNG - GEORG REIMER - KARL J. TRÜBNER - VEIT & COMP.

Sonder-Abdruck aus Virchows Archiv Bd. 220 Beiheft. Herausg. v. D. v. Hansemann u. O. Lubarsch.
Verlag der Vereinigung wissenschaftlicher Verleger Walter de Gruyter & Co. Berlin W. 10.

Inhalt

Erster Teil.

Zweiter Teil.

Arthritis deformans des Akromioklavikulargelenks.

Zugleich ein Beitrag zur traumatischen Entstehung der Arthritis deformans chronica.

Von

Roderich Sievers.

(Hierzu 35 Textfiguren und Taf. I u. II).

I.

Anatomischer Teil.

In der Festschrift zum 70. Geburtstage meines verehrten Lehrers Trendelenburg[1] habe ich an der Hand eines größeren kasuistischen Materials auf die Bedeutung der bisher nicht beachteten chronisch entzündlichen Erkrankungen des Akromio-Klavikulargelenks hingewiesen. Bei einer großen Zahl von chronischen, schmerzhaften Affektionen der Schulter, die sich meist an stumpfe Traumen angeschlossen hatten, lehrten mich meine Beobachtungen, daß nicht selten Fälle darunter waren, bei denen Symptome für eine Beteiligung des Schultergelenks selber oder seiner benachbarten Weichteile und Schleimbeutel fehlten, dagegen alle Erscheinungen dafür sprachen, daß ausschließlich eine Schädigung des Schultereckgelenks vorlag.

Indem ich mich an der Hand der anatomischen Literatur und eigener Prüfung am Lebenden von der hohen funktionellen Bedeutung des Akromialgelenks im Mechanismus des Schultergelenks überzeugte, fand ich sowohl zahlreiche Hinweise für die ursächliche Entstehung einer örtlichen Erkrankung des Gelenks als auch die Möglichkeit, einen einigermaßen scharf umschriebenen Symptomenkomplex von Funktionsstörungen herauszuschälen, der neben einer Anzahl örtlicher, auf das Gelenk hinweisender Störungen die Arthritis acromialis kennzeichnete.

Das somit klinisch schon gut begründete Krankheitsbild fand dann weitgehende Bestätigung in röntgenologisch erkennbaren Veränderungen des Gelenks, örtlicher therapeutischer Beeinflußbarkeit des Leidens durch Injektionen ins Gelenk und Resektionen in fortgeschritteneren Fällen sowie durch einzelne bei diesen Operationen erhobene histologische Befunde:

Die Diagnose der Arthritis acromialis gründete sich nach meinen damaligen Beobachtungen auf folgende Punkte:

1. Örtliche Veränderungen: Druckschmerz, Schwellung (Gelenkerguß), Veränderungen der Verankerungsfestigkeit des akromialen Schlüsselbeinendes im Gelenk (im Sinne von Lockerung oder abnormer Fixation), Kallus oder Randwucherungen, Verdickung des subkutanen Schleimbeutels.

2. Störungen des Schultermechanismus: vor allem Hemmung der Achselverschiebungen nach oben, vorn oder hinten, verbunden mit Schmerz und Krepitation, wobei der Schmerz auf die Schulterhöhe oder dahinter lokalisiert wird, eventuell von da nach der Außenseite des Armes bis zum Deltamuskelansatz. ausstrahlt, die Krepitation streng auf das Gelenk beschränkt, stärker ist als die auf der gesunden Seite und mit den Schmerzen zusammenfällt.

3. Nachweis von Form- und Strukturveränderungen mittels Röntgenstrahlen.

4. Beseitigung der subjektiven und objektiven Störungen durch Novokaininjektionen ins Gelenk, eventuell auch in den subdeltoiden Raum.

Zusammenfassend konnte Folgendes gesagt werden:

Das Akromialgelenk erkrankt häufig im Anschluß an stumpfe Schulterverletzungen, die entweder in Form direkter Stauchung und Quetschung angreifen oder indirekt vom Ellenbogen oder der Hand her übertragen werden.

Diese Traumen haben entzündlich-degenerative Erkrankungen des Gelenks zur Folge, die in Form der akuten oder chronischen Arthritis acromialis sich klinisch und röntgenologisch bemerkbar macht.

Die Arthritis acromialis tritt entweder ganz selbständig auf infolge von Kontusionen, Distorsionen oder Fraktur am akromialen Ende der Klavikula.

Die Erkrankung des Gelenks kann für sich bestehen, wie auch mit andern traumatischen Affektionen des Schultergürtels und Schultergelenks kombiniert sein, von denen sie sich aber diagnostisch einigermaßen sicher abgrenzen läßt, insbesondere auch von den Affektionen des subdeltoiden Raumes.

Die Arthritis acromialis ist eine praktisch wichtige Erkrankung, da sie mit lebhaften Schmerzen und Bewegungsstörungen einhergeht und langwierige Arbeitsunfähigkeit verursachen kann.

Die akute Form ist mit Ruhe und Novokaininjektionen zu behandeln und offenbar gut zu beeinflussen. Die chronische Arthritis verhält sich den üblichen Mitteln gegenüber in vielen Fällen refraktär. Sind diese genügend lange Zeit hindurch vergeblich angewandt und die Diagnose gesichert, so kann die Resektion des Akromialgelenks unter Implantation eines Fettlappens sehr erfreuliche Erfolge erzielen.

Meine damaligen Beobachtungen erstreckten sich im wesentlichen auf Folgezustände stumpfer Gewalteinwirkungen (Kontusionen, Distorsionen), die meist ausgesprochenen chronischen Verlauf aufwiesen und als traumatische Arthritis ausgelegt werden mußten. Nur in drei Fällen, wo die klinischen und besonders röntgenologischen Erscheinungen auf Arthritis deformans hindeuteten, war von vorangegangenen Verletzungen nichts bekannt.

Da es mir damals vor allem darauf ankam, auf die verhältnismäßige Häufigkeit und praktische Wichtigkeit einer örtlichen, beschwerdemachenden Erkrankung des Akromialgelenks hinzuweisen, konnte ich mich vorläufig mit der rein äußerlichen, klinischen Einteilung meiner Fälle nach der traumatischen oder nicht traumatischen Entstehung behelfen. Diese Darstellung konnte nichts Endgültiges haben, auch lag es mir fern, in der wichtigen Frage der traumatischen Entstehung der Arthritis deformans auf Grund der wenigen klinisch beobachteten Fälle ein entscheidendes Wort zu sprechen. Erst eingehende pathologisch-anatomische Untersuchungen konnten in dieser Richtung die wünschenswerte Ergänzung bringen.

Im folgenden soll nun Bericht erstattet werden über die Ergebnisse histologischer Untersuchungen einer größeren Zahl aus der Leiche entnommener Akromioklavikulargelenke[1]).

Die bei einigen meiner Fälle seinerzeit ausgeführten Resektionen hatten mir bereits Gelegenheit gegeben, histologische Untersuchungen der erkrankten Gelenke vorzunehmen, ich wagte indes nicht, daraus bindende Schlüsse zu ziehen, weil normale Vergleichsbilder mir nicht zur Verfügung standen und ich mich nicht für berechtigt hielt, die erhobenen Befunde ohne weiteres auf Grund von Analogien mit andern Gelenken zu beurteilen.

Abgesehen nämlich von den sehr wechselnden Form- und Größenverhältnissen des Schultereckgelenkes mußte man darin einen grundlegenden Unterschied von den andern eingehend untersuchten Extremitätengelenken sehen, daß die Knorpelüberzüge des Akromialgelenks nicht durchweg hyalin, sondern größtenteils faserknorpelig sind, und daß sich in einer großen Zahl von Gelenken Zwischenscheiben von wiederum ungeheuer wechselvollen Formen vorfinden. Verhältnisse, wie sie genauer in dem Werke Ficks beleuchtet werden, die ich in meiner früheren Arbeit bereits kurz gestreift habe.

Ich mußte daher in erster Linie zu ermitteln versuchen, ob trotz dieser Unregelmäßigkeit der äußeren Form das Gelenk in einer größeren Zahl von — besonders jugendlichen — Fällen eine Beschaffenheit aufweist, die als normal und

[1]) Dem Prosektor des Pathologischen Instituts am Krankenhause St. Georg, Herrn Dr. Reinhardt, bin ich für sein großes Entgegenkommen in der Bereitstellung des Untersuchungsmaterials und seinen vielfachen Rat in der Bearbeitung desselben zu besonderem Danke verpflichtet.

gesund den Ausgangspunkt weiterer Untersuchungen bilden konnte. Erst wenn wir hierbei auf ähnliche Verhältnisse stießen wie bei andern Gelenken, konnten auch zwischen den pathologischen Veränderungen Vergleiche angestellt werden.

Da es bei der variablen Form des Akromialgelenks sich nicht immer als leicht erwiesen hatte, diejenige Stelle der dorsalen Kapsel zu finden, von wo aus das Gelenk am schonsamsten und gleichzeitig am übersichtlichsten eröffnet werden konnte, ging ich bei meinen ersten Untersuchungen so vor, daß ich die in Formol konservierten Präparate in frontaler Richtung zweimal durchsägte, wodurch man das Gelenk in drei ziemlich gleichmäßig dicke Scheiben zerlegte und von den Sägeflächen meist befriedigend das Innere übersehen konnte, ohne die Knorpelüberzüge oder Zwischenscheiben mit dem Messer in störender Weise zu schädigen. Indes erwies sich mir doch als hinderlich, daß man keinen einheitlichen Eindruck erhielt und daß, wie bekannt, der Sägestaub die histologische Untersuchung leicht Täuschungen aussetzte. Infolgedessen wurden die weiteren Präparate dorsal mittels Durchschneidung der Kapsel in ganzer sagittaler Länge eröffnet und nach der Besichtigung zur Weiterbehandlung und histologischen Untersuchung wieder vernäht. Erst nach der Entkalkung[1]) fand dann die Zerlegung in die drei frontalen Scheiben mit dem Rasiermesser statt. Die Weiterbehandlung bestand in Alkoholhärtung und Zelloidineinbettung, Färbung mit Hämatoxylin-Eosin, van Gieson und Weigert (Elastin und Fibrin).

Sämtliche Präparate wurden vor der Entkalkung einer genauen Röntgenuntersuchung unterzogenn; wo das ganze Schulterpräparat im Zusammenhang zur Verfügung stand, wurde mit den auch am Lebenden ausführbaren Aufnahmen begonnen, die nach den in meiner früheren Arbeit auf S. 640—643 festgelegten Grundsätzen für die Röntgenuntersuchung des Schultergelenks und seiner Anhangsgebilde ausgeführt wurden.

Nach Ablösung des Schulterdachs wurde dann noch das Akromialgelenk für sich geröntgt.

Auf diese Weise erhielt man folgende 6 Aufnahmen:

A. Ganzes Schulterpräparat:

1. Akromialgelenk in sagittaler Richtung (Einstellung des Zentralstrahls von kaudolateral nach kraniomedial).
2. Schultergelenk in sagittaler Richtung (Zentralstrahl umgekehrt).
3. Akromialgelenk in axialer (dorsokaudokranialer) Richtung, wobei das Gelenk zwischen Spina scapulae und Humeroskapulargelenk projiziert wird.

---

[1]) Technik der Entkalkung: Die Präparate kommen in eine Lösung von NaCl, Ac. mur. pur. $\overline{aa}$ 10 auf 100 Aqua dest. Alle 2 Tage werden der Lösung 1—2 Tropfen Salzsäure zugefügt. Je nach der Größe der Stücke bleiben sie 3—14 Tage in der Lösung. Dann 1—2 Tage in Sol. lith. carb. sat. und Aqua dest. $\overline{aa}$. Darauf gründlich wässern.

B. Ausgelöstes Akromialgelenk:

4. In sagittaler Richtung, besonders wenn 1. nicht ausreichend ausgefallen war.
5. In axialer Richtung zur Ergänzung von 3., wobei die Dorsalseite auf die Platte gelegt wurde.
6. Regelmäßig wurde noch das aus der Mitte des Präparates gewonnene Sägestück mit aufliegender Sägefläche für sich geröntgt.

Der Vereinfachung halber werden wir im Text den zu besprechenden oder abgebildeten Aufnahmen die entsprechende Nummer beifügen, so daß stets die Aufnahmetechnik daraus zu entnehmen ist. Wo normale Verhältnisse im Röntgenbild gefunden wurden, wird im allgemeinen des Röntgenbefundes keine Erwähnung getan werden.

In der besprochenen Weise wurden durchuntersucht 73 Gelenke, davon 44 im Zusammenhang mit dem Humeroskapulargelenk und seinen weiteren Anhangsgebilden, wobei besondere Rücksicht genommen wurde auf den Subakromialraum oder das „Spatium subdeltoideum" mit der Bursa subacromialis und subdeltoidea. Die 73 Gelenke wurden 50 Leichen entnommen, von denen 23 mal die beiderseitigen Gelenke, 21mal nur das rechte und 6mal das linke untersucht wurde.

Es lag in dieser Auswahl kein System, als das, nach Möglichkeit stets beide Gelenke zu vergleichenden Untersuchungen zu erhalten, indes war man aus erklärlichen Gründen von äußeren Verhältnissen abhängig. Wo nur ein Gelenk entnommen werden konnte, wurde, wenn angängig, dasjenige genommen, an dem ein krankhafter Prozeß zu erwarten war, wo also z. B. bei der Sektion bereits eine Erkrankung des Schultergelenks festgestellt werden konnte oder ein Trauma den einen Arm getroffen hatte. War ein solcher Grund nicht vorhanden, so wurde das rechte Gelenk als das bei weitem stärker strapazierte bevorzugt.

Wir werden uns in der folgenden Darstellung lediglich auf die Befunde an den Akromioklavikulargelenken beschränken, so sehr es auch reizte, sie in Beziehung zu setzen zu den höchst interessanten Befunden an Schultergelenk und Schleimbeutel. Das Material ist aber zu reichhaltig, als daß es sich ohne Gefährdung der Übersichtlichkeit und Klarheit vereinen ließ. Die Darstellung der übrigen Befunde, insbesondere der des subakromialen Raums, muß einer weiteren Arbeit vorbehalten bleiben.

Von den 73 Akromialgelenken konnten nur 22 als makroskopisch gesund angesprochen werden, wobei als Maßstab die Glätte und Unversehrtheit der den Gelenkspalt bildenden Knorpelbeläge sowie das Fehlen überhandnehmender Synovialzotten und Falten galten. Gleichzeitig wurde röntgenologisch gleichmäßige Dichte der Spongiosa, Kontinuität und Ebenmäßigkeit der Kortikalis sowie ganz besonders ein glatter, ununterbrochener Verlauf der im Röntgenbilde sichtbaren knöchernen Gelenkkonturen verlangt, dabei vornehmlich der subchondralen Knochenschicht Beachtung geschenkt.

Es folgen zunächst die kurzen Protokollauszüge der 22 gesunden Gelenke:

Nr. 12 (Sekt.-Prot. Nr. 227/14). 16jähriger Arbeitsbursche. Med. Abt. St. Georg.

Pathologisch-anatomische Diagnose: Septicopyaemie ex thrombophlebitide venae jugularis bei Cholesteatom des r. Ohres

Rechtes Akromialgelenk: Am frontal durchsägten Gelenk findet sich ein tadellos scharfer, schräg von oben außen nach unten innen absteigender Gelenkspalt; Knorpelbeläge spiegelnd, glatt, weißlich. Im hinteren Gelenkabschnitt bildet die untere Kapsel eine zarte, kielförmige Falte. Außerdem findet sich hier auf dem Klavikularende eine etwa ½ cm weit ins Gelenk hineinragende, seidenpapierdünne, vollkommen durchsichtige, glänzende Haut. Das Akromion ist auf Durchschnitten vollständig knorpelig, milchig weiß, nach dem Gelenk zu begrenzt von einer etwa $^{1}/_{3}$ mm dicken, mehr graugelben, ziemlich gleichmäßig dicken Lage, die sich dorsal und kaudal im Kapselgewebe verliert. Das klavikulare Gelenkende trägt einen vorn keilförmigen, hinten mehr würfelförmigen Knorpel, mit einer dorsalen Basis von bis 8 mm. (Die Würfelform der hinteren Abschnitte entsteht dadurch, daß an der unteren Kante der Knochen der Klavikula einen Vorsprung besitzt, so daß seine Kontur eine medial gerichtete tiefe Einbuchtung aufweist.) Auf dem Klavikulaknorpel liegt eine feine, streifige, fast $^{3}/_{4}$ mm dicke Schicht auf, von ebenfalls mehr graugelber Tönung. Diese Schicht wird nach vorn hin etwas dicker, bis $1^{1}/_{2}$ mm stark.

Schnitte, makroskopisch: Lichte des Gelenkspalts $^{1}/_{5}$ mm breit, 7 mm hoch. Völlig glatte Konturen, zierliche Zotten der unteren Kapsel füllen den hier etwas weiteren Spalt aus.

Mikroskopisch: Der Gelenkknorpel der Klavikula besteht oberflächlich aus dichten, straffen, parallelen Bindegewebszügen mit einer ziemlichen Anzahl kleiner, meist flach-ovaler, reihenförmig angeordneter Kerne, die in Gieson-Schnitten Kapseln vermissen lassen. Nur ganz vereinzelt nehmen die Zellen Knorpelzellcharakter an. Diese oberflächliche Schicht zeigt Eosinfärbung, verliert sich im Perichondrium des noch nicht völlig verknöcherten Gelenkendes und ist nach dem Gelenklumen hin glatt. Ihre parallelen Fasern werden nach der Tiefe zu allmählich von den sich wirr durchkreuzenden gröberen Gewebszügen der breiteren Grundschicht des Knorpels durchflochten und verdrängt, deren Bau wieder oberflächlich feiner, nach der Knochengrenzschicht hin gröber wird. In ihren Maschen bleiben Hohlräume frei, die von den 6—10 Kerne enthaltenden Knorpelzellnestern ausgefüllt sind.

Am Akromion dieselben Verhältnisse, nur zeigt hier der Knorpel in der Tiefe ein ausgesprochen hyalines Zentrum, in dem jede Faserung wegfällt. In diesem Kern sind die Knorpelzellen noch größer und saftiger. Die Knorpelknochengrenzen tragen noch unausgewachsenen epiphysären Charakter.

In der dorsalen Gelenkkapsel kann man eine kräftige Lage frontal verlaufenden, parallelfaserigen, straffen Gewebes, darunter eine etwa $2^{1}/_{2}$mal so dicke Lage sagittal gerichteter Fasern unterscheiden, in denen sich reichliche Blutgefäße und Fett finden; die Schicht ist daher wesentlich lockerer. Ihr folgt nach dem Gelenk zu eine ziemlich glatt umrandete, aber mehrfach gefältelte, von einer einfachen Zellage begrenzte Innenhaut.

Die kaudale Kapsel ist wesentlich lockerer gebaut, es fehlt die äußerste, frontal gefaserte Schicht. Der Gefäß- und Fettgehalt ist reichlicher als dorsal. Die Zellage der Innenhaut fehlt. Man sieht nur die an der Grenze befindlichen Bindegewebsfasern nebeneinander frei gegen das Gelenk hin enden, wobei sie aber so dicht und ebenmäßig gelagert sind, daß eine fast glatte Begrenzung resultiert.

Röntgen: Knochengrenze der Klavikula zeigt uneben-welligen Verlauf, das vordere Ende des Akromions noch vollkommen knorpelig; die Ossifikationsgrenze nach der Schultergräte hin eigentümlich wolkig.

Beurteilung: Normales, unausgewachsenes Gelenk: glänzende weiße Gelenkknorpelflächen, zierliche Zotten in der hintersten untersten Gelenktasche. Die Gelenkknorpel bedeckt von parallelfaseriger Schicht, die nur im hintersten Abschnitt sich in Form einer feinen, durchsichtigen Haut von der Klavikula ablöst. Akromion noch vollständig knorpelig, Klavikulaknorpel noch sehr breit, epiphysäre KKG. (Knorpelknochengrenze).

Nr. 31 (Sekt.-Prot. Nr. 432/15). 16³/₄jähriger ehemaliger Kriegsfreiwilliger. Reservelazarett St. Georg.

Pathologisch-anatomische Diagnose: Kehlkopf- und Lungentuberkulose.

Rechtes Gelenk: Nach frontaler Durchsägung sieht man im Gelenk dicke, milchigweiße, völlig glatte Knorpelbeläge. An der unteren Kapsel entspringen einige feine, kurze Zöttchen. Der Klavikulaknorpel hat dieselbe Keilform mit 6 mm breiter dorsaler Basis wie in Präparat 12, da auch hier die physiologische Ossifikation noch nicht vollendet ist.

Schnitte makroskopisch: Scharf umrandeter Gelenkspalt, dessen lineäre Konturen sich fast in ganzer Länge berühren, nur dorsal und kaudal tritt eine geringfügige Ausweitung des Spalts ein, in der sich kaum ¹/₂ mm lange Zöttchen finden (vgl. Fig. 1, Taf. I).

Mikroskopisch: Klavikula: gelenkwärts straffe, parallele, eosinfarbene Bindegewebszüge mit feinen Spindelzellenreihen, während die tiefen, durchflochtenen Schichten hämatoxylinfarben sind. Der feinere Bau des Knorpels wie bei Nr. 12.

Akromion enthält das gleiche hyaline Zentrum wie beim Gelenk Nr. 12.

Die Synovialis bildet besonders kaudal reichliche Krypten und Zotten von zierlichem Kaliber. Der Zellsaum der Innenhaut ist nicht überall ausgeprägt. Im Gieson-Schnitt ist die Innenhaut in ihrer Hauptmasse rosa getönt, hat aber oberflächlich einen ockergelben Saum, der die frei im Gelenk endenden Bindegewebsfasern trägt, die durch ihre Aneinanderlagerung und Endständigkeit ihrer Kerne den Grenzzellsaum bilden.

Röntgen: Man sieht vor allem den wesentlichen Fortschritt der physiologischen Ossifikation des Gelenks: das klav. Ende hat sich etwas mehr geglättet, das Akromion kommt schon in fast ganzer Ausdehnung zur Abbildung. Seine Epiphysenlinie macht sich in mehreren welligen und sich kreuzenden hellen Linien geltend, die ungefähr die Fortsetzung der hinteren Kontur der Klavikula bilden, sich aber wesentlich weiter vorgeschoben haben als die Ossifikationsgrenze in Präparat Nr. 12.

Beurteilung: Gesundes Gelenk: völlig glatte Knorpel, kleine Synovialzotten beider Kapseln. Physiol. Ossifikation noch nicht abgeschlossen: keilförmiger Knorpel der Klavikula. Epiphysenlinie des Akromions.

Nr. 36 (Sekt.-Prot. Nr. 12/16). 19jähriger Maler (Soldat). Reservelazarett St. Georg.

Pathologisch-anatomische Diagnose: Empyema pleurae tuberculosum.

Rechtes Gelenk: Gelenkflächen zeigen Ohrmuschelform und die normale Neigung von hinten oben außen nach vorn unten innen. Größe 14 : 8. Glatte, glänzende Gelenkknorpel. Von der unteren Kapsel geht im hintersten Abschnitt eine feine, aufgeblätterte Synovialfalte von wenigen Millimeter Größe aus. Nach frontaler Durchsägung erweist sich der keilförmige Schlüsselbeinknorpel 1 mm von der Oberfläche entfernt parallel zu dieser gespalten. Der Spalt reicht nicht ganz bis ans hintere Ende. Es entsteht so eine Art Zwischenknorpelscheibe, die aber noch nicht zu voller Selbständigkeit gelangt ist.

Die physiologische Ossifikation ist am Akromion nahezu vollendet, an der Klavikula aber noch ein breiter, knorpeliger Keil mit ausgesprochen epiphysärem Charakter der KKG.

Schnitte: Dem oben 6 mm starken kaudalwärts spitz auslaufenden Gelenkknorpel der Klavikula liegt eine 2 mm dicke, parallelfaserige, mehrfach vertikal gespaltene Schicht auf, die durch einen in den vorderen Schnitten von dorsal nach kaudal durchgehenden, in den hinteren aber nur unvollständigen Spalt von jenem abgesetzt ist.

In den glattrandigen, kaum klaffenden Gelenkspalt ragen von oben kurze, zierliche, locker gebaute Synovialfalten; in den hinteren Schnitten findet man die durch größeren Zell- und Blutgefäßreichtum ausgezeichnete blattförmige Einlage, eine Synovialfalte der unteren Kapsel. Bau der Knorpelbeläge wie in den ersten beiden Präparaten.

Die Spaltbildungen im Klavikularknorpel — die sicher keine Kunstprodukte sind — zeigen intensiver gefärbte Grenzlamellen, die sich durch Kernlosigkeit und Abspaltung von Krümeln und Schollen, Fältelung und Aufrollung der abgelösten Stücke auszeichnen. In den feinen Kerben und Taschen des Spalts findet man weitere feinste, gewundene, völlig aus dem Zusammenhang gelöste Trümmer. Diese Vorgänge sind am ausgesprochensten in dem die oberflächliche Lage vom eigentlichen Schlüsselbeinknorpel abtrennenden Hauptspalt, der zweckmäßig und kurz als „Meniskusspalt" vom eigentlichen Gelenkspalt unterschieden wird (vgl. Fig. 2 Taf. I).

Das Akromion besitzt einen gleichmäßig 2 mm dicken, tadellos glatten Gelenkknorpel.

Röntgen: Die Knochenränder sind einander weiter genähert und nehmen mehr die endgültige Gestalt an, nur auf dem Bilde des Mittelstücks (6) sieht man noch den bedeutenden Abstand der dorsalen Kante der Klavikula. Im Akromion kann man nur mit Mühe noch eine vom Schluß der Epiphysenlinie herrührende Strukturveränderung wahrnehmen.

Beurteilung: Gesundes, noch nicht voll ausgewachsenes Akromialgelenk: glatte Knorpel, spärliche zarte Synovialfalten. Beginnende Abspaltung des Meniskus: Dissekationen im Meniskusspalt.

Nr. 43 (Sekt.-Prot. Nr. 117/16). 19jähriger weiblicher Fürsorgezögling. Chir., Abt. St. Georg.

Pathologisch-anatomische Diagnose: Schwere Verbrennung 2. und 3. Grades.

Rechtes Gelenk: Gelenkenden: Klav. rundlich, Akromion oval. Höhe des Gelenks 8 mm, sagittaler Durchmesser der Klav. 12 mm, Akr. 14 mm. Schrägstand wie üblich (vgl. Präparat Nr. 36). Knorpelbeläge weißlich, glatt und glänzend. Kein Meniskus, keine Zotten.

Auf dem Akromion in der Verlängerung der hinteren Schlüsselbeinkontur eine kammartige Erhebung. Hier besitzt das Akromion selbständige Beweglichkeit.

Schnitte, makroskopisch: Horizontale Durchschneidung des Präparates in zwei Hälften, nach der Entkalkung: sagittaler Durchmesser des Gelenks beträgt 13 mm, es klafft vorn etwa 1 mm, während sich nach hinten zu die Knorpel aneinanderlegen. Konturen glatt.

Auf das hintere Ende des Gelenkspalts stößt annähernd im rechten Winkel die unter dem oben erwähnten Kamm verborgene Epiphysenlinie des Akromions, die von diesem ein trapezförmiges Stück abtrennt, das von den beiden Knorpeln umrahmt wird. In der Epiphysenlinie des Akromions findet sich histologisch ein durchgehender sekundärer Gelenkspalt, so daß also die Bildung eines Os acromiale vorliegt

Mikroskopisch: Knorpelränder völlig glatt. Die Gelenkknorpel haben folgenden Bau: Nahe der KKG. eine breitere Schicht großer, blasiger Knorpelzellkapseln mit tiefschwarzblauen Kalkhöfen. Die Zwischengrundsubstanz ist, abgesehen von den krümeligen Kalkhöfen, homogen. Sie wird dann wirrfaserig und nahe an der Oberfläche parallel gefasert, die Zellen nehmen an Umfang ab, werden platter und spärlicher. Die KKG. ist entsprechend der noch nicht zum Stillstand gekommenen Ossifikation der Epiphyse von reichlichen gefäß- und zellreichen Markfortsätzen durchbrochen. Vordere Kapsel fett- und gefäßarm, straffer gebaut als die hintere, die auch reichlich Zellen und Gefäße führt.

Linkes Gelenk: Verhält sich identisch wie das rechte. Auch hier eine persistierende Epiphysenlinie des Akromions mit dem dorsalen Kamm, aber ohne Beweglichkeit. Histologisch kein einheitlicher Gelenkspalt, sondern nur einzelne kurze, unzusammenhängende Spaltbildungen des Epiphysenknorpels.

Röntgen: Auf beiden Seiten ist das Akromion von einem gezackten, hellen Spalt durchsetzt, der in der hinteren Kontur der Klavikula weiterläuft. Die rechte Seite unterscheidet sich nur dadurch, daß sich im Bereich des hellen Bandes scharfe Konturlinien markieren, die das Vorhandensein eines Gelenkspalts erkennen lassen. Auf die Fleckigkeit der begleitenden Abschnitte der subchondralen Spongiosa mag nur hingewiesen sein.

Beurteilung: Normale Gelenke mit glatten Knorpeln ohne Zotten und Zwischenknorpelentwicklung. Gelenkenden haben ihre endgültige Form nahezu erhalten. Man erkennt aber die noch nicht vollkommen stillstehende phys. Ossifikation an den Vaskularisationsvorgängen an der KKG. der Klavikula. Rechts ist ein vollkommenes Os acromiale ausgebildet, links nur eine persistierende Epiphyse vorhanden, in der sich aber kurze, unvollkommene Gelenkspaltbildungen vorfinden.

Nr. 48 (Sekt.-Prot. Nr. 284/16). 21jähriger Schmied (Soldat). Reservelazarett St. Georg.

Pathologisch-anatomische Diagnose: Granatsplitterverletzung der linken Schulter. Tod an Sepsis von anderer Stelle aus.

Linkes Gelenk: Dorsale Eröffnung: fast glatte Knorpel und zierliche Zotten der unteren Synovialis. Nach frontaler Durchsägung zeigt das Gelenk sehr breite Knorpel: Akr. 2 mm, Klav. dorsal bis 6mm, kaudal bis 4 mm. Sie sind auf der Schnittfläche nicht mehr durchweg milchigweiß, sondern fleckig: zierliche gewellte weiße Linien von teils vertikaler, teils mehr schräger Richtung lassen zwischen sich graue oder bräunlichgelbe Felder frei. An der Oberfläche beiderseits eine zierliche graugelbe Schicht.

Schnitte, makroskopisch: Gelenk wenig geneigt, Höhe 9 mm, Lumen kaum klaffend, scharf umrandet. Eine feine, kurze Falte der unteren Synovialis teilt den unteren Gelenkrezessus lambdaförmig.

Mikroskopisch: Auf der Klavikula ganz feine Faserungen der Knorpeloberfläche. Akr. völlig glatt. Der Klavikulaknorpel zeigt zwischen tiefer, wirrfaseriger und oberflächlicher Parallelschicht mehrfache Spaltungen, die an einzelnen Stellen zu einem einheitlichen, vertikal aufsteigenden Spalt sich vereinen. Wo dieser Spalt an der Kapselgrenze beginnt, strahlen reichliche Gefäße gegen ihn vor. An der KKG. der Klavikula noch deutlich Knorpelzellsäulen und Vaskularisationsvorgänge, als Zeichen der noch nicht abgeschlossenen physiologischen Ossifikation.

Beurteilung: Gesundes, noch nicht völlig ausgewachsenes Gelenk. Feinste Faserung der Knorpeloberfläche der Klavikula und spärliche, zierliche Synovialzotten. Unvollständige Spaltbildungen des Klavikulaknorpels mit einstrahlenden Kapselgefäßen als Zeichen der beginnenden Meniskusabspaltung.

Nr. 49 (Sekt.-Prot. Nr. 316/16). 23jähriger Soldat. Reservelazarett St. Georg.

Pathologisch-anatomische Diagnose: Sepsis bei Aneurysma art. brachialis infolge Schuß durch die rechte Achsel.

Rechtes Gelenk: Schnitt, makroskopisch: Der ziemlich schräg stehende Gelenkspalt ist fein linienförmig, weicht unten lambdaförmig auseinander. Seine Konturen sind glatt. Die beiderseitigen Knorpelbeläge sind durchweg faserknorpelig, in der Tiefe wirrfaserig, oberflächlich parallel. Der Knorpel ist entsprechend den bekannten drei Schichten dicht an der KKG. in feiner Schicht schwarzblau, im übrigen blaßblau und violett, an der Oberfläche rosa getönt. Die Zellen verhalten sich wie in den bisherigen Präparaten: zunächst mittelgroße, zu Gruppen liegende charakteristische Knorpelzellen, dann mehr vereinzelt stehende, die samt ihren Kapseln kleiner werden, schließlich nach der Parallelschicht hin sich weiter verschmächtigen und abplatten, wobei sie stäbchen-, komma- oder mehr plumpovale Formen annehmen. Spindelzellformen fehlen. Der Akromialknorpel ist von oben und unten von Kapselfalten überhängt und bedeckt, deren obere großenteils aus ausgesprochenem Knorpelgewebe besteht mit größeren Zellen und Kapseln als die benachbarte oberflächliche Lage des Gelenkknorpels. Die Falte der unteren Synovialis, die sich der Kante des Akromions anschmiegt, hat einen etwas andern Bau als die dorsale Falte. Sie enthält auch zwar deutlich Knorpelzellen (van Gieson-Präparat), aber nach dem Gelenklumen hin mehr den Bau der Synovialis selber mit einem randständigen Zellsaum und ziemlich reichlichen Kapillaren. Indes unterscheidet sie sich doch wieder deutlich von der neben ihr entwickelten Synovialzotte, die knorpelzellfrei, von lockerem Bau und viel zell- und gefäßreicher ist, außerdem durchweg eine deutliche, mit kleinen Krypten und Fältelungen versehene Innenhaut aufweist.

Beurteilung: Gesundes Gelenk mit noch sehr breiten Knorpelbelägen, keine Spaltbildung des Klavikulaknorpels, statt dessen feine, knorpelige Zipfel von der dorsalen und kaudalen Kapsel entwickelt, die sich den Kanten des Akromions anschmiegen und so eine Kongruenz der Knorpelflächen herstellen.

Nr. 35 (Sekt.-Prot. Nr. 11/16). 23¹/₄jähriger Arbeiter. Chirurg. Abt. St. Georg.

Pathologisch-anatomische Diagnose: Tuberkulöse Spondylitis und Pleuritis.

Rechtes Gelenk: Gelenkenden ohrmuschelförmig: dorsal konvexe Kontur, die sich nach hinten mehr abschrägt als nach vorn, kaudal annähernd horizontale Basis. Flächen plan-parallel und spiegelnd glatt. Ein feines Synovialhäutchen hängt im hinteren Abschnitt von der dorsalen Kapsel herab und läßt einen ganz seichten Eindruck auf dem Klavikulaknorpel erkennen. An der unteren Synovialis feinste Zöttchen. Größe der Gelenkflächen 18 : 10.

Schnitte, makroskopisch: Knorpel des Akr. 1,5 mm, der Klav. dorsal 4, kaudal 2 mm. KKG. der letzteren wellig, teilweise tief gebuchtet. Knorpelkonturen tadellos glatt. Dorsal die feine Haut, kaudal die Zöttchen sichtbar.

Mikroskopisch: Die oberflächliche Parallelfaserschicht, die nach dem Gelenklumen hin völlig glatt ist, zeigt Neigung zu Spaltbildungen, die stellenweise längere Scheiben von ihrer Unterlage ablösen. Zu einer eigentlichen Meniskusspaltbildung kommt es aber in den Schnitten nicht. Wohl erkennt man aber am makroskopischen Präparat weiter hinten eine ausgesprochene Scheidung zweier Schichten, die möglicherweise auch eine beginnende Spaltbildung zwischen sich lassen.

Die dorsale Zwischenhaut besteht aus ziemlich dichtfaserigem, straffem Gewebe mit kleinen, spärlichen Zellen und im ganzen Längsanordnung des Gewebes, die Zöttchen der unteren Synovialis

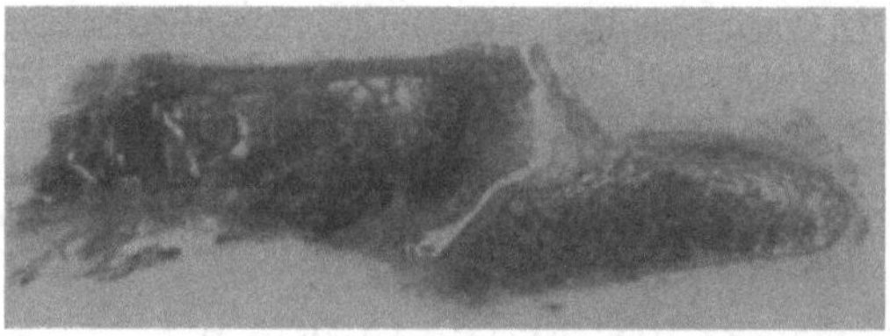

Textfig. 3. Photographie des aufgeklappten, horizontal durchsägten Gelenks Nr. 41 rechts.

sind viel lockerer gebaut und haben neben reichlicherem Zellgehalt stärkeren Kapillargehalt. Die ersteren haben zwar mehr den Charakter von Zwischenscheiben, unterscheiden sich aber von Menisken durch das Fehlen von Knorpelzellen und deutliche Innenhautbildung, man wird sie mit Kopsch als „Synovialfalten“ bezeichnen, während die kleineren, kaudalen Zottenbau besitzen.

An der KKG. der Klavikula findet noch ein reger Austausch zwischen Mark und Knorpel statt, auch kann man stellenweise noch Säulenanordnung der Knorpelzellen erkennen. Aus den tiefen Buchten der KKG. entspringt der Gelenkknorpel strahlig, während er sonst in der tiefsten Schicht mehr parallel zur Knochengrenze angeordnet ist.

Röntgen: Noch leicht unebener, welliger Verlauf der Begrenzung des Klavikulaendes.

Beurteilung: Normales Gelenk: glänzende Knorpelflächen, spärliche Zöttchen der unteren Synovialis. Statt Meniskus findet sich ein Synovialhäutchen an der dorsalen Kapsel („Synovialfalte“). Physiologische Ossifikation noch nicht beendet. Buchten der Klavikulagrenze (mit strahligem Knorpelbau) und epiphysärem Charakter der KKG.

Nr. 41 (Sekt.-Prot. 57/16). 23¹/₄jähriger Eisenbahnarbeiter (Soldat). Reservelazarett St. Georg.

Pathologisch-anatomische Diagnose: Sept. Nierenvenenthrombose bei chron. Eiterung der r. Brustwand nach Granatsplitterverletzung.

Rechtes Gelenk: Auffallend freie Beweglichkeit des frischen Präparates ohne Reiben.

Nach dorsaler Eröffnung finden sich verhältnismäßig kleine, glatte und glänzende Knorpelflächen, die so stark gegen die Vertikale geneigt sind, daß sie als aufeinanderliegend bezeichnet werden müssen (vgl. Textfig. 3). Sie besitzen dabei eine leicht S-förmige Krümmung, wobei die Konvexität der Klavikula kaudal, die Konkavität dorsal gelegen ist. Vor das Akromion schiebt sich von hinten her eine zierliche, 1—2 mm breite Synovialfalte. Nach frontaler Durchschneidung erkennt man erst, daß das Gelenk durch eine solide knorpelige Zwischenscheibe vollkommen zweigeteilt ist, die beim dorsalen Einblick ins Gelenk die klavikulare Gelenkfläche zu bilden schien. Sie liegt in allen Schnittflächen dicht auf derKlavikula und paßt sich deren Krümmungen völlig an.

Schnitte, makroskopisch: Beide Knochenenden laufen kaudal parallel schräg medialwärts aus, weichen dorsal aber erheblich auseinander, indem die Klavikula dorsal fast vertikal endet, das Akromion aber sich stark abflacht. So erscheint die Klav. das Akr. um 6 mm zu überagen. Indes gleicht sich diese Inkongruenz so vollkommen aus, daß von außen kein Vorsprung des Schlüsselbeins zu bemerken ist, und zwar dadurch, daß sich an den Knorpelbelag des dorsalen Klavikulaendes die Kapselmasse flächenhaft anschließt und sich allmählich von dort auf die Dorsalfläche des Akr. deltaförmig auseinanderweichend herabsenkt. Infolgedessen artikuliert aber von der Klavikula auch nur die untere Hälfte mit dem Akromion.

Knorpel des Akr. gleichmäßig $1^1/_3$ mm stark, der mit ihm artikulierende Abschnitt des Klavikulaknorpels dorsal 4, kaudal 2 mm. Er ist durch einen $1^1/_2$ mm unter der Gelenkoberfläche verlaufenden feinen Spalt in zwei Schichten zertrennt, von denen die äußere rosa, die innere blauviolett gefärbt ist. Die äußere Schicht entspringt dorsal wie kaudal aus dem Periost und Kapselgewebe. Es handelt sich um die schon makroskopisch beschriebene Zwischenknorpelscheibe.

Mikroskopisch: Die wie stets von parallelem Fasergewebe gebildeten Knorpelränder sind tadellos scharf konturiert. Nur an den Kanten sieht man feinste Fäserchen oder Scheibchen sich abspalten. Die beiden Gelenktaschen bilden feine Zöttchen von dem gewohnten gefäßreichen Bau mit Innenhaut.

Die den Schlüsselbeinknorpel zweiteilende Spalte zeigt an ihren Rändern feine Abschilferungen, Schollen und Klumpenbildungen, sowie deutliche Grenzlamellen, ganz wie sie schon bei Präparat Nr. 36 beschrieben wurden. Zu beiden Seiten des „Meniskusspalts" findet man den Knorpel wesentlich in seiner Struktur beeinflußt: die grobbalkigen Faserzüge der Grundsubstanz werden durch große homogene Schollen auseinandergedrängt, in denen sich die Knorpelzellen zu Gruppen von 10—30 Stück vereinen. Die Zellen besitzen große rundliche oder polygonale Kerne mit ebenfalls geräumigen, meist ovalen Kapseln, die von dem hellen, kaum gekörnten Protoplasma der Zellen fast ausgefüllt werden. Zwischen den sich dicht drängenden Zellen sieht man ein spärliches, feinkörniges, violett getöntes Stroma. Der ganze Komplex einer solchen „Knorpelzellbrutkapsel" ist von einer runden oder ovalen, feinlinigen Kontur eingerahmt. Die geschilderten Vorgänge finden sich bedeutend reichlicher auf der klavikularen Seite des Spalts, in dessen Nischen übrigens dunkel gefärbte, feingekörnte, aufgerollte, kernlose, offenbar abgeschorene Knorpeltrümmermassen liegen. An den Knorpelknochengrenzen sieht man noch häufig Markräume sich durch die Grenzspongiosa hindurchwinden und gegen den Knorpel sich vorbuchten. In ihnen findet man größere Kapillaren oder verschieden geformte Markzellen randständig sich gegen den Knorpel legen. Das Mark ist reines Zellmark. Nirgendwo Fasermark! Überall Appositionssäume.

Beurteilung: Normales Gelenk mit absolut glatten Knorpelbelägen von guter Stärke. Form und Lage des Gelenkspalts etwas ungewöhnlich, indem sich die Klavikula auf das Akromion schiebt und dorsal steiler verläuft. Ausgleich der Inkongruenz durch die dorsale Kapsel. Gelenk durch Meniskus zweigeteilt. Destruktionsvorgänge im Meniskusspalt. Ossifikation des Schlüsselbeinendes noch nicht abgeschlossen: Breite des Knorpels dorsal 4 mm. Vaskularisationsaustausch zwischen Mark und Knorpel. Appositionsvorgänge.

Linkes Gelenk: Ähnlich gebaut wie das rechte, doch ist entsprechend einem kleineren Umfang des Gelenks auch die Inkongruenz nicht so auffallend. Größe der glatten Gelenkflächen 14:8. Kein Meniskus vorhanden dafür aber das Schlüsselbeinende von einer in ihrer Konsistenz weicheren 1—$1^1/_2$ m dicken nicht abhebbaren aber deutlich zu unterscheidenden Fasermasse bedeckt, so daß sie auch die gleiche Stärke des Knorpelbelages aufweist wie auf der rechten Seite der eigentliche Knorpel plus Meniskus (vgl. Textfig. 4).

Schnitte: Es fehlt der Meniskusspalt, aber der Klavikulabelag zeigt zwischen der oberflächlichen Parallelschicht und der tieferen Knorpellage an mehreren Stellen kurze Spaltungen, die im ganzen eine Linie einhalten. Wie im eigentlichen Meniskusspalt, sind auch diese Spaltbildungen von gequollenen Rändern begrenzt, an denen sich Knorpelbröckel ablösen. Schollen und Brutkapselbidungen fehlen noch. Wie rechts findet man aber in der Richtung der Spalten von den Kapseln her einstrahlende Gefäße.

Synovialzotten wie rechts, ebenso die Ossifikationsverhältnisse.

Röntgen: Persistierende Epiphyse des Akromions ohne erkennbaren Gelenkspalt (am makr. Präparat war nicht auf eine solche geachtet worden, es kann daher über besondere Beweglichkeit nichts ausgesagt werden). (Vgl. Textfig. 5 u. 6.)

Beurteilung: Gesundes Gelenk. Ossifikation in demselben Stadium wie rechts. Meniskus noch nicht abgelöst, beginnende Spaltbildungen mit einstrahlenden Kapselgefäßen. Persistierende Epiphyse des Akromions.

Nr. 20 (Sekt.-Prot. Nr. 376/14). 24jähriger Tischler (Musketier). Reservelazarett St. Georg.

Pathologisch-anatomische Diagnose: Tetanus von Schußverletzung des r. Oberarmes ausgehend. Fract. humeri.

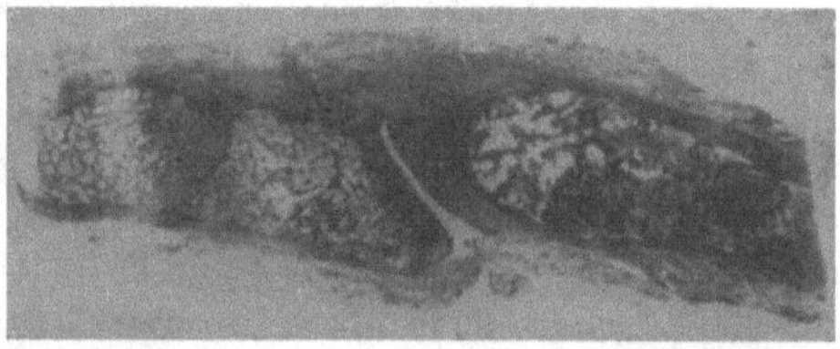

Textfig. 4. Gelenk 43 links (ebenso). Darstellung der Lage der Epiphysenlinien im Akromion zum Akromialgelenkspalt. Rechts ist deutlich Gelenkbildung zu erkennen, links nicht (nur histologisch unvollständig.)

Rechtes Gelenk: Sehr umfangreiches Gelenk, das von außen gemessen etwa 30 mm sagittal beträgt. Klavikula springt $^1/_2$ cm über dem Akromion vor. Knorpelbeläge glatt weißlich. Vorn im Gelenk befindet sich eine von oben herabhängende, $^1/_2$ mm breite, und eine von unten heraufsteigende, 3 mm breite, zwischenscheibenartige, zarte Lamelle. Gelenkflächen kaum gekrümmt, nur wenig geneigt.

Schnitte, makroskopisch: Gelenkspalt $^1/_5$ mm klaffend, glatt konturiert. Über Akr. und unter Klav. kommaförmige Rezessus, die zu an beiden Knochen ausgebildeten Einsenkungen (Halsbildung) hinführen. Knorpelbeläge: Akr. 2 mm, Klav. ungleich infolge welligen Verlaufs der KKG., zwischen 5 dorsal und 2 kaudal schwankend.

Mikroskopisch: Knorpelumrisse tadellos scharf. Oberflächlichste Schicht der Knorpelbeläge besteht aus straffem, parallel gefasertem Bindegewebe, das sich oben und unten in Kapsel- und Periostgewebe verliert. Im übrigen wirrfaserige Grundlage mit kleinem hyalinen Kern. Im Bereich der KKG. finden sich zahlreiche, gegen den Knorpel vordringende weite Markräume mit Osteoklasten und Appositionssäumen mit Osteoblastenreihen. Diese Vorgänge wie die Breite des dorsal sich zurückbiegenden Knorpelbelages der Klavikula sind Zeichen des nicht vollkommenen Abschlusses der Ossifikation.

Synovialis bildet dorsal eine fein kielförmige Falte, kaudal zahlreiche Zotten in dem unter der Klav. befindlichen Recessus und eine höher ins Gelenk hinaufragende Falte. Sämtlich sind sie von Innenhaut überzogen, an der man die Entstehung des scheinbaren Zellbesatzes aus den nebeneinander geordneten Kernen frei im Lumen endender, dichtstehender Bindegewebsfasern erkennen kann. Unter der Innenhaut ein fettreiches, lockeres Gewebe, an das sich reichliche horizontale Kapillaren anschließen. Zahlreiche vertikale Gefäße streben gegen den Schlüsselbeinknorpel da, wo die parallele in die wirrgefaserte Schicht übergeht. In einzelnen Schnitten findet man hier kurze Spalten (beginnende Meniskusbildung).

Linkes Gelenk: Normale Verhältnisse wie rechts, nur bildet hier eine zarte, längliche Synovialfalte von fast rechteckiger Form im vorderen Gelenkabschnitt einen deutlichen Eindruck auf dem Schlüsselbeinknorpel.

Schnitt: Synovialfalten sind sehr viel reichlicher sichtbar als rechts. Sie stellen in den

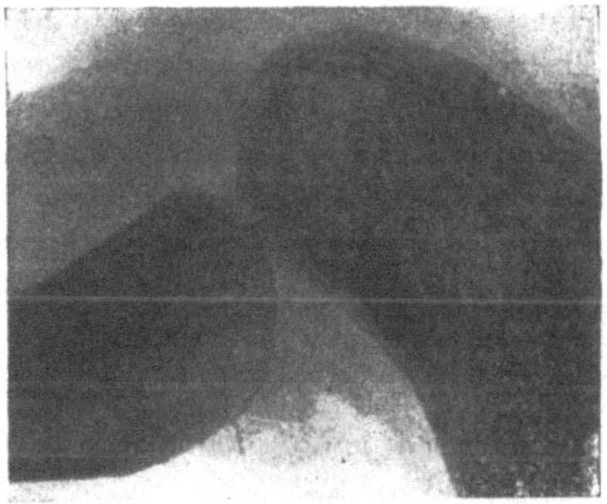

Textfig. 5. Röntgenbilder Nr. 2 und 3 zu Gelenk Nr. 41 r. und l. Rechts: Ossifikation des Akromions abgeschlossen.

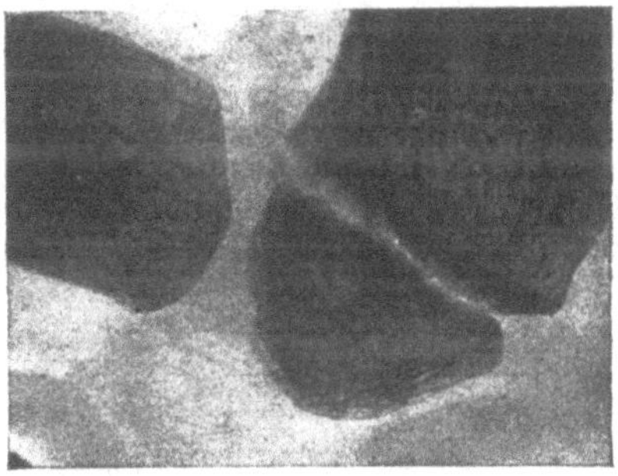

Textfig. 6. Links: Epiphysenlinie im Akromion. (Unterschied der Weite des Gelenkspalts und der Form des Akromions. Lediglich Folge geringfügiger Ungleichheit der Projektion.)

meisten Schnitten eine fast ununterbrochene Zwischenscheibe im Gelenk her. Gegenüber der von unten heraufsteigenden Falte sieht man das hier aufgelockerte oberflächliche Gewebe des Klavikulaknorpels stärker aufgefasert, wobei sich gequollene Knorpelklumpen mit Brutkapseln wie bei Nr. 41 r. finden (vgl. Fig. 7 Tafel I).

Die KKGn. verhalten sich wie rechts.

Beurteilung: Normale Gelenke mit glatten Knorpelbelägen. Nur links seichter Eindruck durch langgestreckte Synovialzotte. Rechts beginnende Meniskusbildung sichtbar. Ossifikation an der Klav. noch nicht ganz beendet.

Nr. 30 (Sekt.-Prot. Nr. 428/15). 27jähriger Bergarbeiter (Gefr. d. Res.). Reservelazarett St. Georg.

Pathologisch-anatomische Diagnose: Tuberkulöse Meningitis. Primärherd in r. Lunge.

Rechtes Gelenk: Kamm auf d. Akr. in der Fortsetzung des hinteren Klavikularandes, an dessen Stelle selbständige Beweglichkeit geringen Grades nachweisbar. Röntgen und histologische Untersuchung ergeben eine persistierende Epiphyse mit Gelenkspalt. Am horizontal durchsägten Präparat zeigen sich die Gelenkflächen vollkommen glatt. Ringförmig angeordnete feine aufgeblätterte Synovialfalten.

Schnitt, makroskopisch: Akr. $1^1/_2$ mm, vorn leicht konvex, hinten ebenso konkav; hyaliner Kern von beträchtlicher sagittaler, geringfügiger frontaler Ausdehnung. Klav.: polsterartig, vorn 2, mitten 4, hinten 3 mm, ohne hyalinen Kern. Von beiden Kapseln strecken sich lange Falten ins Gelenk, die die vorn und hinten durch Inkongruenz der Gelenkflächen entstehenden Räume füllen. Die Synovialfortsätze zeigen dichtfaserigen Bau und spärlichen Gefäßgehalt, sind oberflächlich von Innenhaut überzogen, haben also den Charakter der Synovialfalten. Die KKGen. sind fast geradlinig, an der Klavikula findet man noch einen lebhaften Austausch zwischen dem zapfenförmig vordringenden Knochen und dem hyalinen Knorpel. Vielfach sieht man rundliche Knospen, bestehend aus dichtfaserigen und dichtzelligen Spindelzellgewebe in den Knorpel vordringen, die sich an prallgefüllte Blutgefäße der obersten Markräume anschließen. Wo sie sich

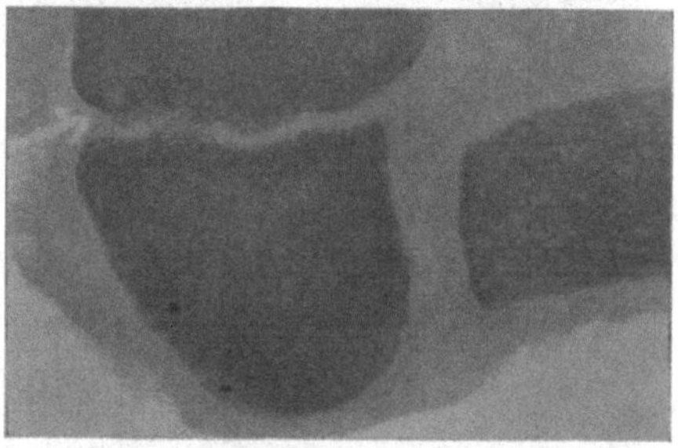

Textfig. 8. Röntgenbild Nr. 4 zu Gelenk Nr. 30 r. Techn. 5. Der weite Abstand der Akr.-Gelenkenden durch noch nicht beendete enchondr. Ossifikation bedingt (vgl. auch Fig. 5). Abtrennung des Os acromiale (commune) durch ein breites, welliges Knorpelband mit zum Teil scharflinigen Rändern (Gelenkspalt).

an die Grenzbälkchen der Spongiosa anlegen, kann man deutliche Knochenbildung erkennen. Die Knospen unterscheiden sich durch ihre leuchtende Rotfärbung von dem schwarzblau gefärbten Gelenkknorpel.

Röntgen: Das Akromion in der Verlängerung des hinteren Randes der Klavikula von einem fast 2 mm breiten, wellenförmigen, hellen Streifen durchsetzt, wodurch ein 23 mm sagittal und 24 mm frontal messender Abschnitt des Akromions (Os acromiale) abgesetzt wird, welches mit der Klavikula artikuliert. Der Knochenabstand des Akromio-Klavikulagelenks beträgt noch $5^1/_2$ mm (Röntgenbild, Textfig. 8).

Beurteilung: Normales Gelenk mit nahezu glatten Knorpelbelägen, etwas längeren Synovialfalten. Enchondrale Ossifikaton an der Klavikula noch nicht beendet (knospenförmige Metaplasie des Knochens). Os acromiale.

Nr. 52 (Sekt.-Prot. Nr. 44/17). 28jähriger Markthelfer (Soldat). Reservelazarett St. Georg.

Pathologisch-anatomische Diagnose: Tbc. pulmonum.

Rechtes Gelenk: Knorpelflächen nicht so glatt wie in den früheren Präparaten, stellenweise asbestartig oder feinkörnig gelblich. An der hinteren unteren Ecke des Schlüsselbeinendes ist der Knorpelrand etwas gezackt. Es ziehen hier Synovialfalten von einem Knorpelrande zum andern quer hinüber.

Im vorderen Gelenkteil kein Meniskus, dann aber entsteht zunächst an der dorsalen Kapsel eine kielförmige Prominenz, die sich schnell verbreitert und nach hinten zu zu einem das Gelenk zweiteilenden Meniskus wird. Dieser ist zunächst horizontal gespalten: es kommt ihm gewissermaßen der untere Abschnitt aus der unteren Kapsel entgegen. Während sich der dorsale Teil mehr über die Klavikulakante verliert, legt sich der untere unter das Akromion. Beide Platten zusammen aber legen sich dicht auf die Schlüsselbeinknorpelfläche.

Schnitte, makroskopisch: Klavikula dorsal 4 mm, kaudal nicht ganz 2 mm stark; Akromion $1^1/_2$ mm. Höhe des Gelenkspalts 8 mm, Verlauf dorsal flach konvex, kaudal konkav (in lateraler Richtung). Die Schnitte entstammen der Stelle des Gelenks, wo die beiden Blätter des Meniskus sich in mittlerer Höhe vereinigen. Ein feiner, gezackter Spalt trennt sie vom Klavikulaknorpel. Die beiden Schichten sind wieder deutlich in ihrer Struktur unterschiedlich, indem die tiefe Lage bläulichviolett und dunkler, die oberflächliche (Meniskus) parallelstreifig und rosa getönt ist. Die letztere hat eine Dicke von 1,8 mm, die tiefe Schicht eine solche von $2-2^1/_2$ mm. Unter dem Schlüsselbein ein ziemlich geräumiger, feine Zotten haltiger Gelenkrezessus.

Mikroskopisch: Knorpelkonturen im dorsalen Abschnitt glatt, kaudal, wo sich die untere Lefze des Meniskus dazwischenschiebt, beiderseits feine Auffaserungen sichtbar, die nicht tiefer in den Knorpelzusammenhang eindringen und keine Knorpelzellwucherungen zur Folge haben. Die beiden Meniskushälften sind an ihren freien Enden etwas zerspalten, sonst aber intakt und von ähnlichem Bau wie die oberflächlichste Lage der Klavikula. Im Meniskusspalt finden sich etwas reichlichere Zerfaserungen und Spaltbildungen der oberflächlichsten Knorpellagen, ebenfalls ohne Schollen und Knorpelzellwucherungen. Von der dorsalen Kapsel strahlen Gefäße gegen den Spalt vor. KKG. des Akromions fertig und normal, die der Klavikula noch nicht scharf gegen den Knochen abgesetzt, aber ebenfalls geradlinig und ohne krankhafte Veränderungen.

Beurteilung: Normales Gelenk mit nur geringfügigen oberflächlichen Auffaserungen der Knorpel, die dadurch ihren vollkommenen Glanz einbüßen, etwas körnig und faserig und gelblich werden. Zum Teil stehen diese Knorpelschädigungen mit der unteren Zwischenscheibe in nachbarlicher Beziehung. Hinterer Meniskus vollständig von der Klavikula abgetrennt. Keine stärkeren Destruktionen im Meniskusspalt.

Linkes Gelenk: Von derselben äußeren Beschaffenheit wie das rechte, es fehlt aber jede makroskopisch nachweisbare Knorpelabspaltung an der Klavikula. Auch finden sich keine größeren Falten an der Synovialis. Die Gelenkknorpel sind im ganzen glatt, nicht glänzend und stellenweise leicht gelblich, fleckig, doch noch als gesund anzusehen. Im Frontalschnitt mißt der akromiale $1^1/_2$ mm, der klavikulare 2 mm.

Nr. 21 (Sekt.-Prot. Nr. 369/14). 29jähriger Monteur (Soldat). Reservelazarett St. Georg.

Pathologisch-anatomische Diagnose: Tetanus bei verjauchter phlegmonöser Oberarmschußfraktur rechts.

Rechtes Gelenk: Gelenkflächen fast plan, vorn schräger als hinten stehend, Gelenk durch Meniskus zweigeteilt. Auf den Sägeflächen besteht der Meniskus aus einer vorn und hinten $1^1/_2$ mm dicken streifigen Masse, die aus den beiden Kapseln entspringt. In der Mitte des Gelenks verschmächtigt er sich auf Seidenpapierstärke und ist stellenweise durchbrochen. Akromialwärts vom Meniskus im eigentlichen Gelenkspalt hinten wie vorn kleinere Zottenbildungen der beiden Kapseln.

Schnitte, makroskopisch: Schnitte, aus allen drei Teilen des Gelenks stammend, zeigen die verschiedene Anordnung der Zwischenscheibe: vorn ist sie dorsal keilförmig und abwärts spitz auslaufend, zum Teil bereits durchbrochen, nach der Mitte hin findet sich dorsal und kaudal ein zierlicher Kiel an der Kapsel, aus denen die den Klavikulaknorpel bedeckende papierdünne Scheibe herauswächst, die in einer Zahl Schnitte durchbrochen ist. Nach hinten zu endlich findet sich wieder eine solide, $1^1/_2$ mm dicke Zwischenscheibe, die durch einen fein gezackten Spalt vom Klavikulaknorpel abgesetzt ist. Im Akromialgelenkspalt finden sich die erwähnten Zotten. Er erstreckt sich nach vorn zu, wo er schräger gestellt ist, über das Akromion, das hier Halsbildung zeigt. In den mittleren Schnitten, wo der Meniskus so stark verdünnt ist, nimmt der Klavikulaknorpel die beträchtliche Dicke von dorsal 5 mm, kaudal 2 mm an, während er sonst dorsal höchstens 3 mm ist.

Mikroskopisch: Die Beläge des eigentlichenAkromialgelenkspalts sind intakt. Der Meniskus ist an den Stellen, wo er in mittlerer Höhe durchbrochen ist, an seinen freien Rändern ziemlich stark zerspalten. Im Meniskusspalt finden sich die bekannten Zertrümmerungen der Knorpelkonturen, Abschilferungen von längeren zierlichen Scheiben, die noch Schollen und Brutkapseln enthalten, Abstoßung von kleineren formlosen, aufgewundenen Trümmern und Bröckeln, die man zum Teil isoliert im Spalt liegen findet, doch enthalten sie meist noch Zellkerne.

Die Synovialzotten sind gefäß- und zellreich. KKG. der Klavikula ist ziemlich geglättet, verkalkte Grenzschicht hat sich schon deutlich markiert. Man findet aber noch einzelne Ossifikations- und Vaskularisationsknospen, die mit der noch nicht völlig beendeten Epiphysenossifikation in Zusammenhang stehen müssen.

Röntgen: Die tadellos glatten Gelenkkonturen stehen auf dem Bilde des Mittelstücks (6) dorsal noch 7 mm, kaudal 5 mm auseinander.

Beurteilung: Normales Gelenk mit glatten Knorpelflächen. Durchgehender, nur in der Mitte etwas durchbrochener Meniskus. Reichliche Zertrümmerungen im Meniskusspalt. Mäßige Zottenentwicklung. Ossifikation am Klavikulaende noch in einzelnen Ossifikationsknospen zu erkennen, wie röntgenologisch am weiten Abstand der Knochen.

Nr. 2 (Sekt.-Prot. Nr. 214/14). 38jährige Bahnbeamtenfrau. Chir. Abt. St. Georg.

Pathologisch-anatomische Diagnose: Durchschneidung der Trachea. Aspirationspneumonie. Uterus menstrualis.

Rechtes Gelenk: Kleines Gelenk (äußere Maße 25 : 10). Gelenkflächen von hinten nach vorn konvex. Akromion glatt, auf der sonst ebenfalls einigermaßen glatten Klavikula finden sich rundum Teile eines ringförmig angeordneten Meniskus, der aber nur in den äußersten Enden des Gelenks Scheibenform annimmt, im übrigen auf kurze Fasermassen der dorsalen und kaudalen Kapsel sich beschränkt.

Schnitte, makroskopisch: Klavikula dorsal $2^3/_4$, kaudal 2 mm, Akromion durchweg $1^1/_2$ mm stark. Im Gelenkspalt findet man die schon erwähnten, vielfach zerspaltenen und zerklüfteten Bandmassen der Zwischenscheibe, die sich in einzelnen Schnittserien in der Mitte berühren. Sie nehmen ihren Ursprung aus konischen Fortsätzen der beiden Kapseln.

Mikroskopisch: Akromion zu $^3/_4$ hyalin, oberflächlich ganz glatt. Klavikula ist vielfach parallel der Oberfläche gespalten, ebenso wie die sich ihrer Oberfläche anlegenden, stark zerrissenen und zerfaserten Stücke der Zwischenknorpelscheibe. Sie entspringt in den vorliegenden Schnitten wasserhahnartig von der dorsalen Kante der Klavikula und spaltet sich unten parallel aus dem Klavikulaknorpel ab.

Klavikulaknorpel zeigt oberflächlich genau denselben Bau wie die Zwischenscheibenstücke. Die neben den letzteren bestehenden Synovialzotten unterscheiden sich deutlich im Bau von jenem durch den lockeren, fetthaltigen Bau ihrer basalen Abschnitte und die charakteristische synoviale Randbeschaffenheit. An den KKGn. ist der enchondrale Ossifikationsprozeß so ziemlich abgelaufen.

Beurteilung: Normales Gelenk mit stark zerspaltenem, ringförmigem Meniskus, Zertrümmerungen im Meniskusspalt bei glatten Knorpelflächen im eigentlichen Gelenkspalt. Spärliche Zottenentwicklung.

Nr. 2. Linkes Gelenk: Ebenso zierlich wie rechts. Meniskus im großen ganzen ähnlich angelegt wie dort, nur befindet sich im vorderen Gelenkabschnitt eine ausgedehntere Zweiteilung durch eine ziemlich starke Scheibe, hinten nur eine zierliche Sichel mit Ausläufern an beiden Kapseltaschen. Gelenkflächen weiß, glänzend. Synovialzotten wie rechts. Da, wo kein Zwischenknorpel vorhanden, ist der Klavikulaknorpel entsprechend dicker, dorsal 3 mm, kaudal $2^1/_2$ mm, das Akromion nur $1^1/_2$ mm wie auch rechts.

Schnitte, makroskopisch: Glatt konturierter Knorpel. Nur an der Klavikula gegenüber der Synovialzotte feine Auffaserungen. Im unteren Abschnitt des Klavikulaknorpels findet sich ein System von Spaltbildungen, die etwa an der Grenze zwischen mittlerem und äußerem Drittel den Knorpel in zwei Schichten zu zerlegen beginnen. Sie bestehen aus einer Art Netz, in dessen Maschen Knorpelschollen mit großen Brutkapseln Knorpeltrümmer und Bröckel liegen. Die Spaltränder sind intensiv gefärbt und klumpig. Es ist mit diesen Schnitten gerade die Stelle getroffen, wo die Meniskusbildung beginnt, die dann weiter vorn zu einer vollkommenen Abspaltung führt.

Beurteilung: Normales, kleines Gelenk wie rechts. An einer Stelle mikroskopisch nachweisbare Einwirkung einer Synovialzotte auf den Schlüsselbeinknorpel. Meniskus etwas breiter als rechts, aber auch ringförmig angeordnet. In der Mitte kann man histologisch den beginnenden Abspaltungsvorgang gut erkennen.

Nr. 15 (Sekt.-Prot. Nr. 211/14). 40jähriger Techniker. Med. Abt. St. Georg.

Pathologisch-anatomische Diagnose: Schrumpfniere, Urämie. Lungenödem.

Linkes Gelenk: Mittelgroßes Gelenk: äußere Maße ungefähr 26 : 16. Gelenkspalt zeigt die gewöhnliche Neigung und ist in beiden Richtungen ziemlich stark konvex. Da das Akromion in kraniokaudaler Richtung fast plan ist, entstehen Inkongruenzen, die durch besonders im hinteren Gelenkende kräftig entwickelte Kapselfalten ausgeglichen werden, die an ihren freien Rändern aufgefasert sind. Auf den Sägeflächen sieht man, daß das Gelenk in seinen hinteren zwei Dritteln durch einen Meniskus zweigeteilt wird. Nach vorn zu verschmilzt die Zwischenscheibe mit dem Knorpel der Klavikula. Gleichzeitig wird die Grenze zwischen Knorpel und Knochen der Klavikula unscharf, indem weißliche Gewebsmassen von ähnlichem Aussehen wie der Knorpel selbst sich in die Spongiosa einsenken. Im vordersten Abschnitt endlich spaltet sich der Klavikulaknorpel wieder, und zwar löst sich seine Hauptmasse zu einer Meniskusscheibe von beträchtlicher Dicke ab, so daß auf dem Knochen nur eine ganz schmale Schicht Knorpel stehen bleibt.

Schnitte, makroskopisch: Um die eigenartigen Meniskusbildungen genauer ergründen zu können, wurden 4 frontale Stücke des Gelenks untersucht: im hintersten findet sich die durch das ganze Gelenk von oben nach unten ziehende, der Konvexität der Klavikula sich eng anschmiegende hintere Zwischenscheibe, daneben die hinteren Kapselfalten, die die Ungleichheit zwischen der äußeren Fläche des Meniskus und der planen Fläche des Akromions ausgleichen; in der folgenden Schnittserie hat sich der Meniskus bis auf einen ganz feinen Streif auf dem sich entsprechend verbreiternden Schlüsselbeinknorpel verschmälert, mit dem er zum Teil verschmilzt. Die KKG. der Klavikula zeigt beträchtliche Unebenheiten, tiefe und zum Teil breite Buchten und kleine, rundliche Strukturunterbrechungen unter der verkalkten Grenzschicht, die von verdichteter Spongiosa eingerahmt werden. In nächster Nähe dieser Veränderungen ist der Knorpel von einer ganz feinen, gezackten Spaltlinie unterbrochen, die sich ebenfalls in den beiden weiter nach vorn zu gelegenen Schnittreihen verfolgen läßt, wo sie allmählich an Länge zunimmt, so daß sie schließlich zu der vollständigen Abspaltung des ganzen Klavikularknorpels im vordersten Gelenkende überführt.

Mikroskopisch: Hintere Schnitte: Akromionoberfläche glatt, nur im Bereich der Synovialfalten leicht aufgefasert. Die Synovialfalten selbst sind ziemlich stark zerfasert. Der Meniskus, der den Bau der oberflächlichen Parallelschicht der Gelenkknorpel besitzt, hat nach dem Gelenkspalt hin glatte Konturen; im Spalt zwischen ihm und der Klavikula finden sich an beiden Rändern in mäßigem Grade Abschilferungen, Einkerbungen und Schollen mit Brutkapseln. In der Tiefe ist der Klavikulaknorpel vollkommen intakt. Überraschend ist nun das Verhalten der KKG., deren Verlauf vielfach durch weite Fasermark- und Osteoklasten- wie Appositionssäume mit Osteoblastenreihen enthaltende, subchondrale Markräume unterbrochen ist, die gegen den gezähnelten Knorpel andrängen.

Vordere Schnitte: In den zunächst anschließenden Schnitten sieht man die übriggebliebene schmale Scheibe des Meniskus und wieder den von reichlichen Abschilferungen und Randverklumpungen begleiteten Meniskusspalt, an den sich ungewöhnlicherweise dorsal ein vom eigentlichen Gelenkspalt völlig isolierter Synovialrezessus anschließt. Der darunter liegende Schlüsselbeinknorpel neigt zu Zerklüftungen und Schollenbildung mit großen Zellkomplexen. Nahe der KKG. verläuft dann ein ganz unregelmäßig zackiger Spalt mit intensiv dunkelviolett gefärbten, verklumpten Rändern und Knorpelabspaltungen, zu dessen beiden Seiten sich große Schollen und Brutkapseln finden. Es liegt nur noch eine ganz schmale Knorpelschicht auf der KKG. der Klavikula, die ebenfalls sehr große Knorpelzellkonglomerate enthält. Mehrfach dringt in sie von tiefen Buchten der KKG. her strahliger, büschelförmig angeordneter Knorpel vor, der sich in Färbung, Bau und durch scharfe Konturierung von dem Gelenkknorpel abgrenzen läßt. An diesen Stellen ist die verkalkte Grenzschicht verloren gegangen. Wo solche Knorpelbüschel einigermaßen nahe aneinanderstehen, findet man zierliche Pfeiler der alten Grenzschicht erhalten. Subchondral sind die Markräume erweitert, zum Teil zu größeren rundlichen Höhlen, die mit gefäßreichem Fasermark gefüllt sind. In einzelne dieser Fasermarkräume senkt sich der die KKG. begleitende Spalt ein und man findet dann massenhafte dunkel getönte Knorpeltrümmer in ihnen, die meist zu rundlichen Häufchen geballt sind. Einen ähnlichen Befund aus einer etwas weiter nach vorn zu gelegenen Schnittreihe, in der der innere Meniskus nicht mehr sichtbar und der Gelenkspalt daher einheitlich und glatt ist, zeigt die farbige Zeichnung Taf. II Fig. 9.

In den vordersten Schnitten endlich, wo der Spalt an der KKG. der Klavikula sich in der Länge dehnt, verändert sich das Bild insofern noch, als der auf der Klavikula übrigbleibende schmale Knorpelbelag großenteils neugebildet ist: er ist teils strahlig, büschelförmig, teils schollig homogen und wird an diesen Stellen durch aus den Knorpelzellen der verkalkten Grenzschicht netspringende Knorpelzellknospen zellulär substituiert. Es entstehen dabei die Bilder, wie sie gelegentlich der Beschreibung des Präparates Nr. 5 r. (S. 48) im zweiten Teil näher beschrieben und durch Zeichnung Taf. II Fig. 17 erläutert sind.

Röntgen: Das Gelenkende des Schlüsselbeins zeigt bis traubenkerngroße Strukturunterbrechungen von meist kreisrunder Form. Dabei projizieren sich einzelne Schichten des Knochens in geradliniger Kontur.

Beurteilung: Das Akromialgelenk selbst ist gesund, indem sich absolut glatte Knorpelflächen finden, nur am Akromion gegenüber den ziemlich umfangreichen Synovialfalten des hinteren Gelenkabschnittes ganz umschriebene Auffaserungen. Vom Schlüsselbeinknorpel hat sich in den hinteren zwei Dritteln eine vollständige Zwischenscheibe abgespalten, die, mit ihrem vordersten Rande sich stark verdünnend, zum Teil mit dem Klavikulaknorpel verschmilzt. Außerdem spaltet sich im vorderen Gelenkdrittel der ganze Knorpel von der KKG. zu einer dicken, zweiten Zwischenscheibe ab, die aber nur in ganz kurzer Ausdehnung für sich besteht und bald dahinter noch innige Verbindungen mit dem Gelenkknorpel behalten hat: hier findet sich nur ein unregelmäßig zackiger Spalt, der, dicht an der KKG. einherlaufend, sich vielfach in sie hineinsenkt und tiefe Buchten darin hervorruft, in denen sich Knorpeltrümmer finden. Die Buchten sind gefüllt mit gefäßreichem Fasermark. Im Meniskusspalt findet sich sowohl hinten als auch in weit höherem Maße vorn Knorpeldestruktion an den Rändern, vorn auch weitgehende Knorpelneubildung, von der verkalkten Knorpelgrenzlage ausgehend.

Nr. 37 (Sekt.-Prot. Nr. 33/16). 44jähriger Arbeiter. Med. Abt. St. Georg.

Pathologisch-anatomische Diagnose: Lungentuberkulose.

Rechtes Gelenk: Ziemlich großes Gelenk. Knochen gleichhoch. Neigung wie üblich. Knorpelflächen großenteils spiegelnd glatt, besonders die des Akromions, die direkt porzellanartig ist. Auf der Klavikularfläche findet man nach hinten zu einen ganz flachen Defekt. Von hinten her legt sich ihr eine schmale, sichelförmige Haut vor. Vorn im Gelenk befindet sich eine dickere, faserige, an der Basis aber festknorpelige, keilförmige Zwischenscheibe, die von der unteren Kapsel entspringt und den entgegengesetzt keilförmigen Schlüsselbeinknorpel ergänzt. Das Akromion hat einen von demselben porzellanartigen Knorpel überzogenen Hals, über den die 2 mm starke dorsale Kapsel hinwegzieht. Beide Gelenkflächen sind ziemlich planparallel, dabei oval, die akromiale etwas kleiner (10 : 17) als die klavikulare (12 : 22). Auf der Sägefläche fällt die gleichmäßig milchigweiße Schnittfläche des Akromialknorpels im Gegensatz zu der streifig-fleckigen, teilweise graugelblichen der Klavikula auf.

Schnitte, makroskopisch: Der polsterartig aufsitzende Akromialbelag ist durchgehends dunkelblau gefärbt. Seine Kontur ebenso wie seine KKG. ist glatt, lineär. Dicke 1½ mm an beiden Kanten, 2 mm in der Mitte; Klavikularknorpel dorsal 3½ mm, kaudal 1½ mm, ist in der oberen Hälfte wie gewöhnlich blaßblau bis violett und nach dem Gelenklumen mehr rötlich gefärbt, in der unteren Hälfte fast entfärbt. Seine KKG. zeigt einen welligen, zackigen Verlauf, nur die dorsale und kaudale Kante haben offenbar noch normalen Bau, dazwischen finden sich flache Einbuchtungen bis zu einer Tiefe von 1 mm. Die kaudale Kapsel ist mit feinen Zöttchen besetzt.

Schnitte, mikroskopisch: Die Gelenkkonturen sind fast vollkommen intakt, nur auf der Klavikula ganz unbedeutende Fäserchen und feine, lamellenförmige Ablösungen. Akromialknorpel durchweg hyalin und von großen, blasigen, in Gruppen liegenden und von breiten, tiefvioletten Höfen umgebenen Knorpelzellen durchsetzt, deren Höfe sich nach dem Gelenk hin zurückziehen, so daß statt ihrer farblose Höfe auftreten, zwischen denen man nur noch schmale violette Bänder findet. Schließlich ist nur die oberflächlichste Schicht ganz farblos und ihre Zellen kleiner und abgeflacht. Der Bau gleicht also ganz dem der größeren Gelenke. Die KKG. ist geradlinig und ununterbrochen.

Der Schlüsselbeinknorpel zeigt in der dorsalen Hälfte den gewöhnlichen durchflochtenen, grobfaserigen Bau mit leichter Violettfärbung der Fasern. In der kaudalen Hälfte tritt eine vollkommene Entfärbung ein sowohl der Grundsubstanz wie in geringerem Maße auch der Zellkerne, die im übrigen aber keine Veränderungen aufweisen. Insbesondere ist keine kernlose Partie nachweisbar. Die KKG. ist an zahlreichen Stellen von breiten, aus den subchondralen Markräumen stammenden Gewebsmassen durchbrochen. Man findet teils breite Lücken in ihr, teils Verlagerungen der verkalkten Grenzschicht in Form von buckelförmigen Vorsprüngen oder von Einbuchtungen oder auch feine Zertrümmerungen und Versprengungen der Kalkbröckel. An diesen Stellen ist das Mark in fibröses Gewebe umgewandelt, das an den Spongiosabälkchen sich verdichtet und sehr zellreich ist. Nach der KKG. hin bildet sich in ihm im Anschluß entweder an Spongiosabälkchen oder an die Trümmer der Kalkgrenzschicht des Knorpels neuer Knorpel von strahligem Bau, der gegen den Gelenkknorpel vordringt. An andern Stellen, und zwar in ganzer Ausdehnung da, wo der Gelenkknorpel entfärbt ist, dringt gefäßreiches Zellgewebe in den Knorpel ein, gegen den es sich mit einer feinen, gezackten Kontur absetzt. Bald dicht an der KKG., bald im Bereich des gewucherten Gewebes finden sich kurze, leicht gewellte Spaltbildungen mit intensiv dunkelrot gefärbten Rändern, an denen sich Ablösungen und Verklumpungen bilden. In einzelnen Präparaten kann man, wie in Gelenk Nr. 15, den Spalt sich in die KKG. hineindrängen sehen, wo dann wie dort ein breiter, knorpeltrümmerhaltiger, fibröser Raum sich anschließt. Knorpeltrümmer findet man übrigens auch an andern Stellen ziemlich vielfach im subchrondalen Gewebe, von konzentrisch geschichteten Zellgruppen eingerahmt. In der direkten Nachbarschaft der Spalte findet man, wie am Meniskusspalt anderer Präparate, scholligen, brutkapselhaltigen Bau des Knorpels.

Röntgen: Scharfer Kontrast in den beiden Gelenkkonturen; Akromion ungewöhnlich dicht und ganz glatt. Klavikula weniger dicht, was allerdings vor allem an der Projektion liegt, aber deutlich fein unterbrochene Kontur (Technik 6).

Beurteilung: Gelenk normal mit glatten Knorpelflächen, abgesehen von ganz unbedeutenden Auffaserungen und einem ganz seichten Substanzverlust (Akromion zeigt hyalinen Knorpel vom Bau der Vollgelenke). Im Klavikulaknorpel finden sich Spaltbildungen in der Nähe der KKG., die mit schweren Kontinuitätsstörungen der KKG. selbst einhergehen und ausgedehnter fibröser Metaplasie des subchondralen Marks, in dem sich teils Knorpeltrümmer, teils reichliche Knorpelregeneration findet. Wahrscheinlich handelt es sich um eine an falscher

Stelle zustande gekommene meniskusähnliche Knorpelspaltung, die zu den der Arthritis def. zugehörigen Veränderungen an der KKG. und im subchondralen Mark geführt haben.

Nr. 32 (Sekt.-Prot. Nr. 2/16). 56jährige Arbeiterin. Med. Abt. St. Georg.

Pathologisch-anatomische Diagnose: Syphilis obsoleta, Tabes dors. Osteoporose. Pneumonie.

Rechtes Gelenk: Sehr kleines Gelenk. Leichtes dorsales Prominieren des Schlüsselbeins. Im hinteren Gelenkabschnitt erhebt sich von der unteren Kapsel eine feine, dreieckige Synovialfalte, die am Klavikulaknorpel einen leichten Eindruck hinterläßt. Die Knorpelbeläge sind im übrigen vollkommen glatt.

Schnitte, makroskopisch: Klavikulaknorpel auffallend breit: dorsal $4^1/_2$ mm, kaudal 2 mm, der des Akromions $1^1/_2$ mm. Höhe des Schlüsselbeinendes 6 mm, des Akromions 4 mm. Der Gelenkspalt, der glatt konturiert ist, läuft mit zierlichen Taschen über dem Akromion und unter der Klavikula aus.

Mikroskopisch: Die Knorpelkonturen bis auf feine Abschilferungen der Klavikula glatt. KKG. ununterbrochen, der der Klavikula aber gebuchtet. Auffallend breite Schwarzblauviolettfärbung der tiefen Schicht des Schlüsselbeinknorpels. Vor der unteren Kante der KKG. der Klavikula findet sich im Knorpel ein kleiner, isolierter Knochenkern von 2 : 1 mm Größe, der von jener durch eine $^1/_4$ mm breite, radiärstreifige Knorpelschicht getrennt ist und rundum von derselben verkalkten Grenzschicht umgeben ist, wie sie sich an der KKG. findet. Er enthält wie die übrige Spongiosa Zellmark. Dichtfaserige, gefäßarme Kapselfalten von oben und unten.

Röntgen: Auf sagittalem und axialem Bilde sieht man einen von der unteren Klavikulakante ausgehenden feinen Sporn, der dem Knochenkern des histologischen Bildes entspricht. Weiter fällt der durch den ungewöhnlich breiten Klavikulaknorpel bedingte weite Abstand der beiden Gelenkenden auf, die selbst ganz ungewöhnlich klein sind.

Linkes Gelenk: Genau die gleichen Verhältnisse wie rechts, insbesondere findet sich auch hier ganz derselbe Knochenkern in den Schnitten. Daß man ihn auf den Röntgenbildern nicht sieht, ist ein durch die Projektion verschuldeter Zufall.

Beurteilung: Normale Gelenke mit glatten Gelenkflächen und für die Kleinheit der Gelenke verhältnismäßig große Synovialfalten, die stellenweise flache Eindrücke hinterlassen. Außer der erheblichen Breite des Klavikulaknorpels, der buchtigen KKG. ist der kleine Knochensporn an der unteren Klavikulakante, der an beiden Gelenken in gleicher Form vorhanden ist, bemerkenswert, der wohl sicher als der Ausdruck einer unvollständigen Verschmelzung an der Epiphysenlinie, vielleicht als ein sekundärer Ossifikationskern des akromialen Klavikulaendes aufzufassen ist, da er beiderseits symmetrisch auftritt und mit keinerlei entzündlichen Erscheinungen oder Kalluswucherungen einhergeht, sondern normalen Spongiosabau aufweist.

Bei der immer noch kleinen Zahl von untersuchten Objekten dürfte es gewagt sein, irgendwelche statistischen Schlüsse zu ziehen. Und doch muß die Zahl von 22 gesunden Gelenken von 73 untersuchten zunächst frappieren. Wenn man indes an die Mitteilung Beitzkes denkt, wonach unter 200 Leichen von über 20 Jahren sich 158 fanden, bei denen mindestens eins der untersuchten Großzehen- oder Kniegelenke mit Knorpelusuren behaftet waren, die Beitzke wohl mit Recht als Abnutzungserscheinungen und Vorläufer der Arthritis deformans ansieht, so wird man über unsere Zahlen nicht mehr überrascht sein.

Berechnen wir das Verhältnis der gesunden zu den kranken Gelenken in den verschiedenen Altersstufen, so erhalten wir folgende Tabelle:

Alter	gesund	krank
10—20 Jahre	5	1
20—30 ,,	11	5
30—40 „	3	5
40—50 ,,	1	8
50—60 ,,	2	4
60—70 „	—	21
70—80 „	—	5
80—90 „	—	2

Man sieht, wie auch unter unseren Präparaten nach dem 20. Lebensjahre das Verhältnis sich schnell verschlechtert. Die Zahlen sind natürlich aus dem schon oben angeführten Grunde nur mit Vorbehalt zu nehmen, und insbesondere trifft das für die des 6. Jahrzehnts zu, wo ganz zufällig sich ein Fall, der doppelseitig untersucht wurde, als ganz gesund fand (Nr. 32), um so überraschender, als es sich um eine arbeitende Frau mit Lues, Tabes und nach der Sektionsdiagnose Osteoporose handelte. Ich möchte fast vermuten, daß ein Irrtum in der Bezeichnung des Objektes unterlaufen ist.

Über die Bezeichnung als gesundes Gelenk dürfte aber in fast allen der bisher beschriebenen Fälle kein Zweifel obwalten: stets fanden sich die Knorpelbeläge der beiden Gelenkenden glatt, glänzend und von weißlicher oder opaker Färbung ohne irgendwelche gröberen Unebenheiten oder Defekte. Diesem makroskopischen Aussehen entsprach der histologische Befund, der nennenswerte Auffaserungen vermissen ließ. Von feinsten Fäserchen darf man dabei absehen, die sich an jedem gesunden Gelenk auch mit hyalinem Knorpelbelag finden lassen, auch leicht mal artifiziell sein können. Nach Schuchardt ist die Oberfläche eines Gelenkknorpels niemals vollkommen glatt, sondern „fast immer unregelmäßig mit leichten grubigen Vertiefungen, in denen zuweilen noch Reste von Kapseln mit und ohne Zellen gelegen sind, manchmal finden sich auch losgelöste Häutchen oder Stränge an der Oberfläche (Abnutzungserscheinungen)". Bemerkenswert sind aber Veränderungen, die ich in einer ganzen Zahl sonst völlig normaler Gelenke fand (Nr. 20 l., S. 13, Nr. 2 l., S. 17, Nr. 15 l., S. 18, Nr. 32 r., l., S. 20) und die in offensichtlichen Eindrücken und Knorpelschädigungen in direktem örtlichen Zusammenhang mit größeren Falten und Zotten der Synovialis standen. Makroskopisch sieht man flache Impressionen oder Zackungen des Knorpelrandes bei meist nicht mehr völlig glatter Oberfläche an ganz umschriebener Stelle, die genau der Lage der Synovialisfalte entspricht. Dem entspricht histologisch eine feine, oberflächliche Auffaserung oder auch gröbere Abspaltungen mit Quellung und Verklumpung der abgelösten Teilchen und oberflächlichen Knorpelkonturen. Stellenweise findet man auch Knorpelzellwucherungen und Brutkapselbildungen; vgl. Zeichn. Fig. 7 Taf. I zu Nr. 20 l. Wenn auch die in diesen Fällen in Frage kommenden Synovialwucherungen zierlich und noch kaum als krankhaft anzusprechen sind, so scheinen mir doch die erwähnten Einwirkungen auf den Knorpel von Bedeutung, insofern sie Vorläufer schwerer Veränderungen sind. Der jüngste der Fälle ist 24 Jahre (Nr. 20). Kimura, der das Wesen der Arthritis deformans in Knochenatrophie sieht, führt die als Resultate des Knochenschwundes eintretenden Deformationen zum Teil auf den „wachsenden Druck wuchernder Synovialis und Zotten“ zurück.

In der Annahme, daß es sich um den Beginn deformierender Vorgänge ernsterer Art handelt, befinden wir uns in Übereinstimmung mit Pommer, der in einem Falle von Arthritis deformans der Hüfte in der Gegend eines Resorptionsdefektes am Schenkelhalse „eine Einbiegung der synovialen faserigen Abgrenzungsleiste sichtlich unter dem Druck einer hinübergewachsenen großen olivenförmigen Zotte“ fand.

Wir möchten für solche Fälle auch annehmen, daß eine besondere Beschaffenheit des Knorpels vorliegen muß, um die Beschädigung durch die Synovialisfortsätze zu ermöglichen, denn sie ist keineswegs stets die Folge von Zotten, die sich auch in unseren Gelenken schon von früh auf in bescheidenem Maße vorfinden. Die hier in Frage stehenden Gebilde entsprechen wohl am ersten den als Plicae synoviales bezeichneten gefäßhaltigen Fortsätzen, die nach Rauber und Kopsch in den meisten Gelenken vorkommen. Sie entspringen in den Akromialgelenken stets aus der unteren Kapsel und sind wie diese von lockerem Bau an der Basis, nach dem freien Ende zu dichtfaseriger und von wechselndem Gefäß- und Zellreichtum, je nach ihrem Alter. Ihr Überzug ist derselbe wie der der Synovialis selbst und zeigt, wo er gut erhalten ist, den bekannten Innenhautzellbesatz, der deutlich aus den Zellen und Kernen der sich dicht aneinander schichtenden Endfasern der bindegewebigen Grundsubstanz besteht und meist noch von einer fast homogenen oder etwas gekörnten, jedenfalls ziemlich amorphen Grenzschicht bedeckt ist.

Außer diesen meist längeren, zierlichen Fortsätzen bildet die Synovialis kleinere Fältelungen und Krypten, auch kleine Zöttchen in den über und unter den Gelenkrändern auslaufenden Gelenkrezessus. Sie zeigen meist Fettgehalt neben reichlichen Kapillaren (s. Nr. 35).

Wo Zotten und sonstige Ausläufer fehlen, füllt die Kapsel die durch Inkongruenz der Gelenkkörper entstehenden Räume durch kielförmige Vorsprünge aus.

Bezüglich des Baues der Gelenkkapsel brauche ich nur Bekanntes zu wiederholen und kann mich daher kurz fassen: In der dorsalen Kapsel, die gewöhnlich aus dem Periost der Klavikulakante entspringt und sich auf die dorsale Kante des Akromions hinabsenkt, wo sich nicht selten eine halsförmige Einschnürung (Ficksche „Kapselrinne“) bildet, findet man außen eine kräftige Lage frontal verlaufender paralleler straffer Fasern, darunter eine etwa 2½mal so starke Lage sagittal gerichteter Fasern, die von reichlichen Gefäßen und Fetteinsprengungen durchsetzt sind. Dieser lockeren Schicht folgt die Synovialschicht. Die kaudale Kapsel ist viel weniger derb und wesentlich lockerer und fetthaltiger.

Die Gelenkknorpel besitzen meist einen kleinen, hyalinen Kern, um den sich die übrige faserknorpelige Masse gruppiert. An der Klavikula vermißten wir ihn häufiger als am Akromion; vgl. Nr. 30, S. 14, Nr. 2 r., S. 16, Nr. 37, S. 18. Die Hauptmasse des Faserknorpels besteht aus wirr sich durchflechtenden, bald mehr grobbalkigen, bald mehr zarteren Fasern, in deren Maschen Hohlräume freibleiben, die von den 6—10 Kerne enthaltenden Knorpelzellnestern ausgefüllt werden. Nach der Oberfläche pflegen die Faserungen sich zu verschmächtigen und schließlich in eine Schicht völlig parallel gefaserten, straffen Gewebes überzugehen. Letzteres enthält kleine, flachovale, meist in Reihen angeordnete Kerne, an denen Kapseln nicht mehr oder doch nur noch ausnahmsweise zu erkennen sind. Auf der Schnittfläche ganz jugendlicher Gelenke ist die tiefere Schicht milchweiß, die oberflächliche mehr graugelblich.

Nach dem Gelenklumen ist der Knorpel glatt und scharfrandig, bis auf ganz vereinzelt auftretende, unbedeutende kleine und kleinste Auffaserungen, die nicht als pathologisch angesehen werden können.

Das maßgebende Kriterium für die Gesundheit des Gelenkknorpels ist nach allen neueren Untersuchungen die Zwischenschicht zwischen Spongiosa und Knorpel, die „Knorpelknochengrenze" (KKG.).

Wenn der physiologische (enchondrale) Ossifikationsprozeß der Epiphyse zum Stillstand gekommen ist, soll die KKG. von einer dünnen, fast ununterbrochenen Grenzknochenlamelle gebildet werden, die von zarten Bälkchensystemen gestützt wird. Ihr schließt sich knorpelwärts eine in der Stärke wechselnde Schicht verkalkter Knorpelgrundsubstanz an mit ziemlich großen, blasigen, häufig dicht gedrängt liegenden, auch wohl kurze Säulen bildenden Knorpelzellen, deren gemeinsame Höfe durch Kalkablagerung gekörnt und tiefschwarzblau gefärbt sind. Die Schicht geht an den Knorpelbelägen des Akromialgelenks allmählich über in den Geflechtknorpel, indem die Knorpelzellen sich nicht mehr gruppieren, sondern mehr einzeln liegen, ihre Höfe blasser werden und allmählich verschwinden. Nach der Spongiosa hin ist die Schicht von einer zackigen, scharfen Resorptionslinie begrenzt, in die sich die flachgewölbten Spongiosagrenzbalken hineinlegen.

Solange die enchondrale Ossifikation am Klavikulaende noch nicht beendet ist, was wir noch bei einer 38jährigen Frau vorfanden (Nr. 2), sieht man zahlreiche Markfortsätze durch die verkalkte Grenzschicht hindurch gegen den Gelenkknorpel vordringen und diesen substituieren und ossifizieren. In den oberflächlichen Markräumen liegen dann prall gefüllte Kapillarschlingen, an die sich dichtes Spindelzellgewebe anschließt, das in einem intensiv eosinfarbenen, fein und dichtfaserigen, stellenweise amorphgekörnten Stroma liegt. Die Zellen wandeln sich in Knochenkörperchen um.

Unsere Beobachtungen stimmen im einzelnen überein mit der Beschreibung Gebhardts, der auf die Fibrillenrichtung der verkalkten Grenzsubstanz und ihren Wert für die Widerstandsfähigkeit gegen Zug und Druck hinweist.

Gebhardt sieht in der Grenzschicht „das Organ der normalen Druckaufnahme seitens des eigentlichen Knochens“, das „die letzten Reste anders gerichteter Spannungen, die von der Gelenkoberfläche her auftreten, zu vernichten bzw. in Zug und Druck umzuwandeln geeignet ist“.

Außer dieser Einrichtung besitzen die Gelenkenden nach Gebhardt zur Erhöhung ihrer Widerstandsfähigkeit den Knorpelüberzug zur Aufnahme der primären Schubspannungen und den Bau der Gelenkenden aus Rundmaschenspongiosa mit ihrer eigenartigen Anordnung und Größenverhältnissen und der den Hohlgebilden eigenen Elastizität.

Eine eigenartige und, wie wir im II. Teil zeigen wollen, verhängnisvolle Rolle spielt die dem Akromialgelenk in der Mehrzahl der Fälle zugehörige Knorpelzwischenscheibe. Über ihre ungeheuer wechselnde Form wissen alle Anatomen zu berichten, die sich mit dem Akromialgelenk näher befassen. Insbesondere Fick gibt uns nähere Auskunft über den Meniskus: bald tritt er als einfacher, von oben herabhängender, bald als doppelter, von oben und unten entspringender Keil auf, bald ist er ringförmig oder eine das Gelenk vollkommen zweiteilende Zwischenscheibe (nach Krause in 1%) usw. Er kann auch vollständig fehlen. Wir haben die wechselnde Gestalt in den einzelnen Protokollen näher beschrieben und verweisen darauf.

Einigermaßen unklar scheint man sich noch über die funktionelle Bedeutung der Zwischenscheiben zu sein; während die übliche Anschauung die ist, daß sie zur Ausgleichung von Gelenkinkongruenzen dienen (Toldt), wozu sich ein Rest des embryonalen Bindemittels des Gelenks erhält, vertreten andere (Fick, Rauber und Kopsch) den Standpunkt, daß die Menisci Puffer sind, die die Gewalt heftiger Stöße brechen; dazu vereinen sie die Festigkeit des Bindegewebes mit der größeren Elastizität des Knorpels (Fick). Auch nimmt man an, daß sie dem Gelenk einen Bewegungszuwachs bringen sollen, indem sie eine Art verschiebbarer Gelenkfläche darstellen, wie das vom Kiefer- und Sternoklavikulargelenk sicher nachgewiesen ist (Rauber-Kopsch und Merkel). Nach Poirier handelt es sich um phylogenetische Reste von Skeletteilen.

Wir haben uns mit der Prüfung dieser funktionellen Aufgaben des Meniskus nicht näher beschäftigt, unser Augenmerk vielmehr aus später zu erörternden Gründen auf die histologischen Details der Entwicklung der Zwischenscheiben und ihrer Varianten gerichtet.

Der Meniskus des Akromialgelenks fehlt bei jugendlichen Gelenken und entwickelt sich erst später, ohne daß eine bestimmte Altersstufe dafür festgelegt werden könnte. Wir fanden noch deutliche Abspaltungsvorgänge mit 44 Jahren.

Bei solchen Gelenken, wo noch kein Meniskus vorhanden ist (vgl. Nr. 12 und 31), findet man einen auffallend breiten, keilförmigen Schlüsselbeinknorpel, der eine dorsale Basis von 5—8 mm besitzt. Abwärts verschmächtigt er sich bis zum spitzen Auslaufen in das untere Periost der Klavikula. Seine Schichtung in eine oberflächliche Parallelschicht von etwa 2 mm Stärke und eine tiefere von wirr durchflochtenem Faserknorpel wurde schon oben erwähnt.

Zwischen diesen beiden Schichten setzt nun unter Vordringen von mehreren vertikal gerichteten Gefäßen aus dem Bereich der dorsalen Kapsel (vgl. Nr. 20 r. und Nr. 52 r.) eine Spaltbildung ein, die schließlich zur Abtrennung des Meniskus führt. In unseren normalen Präparaten kann man sämtliche Stadien dieser Ablösung vorfinden und sich darauf ungezwungen den Hergang konstruieren, der übrigens auch von Henle mit folgender Beschreibung angedeutet wird:

Zwischen den einander zugekehrten Endflächen des Akromions und des Schlüsselbeins welche bald plan, bald leicht vertieft oder gewölbt und nicht selten ganz uneben sind, liegt ein am oberen Rande bis 6 mm mächtige, meist nach unten sich verdünnende bindegewebige, von mehr oder minder zahlreichen Knorpelzellen und feinen elastischen Fasern durchsetzte Substanz, deren verschiedenartige Zerklüftungen dem Gelenk eine wechselnde Form geben. Der mächtige Überzug, der dem Schlüsselbein verbleibt, wird nicht selten durch eine der Endfläche desselben parallele Spalte abermals geteilt; erstreckt sich diese Spalte längs der ganzen Endfläche des Schlüsselbeins, so sondert sich (unter 400 Fällen 3 mal nach Gruber) von dem dünnen Überzug des letzteren eine Bandscheibe, und es entstehen zwei Gelenkhöhlen, deren jede durch mannigfaltige Synovialfortsätze wieder unvollkommen abgeteilt sein kann."

Henle nimmt also auch die Entwicklung der Zwischenknorpelscheibe aus dem Schlüsselbeinknorpel an, wie wir sie ganz exquisit in unseren Präparaten vor uns sehen.

Der Beginn der Abspaltung ist der, daß an der Grenze zwischen Parallel- und Kreuzfaserschicht in verschiedenen Höhen kurze, geschlängelte, kaum klaffende Spalten auftreten, die sich als solche immer deutlich markieren durch intensivere Färbung ihrer offenbar gequollenen homogenen Ränder, Ablösung von kleinen Randfasern und Lamellen, Bildung größerer homogener Schollen und Abstoßung von Knorpelbröckeln, die man teils frei im Spalt liegen sieht. Diese Veränderungen betreffen beide Seiten des Spalts und dringen häufig in die Substanz der beiden getrennten Schichten ein.

Im Präparat Nr. 2 l. finden wir ein ganzes Netz von Spaltbildungen, in dessen Maschen Knorpelinseln isoliert sind, die durch ihre völlig homogene eosinfarbene Struktur auffallen. Weiter zeichnen sich diese „Knorpelschollen" durch das meist sehr reichliche Auftreten von sogenannten „Knorpelzellbrutkapseln" aus: Zellkonglomerate von 10—30 und mehr Exemplaren mit großen, rundlichen oder mehr polygonalen Kernen mit ebenfalls sehr geräumigen, meist ovalen Kapseln, die von dem hellen, kaum gekörnten Protoplasma der Zellen fast erfüllt werden. Zwischen diesen Zellen befindet sich ein spärliches, feinkörniges, blaßviolett getöntes Stroma. Der ganze Zellkomplex ist von einer runden oder ovalen, feinlinienförmigen Kontur umrandet.

Dieselben Veränderungen findet man stets in verschiedenen Graden, mag es sich nun um die bisher beschriebenen unvollkommenen Spaltbildungen handeln oder um vollständige, von dorsal bis kaudal durchgehende Spalten, wie sie z. B. Nr. 36, 41 r., 52 und 21 aufweisen.

Die verschiedenen Grade der Abspaltung finden sich sowohl auf beiden Körperseiten wie auch in den Gelenken selbst nebeneinander. So kommt es, daß die

Zwischenscheiben teilweise vollständig ausgebildet sein können, teilweise aber noch mit dem Schlüsselbeinknorpel fest vereinigt. An letzteren Stellen findet man dann histologisch schon die Anbahnung der Ablösung in Form kleiner Fissuren.

Schreitet die Abtrennung weiter fort, so kommt es zur vollkommenen Zusammenhangstrennung. Hier setzt nun das ungeheuer variable Verhalten ein: es kann sich die Scheibe als ein das ganze Gelenk durchsetzendes, zusammenhängendes Ganze erhalten, das ringsum an der Kapsel entspringt und mehr oder weniger auch an den Rändern mit den Knorpelbelägen Zusammenhang behält. Manchmal läßt sich nachweisen, daß es dorsal an der Klavikula, kaudal am Akromion haftet. Diese Scheibe pflegt in der Mitte sich zu verdünnen bis auf Papierdicke, so daß sie förmlich durchsichtig wird. Hieraus wird dann jedenfalls bald durch Abschleifung die Perforation (vgl. Nr. 21 r.), die zur Ringform des Meniskus führt, die wohl die häufigste Form ist. Die andern Abarten gehen zum Teil auch aus der bisher geschilderten Grundform hervor, dadurch, daß die Scheiben sich horizontal etwas in mittlerer Höhe teilen; es entstehen dann zwei Hälften, von denen meist die untere nur noch rudimentär vorgefunden wird, die obere aber wesentlich breiter und dicker sich erhält. Ob nun die Teilung genau in der Mitte erfolgt oder mehr schräg von vorn unten nach hinten oben oder umgekehrt, davon hängt es ab, ob die beiden Hälften unsymmetrisch angeordnet sind, z. B. eine, die von vorn unten und eine, die hinten oben entspringt, usw. Andrerseits kann es auch vorkommen, daß die Ablösung der Stammscheibe von der Klavikula am untersten Rande beginnt und dann überhaupt keine zweite Scheibe zustande kommt, sondern die erste Scheibe mit ihrem unteren Rande frei ins Gelenk hängt. Einmal sahen wir auch, daß der Meniskus seine Basis nicht dorsal, sondern kaudal hatte.

Die zuerst angeführte Grundform kann nun allerdings nicht der Ausgangspunkt für alle Meniskenformen sein, denn oft kann man nachweisen, daß an Stellen, wo kein Meniskus gegenüberliegt, der Klavikularknorpel entsprechend anschwillt, ein Beweis dafür, daß hier keine Knorpelsubstanz sich abgespalten hat, also nur ein unvollständiger Zwischenknorpel primär sich abgelöst haben muß. Auch sind die Größenverhältnisse zu verschieden, als daß sie sämtlich aus einer das ganze Gelenk teilenden Scheibe entstanden sein könnten; man findet ja z. B. nur zierliche Sicheln in der vorderen oder hinteren Gelenktasche. Die Ränder der so entstehenden Zwischenscheiben sind sehr verschiedenartig, bald mehr konvex, bald konkav, bald glatt, bald leicht zerfasert. In einzelnen Gelenken findet man keine Meniskusentwicklung. Es ist dies häufiger links als rechts der Fall. In solchen Gelenken liegen dann wie zur Zeit der noch unfertigen enchondralen Ossifikation die Gelenkflächen glatt aneinander, oder man findet auch ersatzartige Vorgänge, wie z. B. durch die ganze Gelenkhöhe reichende Synovialfalten, wie in Gelenk Nr. 20 l., oder einen von der dorsalen Kapsel herunterhängenden knorpelzellenhaltigen Zipfel.

Die bisher beschriebenen Vorgänge bei der Meniskusbildung sind als physiologische anzusehen, wenn auch die Zersplitterungen und Zertrümmerungen, Schollen- und Brutkapselbildungen keineswegs einen eigentlich normalen Eindruck machen. Aber es ist auch hierbei von der schon oben angegebenen Grundlage auszugehen, daß neben diesen Veränderungen im „Meniskusspalt“ die Verhältnisse im eigentlichen Gelenkspalt zwischen dem akromialen Knorpel und der Außenseite der Zwischenscheibe vollständig normale sind, indem die Knorpelflächen glatt sind, indem ferner sich keine pathologischen Veränderungen an den KKG. finden.

Letztere Bedingung ist nun in den beiden Präparaten Nr. 15 und 37 nicht mehr erfüllt; einmal treten die Spaltbildungen hier viel dichter an die KKG. und senken sich sogar unter Unterbrechung derselben in sie grubenförmig ein, und zweitens finden sich in den subchondralen Markräumen große Anhäufungen von Fasermark, in denen sich spindelzell- und gefäßreiches Gewebe mit stellenweiser dichter, konzentrischer Schichtung um Knorpeltrümmermassen finden. Auch an Stellen, wo der Spalt die Kontinuität der Knochenknorpelgrenzschicht unterbricht, sind die Markräume vielfach erweitert und mit demselben Inhalt erfüllt und drängen gegen den Knorpel durch die KKG. vor. Ferner zeigt auch der zwischen dem Meniskus und der KKG. befindliche Knorpel der Klavikula eine wesentlich veränderte Beschaffenheit, indem er aus einzelnen Knorpelinseln besteht, die deutlich durch feine Faserungen voneinander getrennt sind. Die Inseln haben den oben beschriebenen Bau von Schollen mit großen Brutkapseln. Zwischen diesen Schollen finden sich Partien strahlig gebauten Knorpels mit dicht radiär geordneten Zellreihen von also ausgesprochen jugendlichem, regeneriertem Bau.

In diesen beiden Fällen liegen schwerere Veränderungen vor, die nicht mehr als normal angesehen werden können, weil sie sich nicht auf die Meniskusbildung beschränken, sondern sehr bemerkenswerte Eingriffe in die Kontinuität der KKG. zeitigen nebst starken Veränderungen im subchondralen Marklager, wie wir sie nur bei der Arthritis deformans in ähnlicher Weise vorfinden.

In Nr. 15 markieren sich die letzteren Störungen übrigens sehr deutlich auf dem Röntgenbilde, wo man unter dem Rande der Klavikula feine, kreisrunde Strukturaussparungen, die den Eindruck von kleinen Zysten machen, findet.

Überblicken wir das über das normale Akromioklavikulargelenk Gesagte, so können wir zunächst große Ähnlichkeiten und Übereinstimmungen mit den übrigen Extremitätengelenken erkennen, insofern auch am Akromialgelenk unter gesunden Verhältnissen glatte Gelenkknorpelbeläge vorhanden sind, indem die Synovialis fast genau dieselben histologischen Einzelheiten aufweist wie sonst, indem ferner der Bau der Knorpelknochengrenze an den der übrigen Gelenke erinnert und offenbar auch am gesunden Akromialgelenk konstante und maßgebliche Beschaffenheit aufweist. Eine Sonderstellung erhält das Gelenk prinzipiell nur durch die eigenartigen Verhältnisse der Zwischenknorpelscheibe.

Betreffs des höchst eigentümlichen Entstehungsmodus des Meniskus kann man zunächst nur Vermutungen hegen. Es kann keine Frage sein, daß die Ablösung der Zwischenscheibe vom Schlüsselbeinknorpel unter beträchtlichen destruktiven und regenerativen Erscheinungen im Knorpel vor sich geht, denen man ein Beispiel aus der normalen Anatomie wohl kaum an die Seite stellen kann. Man kommt leicht in Versuchung, anzunehmen, daß die Bildung des Meniskus aus mechanischen Einflüssen der Funktion des Gelenks resultiert, daß es sich mit andern Worten um eine Folge von Schubspannungen handelt, die auf den dicken Knorpel des Schlüsselbeins einwirken und eine allmähliche Trennung der oberflächlichen, anders gefaserten und weicheren Schicht bewirken. Nur so vermag man sich die vielfachen Substanzzertrümmerungen im und am Meniskusspalt zu deuten, wie man sie in Begleitung des Abspaltungsvorganges ganz regelmäßig, nur graduell verschieden vorfindet und die man daher als in den Grenzen des Physiologischen liegend anzunehmen hat.

Man hätte dann in der Zwischenscheibe eine weitere sehr zweckmäßige Vorrichtung des Gelenks zur Hebung seiner Widerstandsfähigkeit gegen äußere Gewalteinwirkungen zu sehen, die sich zu den von Gebhardt verzeichneten hinzuaddierte. Hierzu werden wir in pathologischen Fällen die Bestätigung finden.

Woran es nun liegt, daß der Abspaltungsvorgang gelegentlich, wie in Nr. 15 und 37, zu tiefergreifenden Störungen führen kann, darüber kann man nur unbeweisbare Vermutungen hegen; man könnte auf der einen Seite das Zustandekommen des Spalts an falscher, ungünstiger Stelle dichter an der KKG. beschuldigen, wobei dann die wichtige Grenzschicht auf der Spongiosa verhängnisvolle Kontinuitätstrennungen erleidet und nicht mehr in ausreichendem Maße befähigt ist, die oberflächliche Spongiosalage vor schädlichen mechanischen Einwirkungen zu schützen, oder auch annehmen, daß während der Ausbildung der Meniskusspalten der Knorpel traumatischen Schädigungen besonders ausgesetzt ist, da die volle Wirkung des Meniskus so lange nicht zur Geltung kommen kann, wie keine vollkommene Trennung von der Unterlage vorliegt, und in diesem Stadium daher eher eine ungünstige Beeinflussung der Widerstandsfähigkeit resultiert dadurch, daß die für die Elastizität des Gelenkknorpels so wichtige Kontinuität unregelmäßige Unterbrechungen erfahren hat.

Im folgenden Abschnitt der Arbeit werden wir zu untersuchen haben, ob es sich um interessante Einzelbeobachtungen handelt, oder ob den Vorgängen vielmehr grundlegende Bedeutung in der Entwicklung weiterer krankhafter Veränderungen des Gelenks zuzuerkennen ist. Bei den so eingreifenden Störungen, die die beiden sonst noch völlig normalen Gelenke an ihrer funktionell wichtigsten Stelle erfahren haben, wird man ohne weiteres die letztere Vermutung hegen, zumal die anatomischen Veränderungen völlig denen der Arthritis deformans gleichen.

II.

Pathologisch-anatomischer Teil.

Da sich unter den 51 kranken Akromioklavikulargelenken 41 fanden, die die mehr oder weniger ausgesprochenen Erscheinungen der Arthritis deformans aufwiesen, so wird die Besprechung des Verlaufs dieser Krankheit am Akromialgelenk und ihrer Besonderheiten gegenüber bekannten Erscheinungen an andern Gelenken den breitesten Raum des folgenden Abschnitts einnehmen. Es ist dabei nicht eine weitausholende Besprechung aller Einzelheiten der Arthritis deformans beabsichtigt, sondern nur ein Eingehen auf solche Symptome, die sich in unseren Präparaten auf Grund der Eigenart des Akromialgelenks besonders plastisch darstellen und durch die dabei gewonnenen Resultate geeignet sind, bisherige Anschauungen über das Wesen der A. d. zu festigen, ergänzen oder zu modifizieren. In dieser Hinsicht werden vor allem die Zwischenknorpelscheiben der Gelenke mit Rücksicht auf die am Schluß des I. Teils gemachten Andeutungen besondere Beachtung verdienen. Die Protokollauszüge werden auf ihre nähere Beschreibung und ihre Beziehungen zum vorliegenden Krankheitsprozeß stets besonders eingehen. Andrerseits werden sie bei möglichster Knappheit der Darstellung die ungeheure Reichhaltigkeit der arthritischen Vorgänge am Akromialgelenk in helles Licht setzen. Die überraschende Häufigkeit und Schwere der Arthritis deformans am Akromioklavikulargelenk läßt einmal vermuten, daß das Gelenk durch die Besonderheiten seines Baues (Faserknorpelüberzüge, Zwischenscheiben, Inkongruenzen) für degenerative Veränderungen stark disponiert ist, andrerseits das Gelenk als äußerst günstiges Beobachtungsobjekt erscheinen, zumal die uns interessierenden Vorgänge bei der Kleinheit des Gelenks in räumlich gedrängter Anordnung und infolgedessen ihre verschiedenen Entwicklungsphasen in denselben Schnitten dicht nebeneinander sich abspielen und selten gut zu verfolgen sind.

Die in unserer früheren Arbeit niedergelegten klinischen Erfahrungen machten bereits das häufigere Vorkommen chronisch-degenerativer Veränderungen im Akromialgelenk wahrscheinlich, so daß wir deshalb auch den Ausdruck der „Arthritis acromialis" prägten. Da es sich fast durchweg um Kranke handelte, die ihre auf das Schultereckgelenk hinweisenden Beschwerden auf ein Trauma zurückführten, mußten wir damals die Vermutung aussprechen, daß es sich wahrscheinlich um chronische Folgezustände dieser stumpfen Schulterverletzungen handle. Da uns die anatomischen Unterlagen fehlten, vermieden wir es seinerzeit, die Frage nach dem ursächlichen Zusammenhang aufzurollen. Sicher handelte es sich in einzelnen frischen Erkrankungsfällen um reine Kontusionen oder Distorsionen des Gelenks und ihre Folgen, in andern aber blieb die Frage offen, ob nicht schon vor dem Trauma eine chronische Erkrankung des Gelenks vorgelegen hatte. Sie ließ sich nicht beantworten, nur so viel schien festzustehen, daß vor dem „Unfall" keine nennenswerten Beschwerden vorhanden gewesen waren, daß also der äußere Anlaß zur Erkrankung in der Mehrzahl der Fälle ein Trauma war.

Es mußte daher eine unserer vornehmsten Aufgaben bei den pathologisch-anatomischen Untersuchungen sein, auf die Rolle des Traumas zu achten, und kann nicht überraschen, wenn die dabei gewonnenen Resultate recht zahlreiche positive Befunde aufzuweisen haben; unter den 51 kranken Gelenken fanden sich 10, die die deutlichen Erscheinungen frischer oder älterer Verletzungen als hervortretenden und primären Krankheitsbefund zeigten. In zweien derselben konnte man anschließende sekundäre Arthritis deformans nachweisen. Zu diesen 10 Gelenken kommen noch weitere 3, in denen auch die traumatische Beschädigung im Vordergrunde stand, deren weitere Erscheinungen es aber wahrscheinlich machten, daß schon vor jener deformierende Veränderungen vorgelegen hatten.

Unter 73 Gelenken 13 Verletzungen gibt ein Verhältnis von 17,8%. Bei diesem recht hohen Prozentsatz ist allerdings der Umstand in Rechnung zu ziehen, daß gewisse Fälle gerade mit der Erwartung einer Verletzung am Akromialgelenk ausgesucht worden sind. Sicher muß man das von den 5 Gelenken Nr. 27, 29, 46, 47, 51 sagen, während die andern 7 Fälle Zufallsbefunde sind. Indes, es ist mit den 12 Gelenken die Beteiligung traumatischer Einflüsse keineswegs erschöpft, wie wir bei der Besprechung der einzelnen Präparate zeigen werden, indem viele der als Arthritis deformans bezeichneten Veränderungen in engem Konnex mit mechanischen Einflüssen stehen in dem Sinne, daß die einwirkenden Kräfte einen für sie durch die Arthritis vorbereiteten günstigen Boden fanden und erheblichere Formveränderungen bewirkten, als es ihnen an gesunden Gelenken möglich gewesen wäre. Wir werden so auf den noch ganz unsicheren Boden der traumatischen Genese der Arthritis deformans übergeleitet, auf die ja auch schon die am Ende des I. Teils mitgeteilten Beobachtungen hinwiesen.

Unser pathologisches Material von 51 Gelenken entstammt 34 Leichen (25 m., 9 w.). Die Auswahl erfolgte weniger nach systematischen Gesichtspunkten als willkürlich, wie das schon mit den 22 gesunden Gelenken der Fall war, nur wurden solche Objekte bevorzugt, wo schon aus andern Veränderungen (z. B. Arthritis deformans anderer Gelenke) am Körper oder aus krankhaften Prozessen, die sich in der Nähe des Akromialgelenks abgespielt hatten (z. B. Verletzungen der oberen Extremitäten), an die Möglichkeit einer Mitbeteiligung des Akromialgelenks gedacht werden konnte. Insofern muß doch von einer Auswahl einzelner Gelenke gesprochen werden, die eine maßgebende Statistik natürlich ausschließt. Eine solche kommt ja auch schon in Anbetracht der Kleinheit der verfügbaren Zahlen gar nicht in Frage.

Es mögen daher über die Grundkrankheiten und Todesursachen der benutzten Leichen folgende kurze Angaben genügen, aus denen wir weiter keine bindenden Schlüsse ziehen möchten: es fanden sich teils als Hauptleiden oder Todesursache, teils als Nebenbefund, für sich oder miteinander vergesellschaftet folgende Krankheiten: 16mal Tuberkulose, 15mal Arteriosklerose, 10mal Arthritis deformans (in andern Gelenken), 10mal Verletzungen, 6mal akute Wundinfektionen, je 3mal Lues und Karzinom, und in den übrigen Fällen verschiedene Affektionen, wie Pneumonien, Myokarditis, Nephritis usw., die für unser Thema kein Interesse bieten.

Wenn unter den 16 Tuberkulosefällen 10mal Arthritis deformans im Akromialgelenk gefunden wurde, so mag man wohl an die humorale Hypothese Rimanns erinnert werden, der als Ursache der Arthritis deformans eine durch chronische, mit Kachexie verbundene Allgemeinerkrankungen hervorgerufene chemische Alteration der Gewebssäfte und besonders der Gelenkflüssigkeit angenommen hat, die zur Aufquellung, Erweichung und Lockerung im Fasergefüge des Knorpelüberzuges führen sollen. Unter 42 Fällen von sogenannter Arthritis deformans atrophica fand R. 23mal Tuberkulose, weist daher dieser Erkrankung die Hauptrolle in der Ätiologie der Arthritis deformans zu. In einem unserer Fälle (Nr. 26) wurde bei der Sektion und histologischen Untersuchung der andern Gelenke der direkte Zusammenhang zwischen Tuberkulose und Arthritis deformans nachgewiesen, allerdings nicht im Sinne Rimanns, sondern es wurden an den schwer von Arthritis deformans betroffenen Wirbel-, Hüft- und Kniegelenken subchondrale tuberkulöse Herde gefunden. Bei dieser Gelegenheit ist an die Meinung Poncets zu erinnern, wonach sehr viele chronische Entzündungsvorgänge im Körper, für die sich eine andere Ursache nicht nachweisen läßt, typische Tuberkulose sind.

Für die andere Gruppe seiner Fälle, die Arthritis deformans hypertrophica, nimmt Rimann vor allem die Arteriosklerose als ätiologischen Faktor an bzw. die dem Alter mehr oder weniger eigentümlichen Allgemeinerkrankungen. Bekanntlich gehen auch die Wollenbergschen Experimente der Patellarumnähung von der arteriosklerotischen Grundlage der Arthritis deformans aus. In dieser Hinsicht mag es interessieren, daß mit unseren Fällen von Arthritis deformans im Akromialgelenk 15mal ausgesprochene Arteriosklerose vergesellschaftet war. Indes soll von unserer Seite für diesen Zusammenhang kein Argument beigebracht werden, weil wir bei den histologischen Untersuchungen uns niemals von irgendwelchen ausgesprochenen Arterienveränderungen (Intimawucherungen, adventitielle Proliferation) haben überzeugen können; auch können schon aus dem Grunde nicht ausschließlich Gefäßveränderungen in Frage kommen, weil der arthritische Prozeß am Akromialgelenk schon in recht jungen Jahren, einmal mit 31 (Nr. 29), einmal mit 37 Jahren (Nr. 9 r.), beginnt, dann häufiger in den vierziger Jahren, andrerseits aber auch wesentlich später, so z. B. Nr. 7 r., wo im Alter von 70 Jahren noch ziemlich gut erhaltene Knorpel mit eben frisch einsetzenden arthritischen Symptomen vorhanden sind.

Viel bemerkenswerter ist das häufige Zusammentreffen mit Arthritis deformans anderer Gelenke. Und man darf wohl annehmen, daß, wenn in dieser Richtung bei allen Objekten genau nachgeforscht worden wäre, was aus begreiflichen Gründen nicht durchführbar ist, noch weit häufiger als 10mal Arthritis deformans in andern Gelenken gefunden worden wäre. Man ist darüber mehr und mehr ins klare gekommen, daß die Arthritis deformans keine monartikuläre Erkrankung ist, sondern nur verhältnismäßig häufig sich klinisch in einem Gelenk manifestiert. Schon die älteren Autoren weisen auf das häufige Befallensein mehrerer Gelenke hin, wie Cruveilhier, Rokitansky, Volkmann. In neuester Zeit hat Ledderhose daraus die Konsequenz gezogen, daß er von einer „arthritischen Disposition“ spricht, den mit multipler Arthr. def. behafteten Patienten als „Arthritiker“ bezeichnet und den Standpunkt eingehend begründet, wonach die Arthr. def. als Allgemeinerkrankung anzusehen sei, als deren letzte Ursache vielleicht krankhafte Störungen des Stoffwechsels, z. B. die Alkaptonurie, die Hauptrolle spielen. Allerdings muß Ledderhose zum Schluß zugeben, „daß uns die Ätiologie der Arthr. def. im Sinne ihrer letzten Ursachen noch unbekannt ist“.

Diese für die Therapie natürlich ausschlaggebende Frage nach den Ursachen der Arthr. def. hat auch die zunehmende Erkenntnis der morphologischen Veränderungen und von dem ersten Sitz der Erkrankung kaum nennenswert gefördert. Denn was nützt es uns in dieser Hinsicht, wenn Beneke die Spondylitis deformans von einer primären Bandscheibendegeneration ausgehen läßt, wenn Axhausen ihr Knorpelnekrosen unterlegt oder Preiser uns seine Theorie von der Arthritis deformans durch Gelenkflächeninkongruenz entwickelt. Gerade der Reichtum an erfinderischen Theorien, die sämtlich nicht bloß mit einem Schein des Rechts um ihre Existenzberechtigung kämpfen, beweist deutlich genug, daß all die Vorschläge nicht das Grundübel angreifen, sondern mehr oder weniger sich mit Gelegenheitsursachen beschäftigen oder sogar nur sekundäre Erscheinungen in den Vordergrund rücken, wie Pommer z. B. von den Axhausenschen und Wollenbergschen Resultaten annimmt.

Diesem Streit der Meinungen über die Ätiologie der Arthritis deformans steht eine durch die neueren Untersuchungen wohl fundierte Anschauung über den ersten Sitz der Erkrankung gegenüber; während ältere Autoren denselben in den Knochen verlegten, wo sie Entzündung (Wernher, Nueschler, H. Meyer) oder entzündliche Osteoporose (Rokitansky) oder Atrophie (Schoemann und später Ziegler, Kimura) annahmen, oder in die Synovialis (von Volkmann), entschied man sich in neuerer Zeit mehr und mehr für die Verlegung des ersten Angriffspunktes des arthritischen Prozesses in den Gelenkknorpel, vor allem fußend auf den Untersuchungen Benekes über die Spondylitis deformans; wie schon vorher angedeutet, sieht Beneke das Wesen der von ihm untersuchten Erkrankung in dem Unvermögen der Bandscheiben, infolge Abnahme ihrer Elastizität „einseitig eindringende Stoßkräfte nach allen Seiten gleichmäßig zu verteilen“ und dadurch vom unterliegenden Knochen fernzuhalten. Diese „primäre Bandscheibendegeneration bei fortbestehender mechanischer Inanspruchnahme der Gelenke“ ist es, die die Spondylitis deformans erzeugt. Und Beneke verallgemeinert diese Anschauung für die Arthritis deformans, indem er auch für sie „in der Knorpeldegeneration den Urgrund und den hierdurch veränderten statischen Bedingungen die weiteren maßgebenden Momente“ sieht. Den Ursprung der Knorpeldegeneration sucht Beneke in „langanhaltender, mehr oder weniger einseitiger Belastung, gegen welche die Elastizität nicht nützt“, außerdem zieht er zur Erklärung „die durch senile Gewebsschwäche geschaffenen Ernährungsstörungen“ heran.

Unter nachdrücklicher Bekämpfung der Ziegler- und Kimuraschen Lehre von der ursächlichen Knochenatrophie treten Walkhoff und Pommer vor allem für die Benekeschen Anschauungen ein. Der Pommersche Standpunkt ist kurz der folgende: Der Beginn der Arthritis deformans äußert sich in einer fortschreitenden Vaskularisation des Gelenkknorpels über seine Verkalkungszone hinaus an solchen Stellen, wo der Knorpel Veränderungen zeigt, die einer Beeinträchtigung seiner Elastizität zugeschrieben werden. Als Folgewirkung der unter dem Einfluß der von der Oberfläche stetig vordringenden regressiven Knorpelveränderungen örtlich gesteigerten Resorption stellt sich bei fortgeschritteneren Fällen zunehmende Vaskularisation und Ossifikation ein, wie sie bei von normalem Knorpelüberzug bedeckten Knochen „weder durch das Alter an sich und in physiologischer Weise noch durch Ruhigstellung und Entlastung zustande kommen können, sondern nur, indem hierzu die durch einen veränderten, in betreff seiner Elastizität gestörten Knorpel hindurchwirkenden Einflüsse gesteigerter bzw. abgeänderter Funktion die Anregung geben". Normalerweise sind eben „die Zellen und Gefäße innerhalb der subchondralen Knochenräume gegen das Zelleben abnorm steigernde oder abändernde Einwirkungen gesichert" durch die „Sicherung des Gelenkknorpelbestandes". Ob letztere eine Folge des „Kontaktdruckes" (Henke und Moll) oder der mit Zug und Druck verbundenen Abscherung (Roux) ist, läßt Pommer unentschieden. Jedenfalls schließt sich Pommer durchaus Fick an, der auf die vollkommene Elastizität, die „Geschmeidigkeit und elastische Deformierbarkeit" der Knorpel, die eine „wirkliche Schutzdecke für das Gelenkende darstellen", hinweist. Auch bezüglich der zur primären Knorpeldegeneration führenden Umstände lehnt sich Pommer eng an Beneke an, indem er die von Preiser in den Vordergrund gerückten, durch die Gelenkflächeninkongruenz erzeugten einseitigen Entlastungen gewisser Gelenkteile als weniger bedeutsam erklärt „als vielmehr die zugleich an den statisch und mechanisch überanspruchten Gelenkteilen einhergehende Erschöpfung der Knorpelelastizität samt ihren Folgewirkungen bei andauernder Überlastung und unter den Verhältnissen exzessiver Stöße und Erschütterungen".

Während also für die ersten Ursachen der Knorpelentartung von Beneke und Pommer chronische mechanische Überanspruchnahme des Gelenkknorpels herangezogen werden, wird das Fortschreiten des arthritischen Prozesses schon durch den „physiologischen Gelenkmechanismus und die gewöhnliche Inanspruchnahme", wie sich Rimann ausdrückt, verursacht. Aber schon in den letzt angeführten Worten Pommers kommt ein neuer Faktor hinzu, das Trauma: „exzessive Stöße und Erschütterungen", dem im übrigen Pommer nur eine ganz sekundäre Rolle beimißt schon aus dem Grunde, weil er (s. S. 238) vermeiden will, daß die primäre idiopathische Arthritis deformans „mit Unrecht und zum Schaden ihrer wissenschaftlichen Erforschung so sehr in den Hintergrund gedrängt wird, daß sogar überhaupt ihre Existenz in Frage gezogen werden konnte". Wohl aber erkennt Pommer wie auch viele der andern neueren Forscher dem

Trauma eine bedeutende sekundäre Rolle zu, insofern die verschiedensten Einzelerscheinungen bei der Arthritis deformans durch solche hervorgerufen sein können.

Wir werden auf alle die erörterten Fragen bei der Besprechung unseres Materials nochmals zurückkommen müssen. Zunächst sollen nunmehr die Protokollauszüge der einzelnen pathologischen Gelenkpräparate, dem Lebensalter nach geordnet, eingefügt werden. Diese Anordnung bringt es mit sich, daß die verschiedenen Erkrankungsformen ungruppiert bleiben. Es wird daher eine Übersicht vorangestellt:

I. Arthritis deformans.

1. Initialstadium: Nr. 33 l., 29 r., 9 l., 8 r./l., 22 r., 42 r., 7 r./l., 23 r.
2. Vollentwickeltes Stadium: Nr. 33 r., 9 r., 5 r., 55 l., 22 l., 3 r./l., 1 l., 13 r./l., 57 l., 54 r./l., 56 r., 23 l., 39 r.
3. Vorgeschrittenes Stadium: Nr. 34 r., 5 l., 10 r./l., 53 r., 4 r./l., 26 r./l.
4. Endstadium: Nr. 1 r., 28 r./l., 50 r, 6 r./l.

II. Verletzungen:

1. Primäres Trauma: Nr. 51 r., 11 r./l., 44 r., 47 r., 46 r., 27 l., 38 r.
2. Primäres Trauma mit sekundärer Arthritis deformans: Nr. 34 r., 42 r.
3. Arthritis deformans, späteres Trauma: Nr. 33 r., 29 r., 54 r.

III. Verschiedenes.

1. Eitrige Infektion: Nr. 25 l., 50 r.
2. Tuberkulose: Nr. 40 r.
3. Atrophie: Nr. 38 r., 23 r./l.

Nr. 51 (Sekt.-Prot. Nr. 13/17). $15^1/_4$jähriger Arbeiter. Chir. Abt. St. Georg. Pathologisch-anatomische Diagnose: Pufferverletzung. Bronchusabreißung. Quetschung der rechten Schulter usw.

Rechtes Gelenk: Muskulatur der rechten Schulter und das Gewebe in der Umgebung der rechten Klavikula ist teilweise stark durchblutet. Auf einem Einschnitt durch die Faszie des hinteren oberen Teils des Musculus delt. gelangt man in eine mit flüssigem Blut gefüllte, kleine hühnereigroße Höhle, die am hinteren äußeren Umfang des Akromions sich ausbreitet. Die Höhle ist dadurch entstanden, daß die hintere Portion des Deltamuskels in 3 cm Breite vom Akromion abgerissen ist und sich nach unten zusammengezogen hat. Das Akromioklavikulargelenk zeigt ganz ungewöhnliche Beweglichkeit, die aber mit laut hörbarem und fühlbarem Krachen verbunden ist. Zwischen Akromion und Schüsselbeinende nimmt man einen isolierten, scheibenförmigen Körper wahr, der wohl für ein besonderes Bruchstück gehalten werden kann.

Bei Ablösung des Deltamuskels von seiner Unterlage kommt man überall auf blutdurchtränktes Gewebe und findet noch einen Längsriß in der vorderen Partie des Muskels sowie einen Abbruch des Processus coracoideus (s. Textfig. 10).

Es wird nun das Akromialgelenk von dorsal und vorn eröffnet, wenigstens das vermeintliche Akromialgelenk zwischen Klavikula und dem erwähnten beweglichen Körper; man gelangt in eine größere, von flüssigem Blut und festhaftenden Blutgerinnseln erfüllte Höhle, in der das auf etwa 3—4 cm von Muskeln und Periost entblößte äußere, scheinbar etwas zugespitzte Ende der Klavikula freiliegt.

Die Höhlenwand besteht aus dem abgerissenen Periost und den ansetzenden Muskeln und Bändern (Ligg. coracoclavicularia). Lateralwärts wird sie aber begrenzt von einem knorpelharten

Körper, der feinkörnig und dunkelrot gefärbt ist und sich als das kalottenartig abgerissene Knorpelende der Klavikula erweist. Dieses ist auch die vorher fühlbar gewesene Scheibe, und man befindet sich also noch gar nicht im Akromialgelenk, sondern in einer durch den Bruch erzeugten Blutungshöhle. Das Akromialgelenk, das sich lateral von der Knorpelscheibe befindet, wird nun durch einen zweiten dorsalen Einschnitt eröffnet: es erweist sich als völlig gesund (makroskopisch) mit tadellos glatten, glänzenden, weißen Knorpelbelägen.

Auch das Schultergelenk hat Folgen der Verletzung in Gestalt von zwei Kapselrissen aufzuweisen, deren einer in Zusammenhang mit dem Bruch des Proc. coracoideus steht, während der andere unter dem hinteren Abriß des Deltamuskels sich befindet.

Beurteilung: Epiphysenlösung am akromialen Ende der Klavikula ohne Beschädigung des Akromialgelenks. Abschälung des Klavikulaendes. Muskelrisse, Kapselrisse am Schultergelenk. Bruch des Proc. coracoideus.

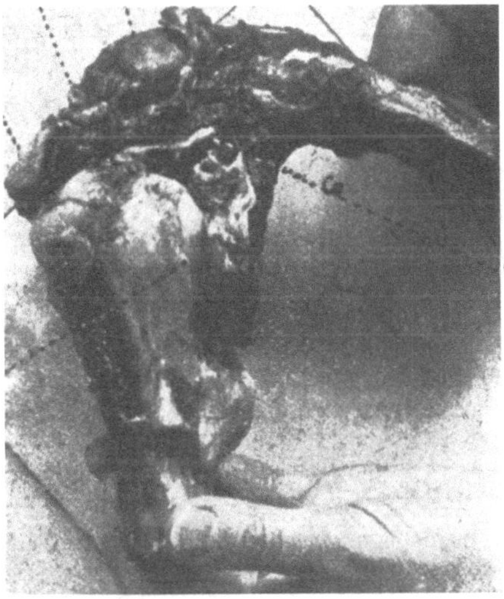

Textfig. 10 zu Gelenk Nr. 51 r. Ansicht des makroskopischen Präparates von vorn. (Haut und Muskeln, besonders der zerrissene Deltamuskel, sind abgelöst.) Epiphysenlösung am akr. Ende der Klavikula. *Kl.* ausgeschältes akromiales Ende der Klavikula; *Kn.* abgerissenes knorpeliges Ende der Klavikula; *Akr.* Akromion; *Co.* Proc. coracoideus quer durchgebrochen; *Sch.* Riß in der Schultergelenkkapsel.

Man hat sich die Verletzung der Klavikula so entstanden zu denken, daß die quetschende Gewalt in sagittaler Richtung angegriffen und, die Klavikula mit sich nehmend, von ihrem Epiphysenende abgerissen hat. Wie üblich bei Epiphysenlösungen, haftet auch bei diesen am Knorpelbruchstück ein kleines Bruchstück der Diaphyse, das auch röntgenologisch sichtbar ist. Bemerkenswert ist, daß das Akromialgelenk selbst intakt war, ein Beweis, daß sich das Trauma mit dem Zustandekommen der Fraktur erschöpft hat.

Nr. 33 (Sekt.-Prot. Nr. 4/16). 22¼jähriger Kutscher (Soldat). Reservelazarett St. Georg.

Pathologisch-anatomische Diagnose: Tuberkulose der Lungen, des Kehlkopfs und des Darms.

Rechtes Gelenk: Ziemlich kleines Gelenk mit leichtem dorsalen Prominieren der Klavikula. Die Gelenkknorpel sind etwas rauh, feinkörnig, aber auf dem Akromion im ganzen gut erhalten. Nur gegenüber einer an der unteren Kapsel entspringenden dicken und an den

Rändern zottig zerklüfteten Gelenkeinlage zeigt der Akromialknorpel einen flachen Eindruck. Der Schlüsselbeinknorpel ist weniger gut erhalten, stellenweise nur sehr dünn und noch rauher und körniger als jener. Gegenüber der erwähnten Einlage ist auch der Klavikulaknorpel tief eingedrückt in einem Durchmesser von etwa 5 mm. Hier ist seine Oberfläche graurot und feinhöckrig, der Knorpelüberzug scheint großenteils verloren gegangen zu sein. Am dorsalen Rande zieht sich eine hinten und weniger auch vorn zu sichelförmigen Verbreiterungen anschwellende Knorpelscheibe hin.

Schnitte, makroskopisch stammen aus dem vorderen Gelenkteil, wo sich die zottige Einlage an der Basis findet und dorsal noch ein verhältnismäßig breiter Zwischenknorpel herunterhängt. Der Akromialknorpel ist, abgesehen von der ziemlich tiefen Eindellung gegenüber der Zottenmasse, erhalten, bis $1^1/_2$ mm dick, die unterliegende KKG. unterbrochen, die Knochenbälkchen der Spongiosa sehr dünn und zierlich. Auf der Klavikula fehlt der Knorpelbelag stellenweise ganz, an andern Stellen ist er inselförmig zersprengt. Die KKG. ist vielfältig unterbrochen von aus dem subchondralen Mark herausquellenden blaßroten Fortsätzen. Die Randspongiosa ist zum Teil zu größeren Hohlräumen geweitet, zum Teil zu einem engen Maschenwerk verdichtet und ihre Bälkchen hier etwas verbreitert. Auf dem oberen Ende des Schlüsselbein-

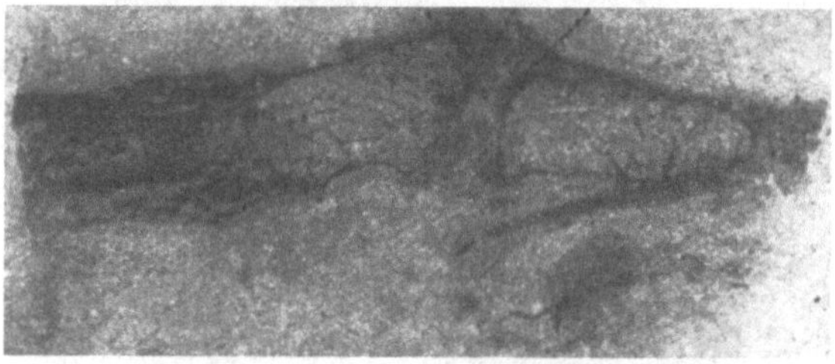

Textfig. 11 zu Gelenk Nr. 33 r. (Photographie eines Frontalschnitts). Der im ganzen gut erhaltene Akromialknorpel (*Akr.*) zeigt die durch Zottenmassen (fibrös entarteter unterer Meniskus?) verursachte tiefe Delle. Auf dem oberen Ende des Klavikularknorpels (*Kl.*) liegt der Meniskus (*M.*), durch einen feinen Spalt abgesetzt. Der Knorpel selbst ist zerfallen, inselförmig regeneriert. Tiefgreifende subchondrale Fasermarkräume und Einbrüche der KKG.

knorpels liegt eine solide, $1^1/_2$ mm breite und $4^1/_2$ mm hohe Zwischenscheibe auf, die vom Akromialknorpel durch einen glatten, schmalen Spalt getrennt ist. Der nach unten sich auf $3^1/_2$ mm weitende Gelenkspalt wird ausgefüllt durch die mehrfach erwähnte zottige Masse, die aus der unteren Gelenktasche entspringt. Sie zeigt an der Basis ein ziemlich lockeres Stroma (vgl. Textfig. 11).

Mikroskopisch: Akromialknorpel, der im oberen Teil den bekannten Bau aufweist, ist hier von einer schmalen, spindelzellreichen Bindegewebsschicht überzogen, die aus der Kapsel entspringt und zwischen Knorpel und Zwischenscheibe herunterzieht. Weiter abwärts, wo die Eindellung beginnt, ist die Oberfläche stark zerklüftet, und zwar sieht man sowohl oberflächliche parallele Abschilferungen wie radiär eindringende, allerdings meist nicht tiefer reichende Spalten. Der Knorpel ist schollig gebaut und von großen Knorpelzellbrutkapseln durchsetzt. Im Bereich der Delle selbst findet sich kein eigentlicher Gelenkknorpel mehr, sondern eine wesentlich verschmälerte Schicht dichtzelligen, teils aus Knorpelzellen, teils aus spindeligen Zellen mit langen Protoplasmafortsätzen aufgebauten Gewebes, das nicht wie üblich mit der verkalkten Knorpelgrenzschicht in engem Konnex und Austausch steht, sondern von dieser durch eine zierliche Lage einer blaßroten, homogenen, feinkörnigen, zellosen Substanz getrennt ist. Diese Schicht nimmt ihren Ursprung aus der unteren Kapsel, von wo sie zunächst über den erhaltenen unteren Knorpelrand des Akromions aufwärts zieht, um sich dann in die Delle hineinzulegen.

Die KKG. ist fast durchweg normal, nur an ganz vereinzelten Stellen findet man kleine Vaskularisationsfortsätze durch sie hindurch gegen den Knorpel vordringen, die ganz unvermittelt aus dem Fettmark der subchondralen Spongiosa entspringen. Diese Vorgänge sind aber verschwindend gering gegenüber der relativ schweren Beschädigung des Gelenkknorpels.

Ein wesentlich anderes Aussehen zeigt der Klavikulaknorpel; wie schon makroskopisch im Schnitt wahrnehmbar war, ist er in Inseln zersprengt, die teils durch Markfortsätze, teils durch vorspringende Leisten der verkalkten Knorpelschicht voneinander getrennt werden. Nur die beiden Knochenkanten besitzen noch einen einigermaßen wie der normale Gelenkknorpel gebauten Belag, der aber dorsal auch schon gegenüber dem durch einen feinen, unregelmäßigen Spalt abgesetzten Meniskus Zerklüftungen aufweist und dessen Knorpelknochengrenze bereits stark durch zell- und gefäßreiche Fortsätze aus den subchondralen Markmaschen unterbrochen wird. Die dann folgenden Knorpelinseln haben einen völlig veränderten Bau: ihre Grundlage ist durchweg hyalin und stellenweise kernlos, im übrigen aber von der KKG. her mit teils strahlig angeordneten Zellzügen, teils mit brutkapselähnlichen Knorpelzellhaufen durchsetzt, die zum Teil einen ganz enormen Umfang annehmen. Die zellige Durchwachsung der scholligen Knorpelpartien beginnt an ihrer Basis in Anlehnung meist an die verkalkte Grenzschicht, die selbst eine sehr beträchtliche Veränderung in Gestalt von weiten Kontinuitätstrennungen und Zersprengungen aufweist und vielfach tief und breit eingedellt ist. Aus solchen grubigen Vertiefungen der KKG. entspringen vor allem die Knorpelinseln. Zwischen ihnen finden sich entweder säulenartig prominierende Reste der KKG., deren Kalkschicht knorpelentblößt gegen das Gelenklumen hinzieht, oder Fortsätze aus dem massenhaften subchondralen Fasermark. Auch finden sich sehr reichlich aufgerollte und geknäuelte, dunkelgetönte, kernlose Knorpeltrümmer. Das subchondrale Mark besteht fast durchweg aus sehr zellreichem Bindegewebe, das außerdem reichliche, prall gefüllte Kapillaren aufweist. Das Gewebe neigt ausgedehnt in Anlehnung an die verbreiterten Spongiosabälkchen zu knorpeliger und — spärlicher — auch zu knöcherner Umwandlung. Letztere findet sich nicht in Richtung nach dem Gelenklumen hin, sondern hier stets nur knorpelige Metaplasie. Aus solcher heraus entstehen umfangreiche Knorpelgeschwülstchen, die an ihrer an die Spongiosabälkchen sich anlehnenden Basis großblasige Zellen mit verkalkter Grundsubstanz aufweisen und dann allmählich eine strahlige Anordnung erfahren, wobei die Zellen kleiner und schmaler werden und sich in der Richtung der Strahlen radiär einrichten. Diese Knorpelbüschel wachsen gegen den alten scholligen Knorpel vor und substituieren ihn. Man kann meist sehr schön sehen, wie die Knorpelzapfen aus der verkalkten Knorpelgrenzschicht, der die grubigen Vertiefungen auskleidenden Spongiosabalken entspringen. Von dort wachsen sie, wenn die Spongiosa den Raum vollständig umgibt, nur in der Richtung nach der Knorpeloberfläche; wenn sie aber durch weite Fasermarkmassen unterbrochen ist, wächst die Knorpelneubildung auch parallel zur Knorpeloberfläche und gar auch umgekehrt in Richtung nach dem Knochen hin und verdrängt das Fasergewebe vor sich her, das aber selbst in der Nachbarschaft ebenfalls zu knorpeliger Umwandlung neigt, so daß oft die beiden Prozesse miteinander verschmelzen.

Der dorsale Meniskus — als solcher ist die hier oben beschriebene Einlage anzusehen — besteht deutlich aus Knorpelgewebe in seiner Hauptmasse. An den Rändern aber findet sich ein von der Kapsel einstrahlendes, dichtzelliges und gefäßhaltiges Bindegewebe, das nach dem freien Ende hin an Umfang zunimmt und den Knorpel hier vollkommen zur Zotte umwandelt, ihm auch eine Art Innenhaut gibt. Dies Bindegewebe findet sich nicht im Spalt zwischen Klavikula und Meniskus (Meniskusspalt), sondern hier sieht man nur umfangreiche Knorpeltrümmer in den Spalten liegen. Die untere Zottenmasse besteht zum Teil aus Synovialzottengewebe, zum Teil aus Knorpel, wobei der letztere einmal nach der Klavikula hin gelegen ist, andrerseits am freien Ende der Zotten sich findet, während nach der Akromialseite hin ausgesprochener Synovialcharakter vorherrscht. Man hat also auch hier wie dorsal eine teilweise Umwandlung des Meniskus in Bindegewebe, das aus der Synovialis stammt, anzunehmen.

Röntgen: Akromion zeigt glatte Kontur, an der Klavikula sieht man auf Textfig. 12 mehrere flache Einbuchtungen der Gelenkontur.

Nr. 33. Linkes Gelenk: Von äußerlich ähnlicher Form und Größe wie das rechte. Im Inneren sind die Knorpelbeläge wesentlich besser erhalten als dort, nur leicht faserig und zusammenklebend. Meniskus fehlt. Kapseln bilden schmale, sichelförmige Vorstülpungen, besonders kaudal.

Schnitte, makroskopisch: Knorpelbeläge gut erhalten, nur oberflächlich leicht gezähnelt und von einem feinen, roten Saum besetzt. Akromialknorpel gleichmäßig dick (1,2— 1,5 mm), der der Klavikula dorsal über 2 mm, kaudal unter 1 mm. Kaudal schiebt sich zwischen die leicht divergierenden Knorpelränder eine kleine, dreieckige Synovialfalte. Die KKG. beider Knochen verlaufen in leicht gebogener, aber ununterbrochener Linie. Nur in einzelnen Schnitten findet man winzige, lochartige Unterbrechungen.

Mikroskopisch: Knorpelkonturen papierschnitzelartig aufgefasert, wodurch der rote Saum bedingt ist und die feine Zähnelung. Die Zerklüftung nimmt am Akromialknorpel an einer Stelle

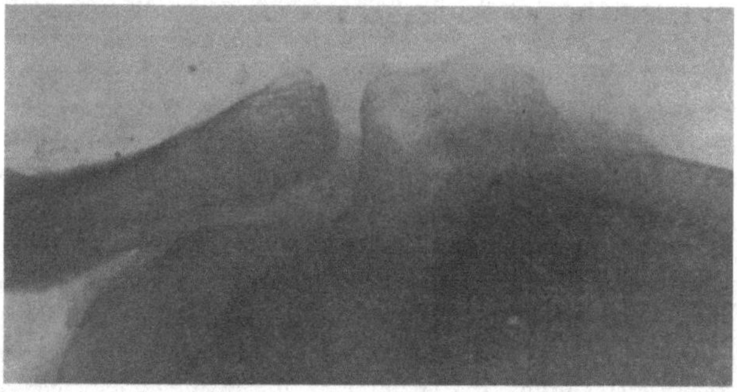

Textfig. 12. Röntgenbild (Techn. 1) zu Gelenk 33 rechts. Die Kontur der Klavikula ist uneben, zackig und fleckig, durch kleine, buchtige Vertiefungen in der KKG. Akromion glattrandig.

ungefähr in mittlerer Höhe etwas zu, wo sich die aufgefaserte Spitze der Synovialfalte gegenlegt. Von unten her werden beide Knorpelbeläge von einer zierlichen Spindelzellage eingesäumt.

Am Akromion findet man außer der schon beschriebenen Eindellung, an der sich auch Brutkapseln und Knorpelschollen zeigen, keine nennenswerten Störungen, nur ganz vereinzelte kleine, rundliche Markknospen durch die KKG. hindurch in den Knorpel vordringen, die kleine, blutgefüllte Kapillaren und spärliches fibrilläres Stroma aufweisen.

Die Klavikula weist dagegen an der KKG. schon ganz beträchtliche Veränderungen auf, wenigstens in einigen Schnitten; man sieht sowohl Unebenheiten der verkalkten Grenzschicht, wie Durchbrechungen und kleinere Zertrümmerungen. Vor allem findet man öfters parallel zu ihr und zwischen ihr und dem Knorpel kurze Spaltungen. Ihre basalen Knorpelzellen befinden sich ausgedehnt in Proliferation und senden sprossen- und knospenartige Fortsätze in die anschließenden homogenisierten Knorpellagen. Es bilden sich so, ganz wie es rechts in fortgeschritteneren Stadium sichtbar war, teils Knorpelbüschel, teils große Brutkapseln, wodurch der basale Knorpel zellig substituiert wird. Vereinzelt entstehen diese Knorpelregenerationen auch wie rechts aus grubigen Vertiefungen der KKG. Die fibröse Metaplasie im Subchondrium ist dagegen in den untersuchten Schnitten viel geringfügiger als rechts.

Beurteilung: Das rechte Gelenk läßt sich nur nach Kenntnis des linken einigermaßen sicher beurteilen; die schweren Veränderungen an der Klavikula mit den ausgedehnten fibrösen, knorpeligen Metaplasien und spärlicheren Ossifikationssäumen lassen zunächst den Gedanken an ein primäres (weiter zurückliegendes) Trauma aufkommen, zumal auch die tiefe Delle am Akromion den Verdacht verstärkt. Ferner sind die fibrösen Überzüge der Knorpel bemerkenswert, die wieder entweder durch eine andere Art der Arthritis (Arthr. chron. adhaesiva s. chron. progressive Polyarthritis) erzeugt oder Folgezustände einer Verletzung sein können. Wenn man aber das linke Gelenk daneben hält, so ergibt sich, daß doch diejenigen Veränderungen im Vordergrunde stehen, die der Arthritis deformans allein eigen sind: Knorpeldegeneration und Knorpelregeneration, letztere in ausgedehntestem Maße. Ferner die diffuse fibröse Metaplasie der subchondralen Räume. Dieselben Vorgänge finden sich links in viel jüngerem Stadium.

Beide Präparate lassen ausgezeichnet den Vorgang der Knorpelregeneration teils von den Spongiosabälkchen aus, teils aus dem subchondralen Fasergewebe erkennen. Rechts steht der arthritische Prozeß sichtlich mit dem Meniskus und Meniskusspalt in Beziehung, links fehlt der Meniskus, wofür sich an der KKG. der Klavikula feine Spaltungsvorgänge zeigen, die wohl ebenso wie der Meniskus auf jener Seite, hier den Ausgangspunkt der A. d. darstellen.

Möglicherweise ist das starke Fortschreiten des Prozesses rechts aber noch durch sekundär traumatische Prozesse verursacht, wofür die ganz ungewöhnlich starke Kontinuitätstrennung der KKG. und die Eindrücke der Gelenkeinlagen sprechen, auch vielleicht die bindegewebigen Überzüge der Knorpel und bindegewebige Umwandlung der beiden Meniskushälften, die als Organisation von Blutungsresten angesehen werden können.

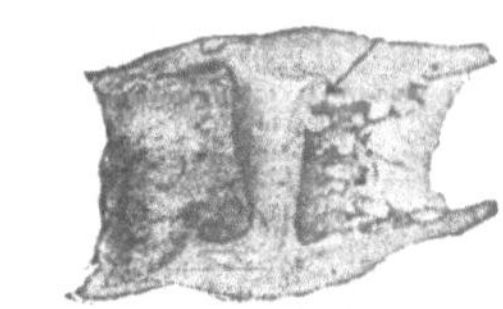

Textfig. 13. (Zeichnung). Frontalschnitt von Gelenk Nr. 11 r. in normaler Größe. Traumat. Knorpelfissur und Zyste. Der Pfeil weist auf den makr. kaum sichtbaren Knorpelspalt und die darunter gelegene Zyste an der dorsalen Kante des Akromions.

Nr. 11 (Sekt.-Prot. Nr. 242/14). 22³/₄jähriger Lagerist. Chir. Abt. St. Georg.

Pathologisch-anatomische Diagnose: Lungentuberkulose.

Rechtes Gelenk: Mittelgroßes Gelenk ohne Niveaudifferenz, mit der üblichen Neigung des Gelenkspalts. Im Inneren findet sich vorn eine feine, sichelförmige Vorstülpung der Kapsel, hinten eine dicht hinter der Mitte beginnende breite Zwischenknorpelscheibe, deren unterer Rand zunächst frei ins Gelenk hinunterhängt und etwas zerspalten ist, sich dann mit der unteren Kapsel vereinigt. Sie legt sich auf den Schlüsselbeinknorpel dicht auf, der hier sehr beträchtlich verdünnt und rauh ist. Letzterer ist auch vorn nicht vollständig glatt.

Schnitte, makroskopisch: Akromialknorpel durchgehend 1³/₄ mm stark, Klavikulaknorpel dorsal 3, kaudal 1³/₄ mm. Konturen geradlinig und glatt. KKG. ununterbrochen. Nur an der dorsalen Kante des Akromions erkennt man schon mit bloßem Auge eine (1¹/₂ mm im Durchmesser betragende) fast kreisrunde Aussparung der oberflächlichen Spongiosa, in die sich das rosafarbene Gewebe des sie bedeckenden Gelenkknorpels hineinzusenken scheint (vgl. Textfig. 13).

Mikroskopisch: Glatte Knorpelkonturen bis auf eine Stelle nahe der oberen Kante des Akromions, wo sich eine schräg von unten aufsteigende feine Fissur in den Knorpel einbohrt, in deren Nachbarschaft der sonst den typischen Bau aufweisende Knorpel Schollen mit Brutkapseln bildet. Sie läuft in der Richtung auf die oben erwähnte subchondrale Höhle hin, ohne diese selbst zu erreichen. Diese enthält dichtfaseriges, zellreiches Bindegewebe mit zahlreichen geräumigen und meist prall gefüllten Kapillaren, das gegen den Gelenkknorpel vordringt, der hier auch nicht seinen sonstigen soliden Zusammenhang bewahrt hat, sondern feine Spaltlinien aufweist. An der Stelle, wo die Fissur an der Knorpeloberfläche mündet, teilt sie sich in einige Strahlen, ähnlich einer Impressionsfraktur des Schädeldachs. Daneben ist der Knorpel leicht zerfasert.

Im übrigen zeigt der Knorpel nichts Besonderes, die KKG. sind durchweg intakt. Im Klavikulaknorpel kann man die Schichtung deutlich erkennen, und an der Grenze zwischen beiden vereinzelte spaltartige Auseinanderweichungen der Lagen.

Beurteilung: An dem sonst vollkommen gesunden Gelenk findet man eine offenbar traumatisch bedingte Knorpelfissur der dorsalen Akromialkante, die bis in die Nähe der KKG. eindringt und hier in Beziehung tritt mit einer größeren Fasermarkhöhle, in der man neben großen Kapillarräumen auch vereinzelte (noch nicht erwähnte) leere (zystische) Hohlräume vorfindet.

Nr. 11. Linkes Gelenk: Größe und Bau wie rechts, auch bezüglich des Meniskus. Gelenkknorpel des Akromions ziemlich glatt, der Klavikulaknorpel etwas faserig rauh.

Schnitte, makroskopisch: Ebenfalls gleiches Verhalten wie rechts. $1^1/_2$ mm über der unteren Kante des Akromions zeigt dessen Knorpelbelag eine kurze, flache Delle, darunter fehlt die sonst ununterbrochen durchlaufende verkalkte Grenzschicht, und die blaßrosafarbene Substanz des Knorpels scheint sich in Form einer kleinen, scharfrandigen Grube in die Spongiosaschicht einzusenken (vgl. Textfig. 14).

Mikroskopisch: Während am Klavikulabelag nur ganz spärliche Auffaserungen sichtbar sind, die kaum pathologisch genannt werden können, ist der des Akromions nach unten zunehmend,

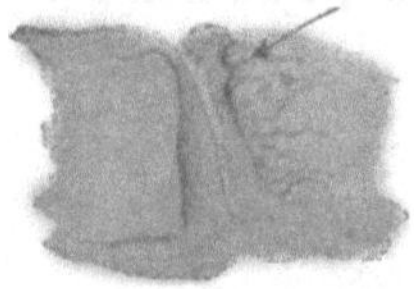

Textfig. 14. (Zeichnung). Frontalschnitt durch das Gelenk Nr. 11 l, (norm. Größe). Traumat. Knorpelfissur und Zyste an der unteren Kante des Akromions (vgl. Zeichnung Fig. 13 zum r. Gelenk).

oberflächlich abgeschilfert, wobei sich stellenweise etwas größere ovale Schollen isolieren, Ausgesprochene Zellvermehrung. Im Bereiche der Delle ist der Knorpel von dichtem Spindelzellgewebe durchsetzt, das ausgeht von der grubigen Einsenkung der Spongiosa. Deren Grenzlage ist hier verdünnt und gelenkwärts durch lakunären Saum gezackt, in den sich junge Knochenlagen einfügen. An sie schließt sich ein zunächst lockeres, gefäßreiches Fasergewebe an, das dann dichter werdend und flächenhaft ossifizierend in breiter Ausdehnung den Gelenkknorpel substituiert.

Beurteilung: Man hat es in diesem ebenfalls gesunden Gelenk offenbar wieder mit einer Verletzung des Knorpels zu tun, die zu einer Impression desselben und Vaskularisation mit anschließender bindegewebiger und beginnender knöcherner Substitution geführt hat, die ihren Ursprung nimmt aus der von dem Trauma ebenfalls eingedrückten KKG. Von klinischem Interesse dürfte der Umstand sein, daß beide Gelenke desselben jugendlichen Individuums beschädigt sind, und zwar beide Male der Knorpel des Akromions, rechts an der oberen, links an der unteren Kante.

Nr. 44 (Sekt.-Prot. Nr. 147/16). 27jähriger Maschinenschlosser (Pionier). Reservelazarett St. Georg.

Pathologisch-anatomische Diagnose: Multiple Schußnarben an beiden Beinen und am rechten Arm. Tod infolge Tetanus von Abszeß am r. Oberschenkel.

Rechtes Gelenk: Sehr großes, plumpes Gelenk mit ausgesprochener Verdickung und Randwulstbildung der dorsalen Kante der an und für sich schon wesentlich umfangreicheren Klavikula. Während das akromiale Ende einen nur leicht filzigen Knorpelbelag aufweist, ist der klavikulare sandartig, weißgelblich und vielfältig von kleinen, violett durchschimmernden Löchern unterbrochen, besonders auch da, wo er von keiner Zwischenscheibe bedeckt ist. Letztere besteht aus zwei getrennten Abschnitten, einer fast papierdünnen, ziemlich glatten und glänzenden Scheibe, die vorn unten mit der Gelenkkapsel zusammenhängt, deren der Klavikula zugekehrten Seite aber auch fein granuliert ist und einer hinten oben gestielten, sagittal 6 mm breiten, halbmondförmigen Haut, die sich nicht vollständig ergänzen. Außerdem bildet die vordere und untere Kapsel eine Anzahl zierlicher injizierter, teils knopfförmiger, teils fadenartiger Zöttchen.

Schnitte, makroskopisch: In den aus der Mitte des Gelenks genommenen Schnitten fehlt der Meniskus, die beiden Knorpelbeläge sind fast gleichmäßig stark, und zwar den plumpen Knochen entsprechend solide: Akr. $2^1/_2$—$1^1/_2$ mm, Klav. fast 3—$2^1/_2$ mm. Ihre Konturen zeigen nur einen etwas intensiver gefärbten Saum mit einzelnen Fäserchen, die KKG. des Akromions ist ganz intakt, die der Klavikula in der oberen Hälfte mehrfach fein unterbrochen. In der kammartig sich wölbenden oberen Kante der Klavikula findet sich von erheblich verdickter Spongiosa umrahmt die schon röntgenologisch nachgewiesene Höhlenbildung (vgl. Textfig. 15).

Mikroskopisch: Auf dem auch sonst intakten Akromialknorpel ein zierlicher, papierschnitzelartiger Besatz, der Klavikulaknorpel ist stärker aufgefasert, meist nur oberflächlich, aber nahe der oberen Kante findet sich eine tiefergreifende Zerstörung mit Schollen und Zellwucherungen. In der unteren Hälfte fehlen alle Veränderungen der KKG. und tieferen Knorpelschichten. Nach oben hin aber findet man an 2—3 Stellen kleine Einbrüche der Kalkschicht. Hier dringt ein dichtzelliges, strahlig angeordnetes Knorpelgewebe buschartig aus den eingedrückten Spongiosamaschen heraus und substituiert oder verdrängt den alten Gelenkknorpel, gegen den es sich teilweise scharf

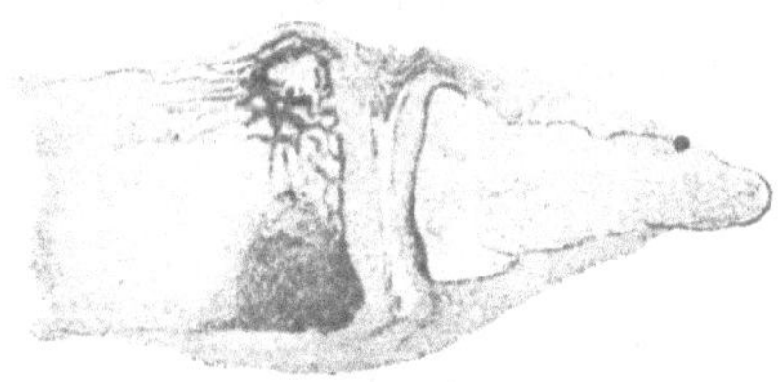

Textfig. 15. (Zeichnung). Frontalschnitt durch das Gelenk Nr. 44 r. Traumatische Zyste mit Kallusbildung in der Wand in der oberen Kante der Klavikula.

absetzt. Das Gewebe nimmt seinen Ursprung aus den Spongiosabälkchen angelagertem Kallus, teils lehnt es sich auch durch einen feinen, rosafarbenen Saum getrennt an das zellreiche Fasermark der in lebhaftester Proliferation begriffenen angrenzenden Markräume.

Die Höhle (Zyste) enthält großenteils ein fast strukturloses, körniges, blaßrosafarbenes Stroma mit kleinsten, sternförmigen Zellen und zerstreut liegenden größeren Gefäßräumen mit zierlichen einfachen Endothellagen, die manchmal kaum zu erkennen sind. Stellenweise hat sich der Inhalt dieser Hohlräume an die Ränder in Form von Detritus zurückgezogen, so daß leere Räume resultieren. Der die Höhle begrenzende verdickte Knochen ist ungeordneter, zum Teil noch in Bildung begriffener Kallus, in dessen Maschen man teils sehr geräumige, prall gefüllte Blutgefäße, teils zahlreiche Riesenzellen findet.

Röntgen: Klavikulakontur nach der oberen Kante hin gezackt, auf axialem Bilde fleckig und unterbrochen. Auf Bild des Mittelstücks (Techn. 6) sieht man eine $3^1/_2$ mm im Durchmesser betragende kreisrunde Aussparung der subchondralen Struktur mit Verdichtung der umgrenzenden Spongiosa.

Beurteilung: Wahrscheinlich handelt es sich um die Folgen einer Kontusion des Gelenks, die vor allem die dorsale Kante der Klavikula getroffen hat; hier ist die KKG. mehrfach eingedrückt, und strahliger, neugebildeter Knorpel wächst aus den grubigen Vertiefungen heraus, hier befindet sich die umfangreiche Zyste, die von verdichtetem, kallusartigem Spongiosagewebe eingerahmt wird, aus dem ebenfalls massenhafter junger Knorpel heraussprießt.

Die leichten oberflächlichen Beschädigungen des klavikularen Gelenkknorpels lokalisieren sich ebenfalls vor allem dort, das Akromion zeigt nur kleinste Fäserchen und Schnitzel auf seiner Oberfläche, die möglicherweise Reste von Blutungen sind.

Am makroskopischen Präparat machen sich deutlich Folgen der Meniskusspaltung bemerkbar, indem bei relativ gut erhaltener Akromialfläche auf der Klavikula unebener Knorpelbelag vorhanden und ebenso die klavikulare Fläche der Zwischenscheibe körnig ist.

Nr. 29 (Sekt.-Prot. Nr. 20/16). $31^1/_4$jähriger Bahnarbeiter. Chir. Abt. St. Georg.

Pathologisch-anatomische Diagnose: Fract. bas. cranii, Vulnera ex contusione cubiti d. et dig. V. d.

Rechtes Gelenk: Mittlere Größe. Klavikula springt nur mit ihrer vorderen Ecke über das Akromion vor. Ungewöhnlich stark entwickelt ist die dorsale Kapsel, die untere zart. Die Knorpelflächen des Gelenks sind im ganzen glatt, gelblichweiß. Erst nach der frontalen Durchsägung erkennt man einen Meniskus, der sich im vorderen und mittleren Drittel von der Klavikula abheben läßt. Der von ihm gedeckte Klavikulaknorpel ist nach vorn zunehmend verdünnt und uneben, zum Teil von über stocknadelkopfgroßen Verdickungen besetzt. In der vorderen unteren Ecke des Gelenks zeigt der Meniskus eine fast kreisrunde Aussparung, in die sich eine aus mehreren kleinen, fleischigen Blättchen bestehende Synovialfalte hineinlegt. In frischem Zustande zeigten diese Zotten zartrote Färbung und einen feinen, weißen Stiel. Ähnliche, noch zierlichere, gestielte und frei im Gelenk flottierende Gebilde finden sich im hinteren Gelenk von der unteren Kapsel ausgehend.

Schnitte, makroskopisch: Akromion hat einen $1^1/_2$ mm dicken, glatt konturierten Knorpel; Klavikulaknorpel, oben 3, unten 4 mm, ist durch einen fein gezackten Spalt in zwei Abschnitte zerteilt, von denen der dem Knochen nähere hellere Tönung aufweist. Der kaum klaffende Spalt verläuft schräg so, daß er sich der unteren Kante bis auf $^1/_2$ mm nähert, während er dorsal dicht am Gelenkspalt endet; die so gebildete Zwischenknorpelscheibe hat also spitzwinklig-dreieckige Form mit unterer Basis.

In weiter vorn angelegten Schnitten ändert sich das Bild erheblich; zwischen Akromion und Klavikula besteht eine beträchtliche Höhendifferenz: Klavikula 11, Akromion 6 mm. Der Akromionknorpel ist hier 3—4 mm stark, die der Klavikula aufliegende knorpelig-bindegewebige Masse ist dorsal 5 mm dick und zeigt nach unten zu eine tiefe, kreisrunde Einbuchtung (vgl. Präparatbeschreibung). Diese Masse ist vielfältig zerspalten, wobei man aber einen Eigenbelag der Klavikula herauskennen kann, der im unteren Abschnitt $1^1/_2$, im oberen $^1/_2$ mm dick ist. Dazwischen findet sich eine $2^1/_2$ mm im Durchmesser betragende kugelige Anschwellung. Die übrigen Teile gehören der hier stark zerklüfteten Zwischenknorpelmasse an.

Die KKG. des Akromions ist im ganzen geradlinig und nur von feinen, mit bloßem Auge eben sichtbaren Markfortsätzen unterbrochen, an der der Klavikula erkennt man größere, unregelmäßig geformte Aussparungen und zierliche, strahlige Knorpelaufsätze, die sich im Gelenkknorpel verlieren. Die Unregelmäßigkeiten nehmen in den vorderen Schnitten zu. Hier finden sich auch die schon beschriebenen umfangreichen Synovialzotten der unteren Kapsel, die sich in die Zwischenknorpelaussparung hineinlegen.

Mikroskopisch: Im eigentlichen Gelenkspalt zwischen Akromion und Meniskus sind die Knorpelränder ziemlich intakt mit Ausnahme feiner, paralleler Abschilferungen. Im Akromialknorpel findet sich eine feine Fissur, die nahe der unteren Kante abwärts gerichtet in den Knorpel eindringt, dann spitzwinkelig aufwärts umbiegt und nun ungefähr parallel der KKG. und dicht neben ihr weiterläuft. Dabei nähert sie sich ihr stellenweise so dicht, daß kein Knorpel dazwischen bleibt, und sehr ähnliche Bilder entstehen, wie sie in Nr. 15 beschrieben und auf Taf. II Fig. 9 dargestellt sind. Auch sonst ähnelt der Befund sehr dem bei Meniskusspaltung in unseren Normalfällen (vgl. Nr. 31, 41 usw.), indem die Spaltränder Quellung, Verklumpung, Auffaserung nebst Schollen- und Brutkapselbildung aufweisen. Da, wo die Spalte sich der verkalkten Grenzsubstanz anlegt, ist diese zertrümmert und unter ihr eine größere Fasermarkhöhle sichtbar, in deren Inneren sich zwischen dem zellreichen und faserarmen Gewebe Knorpel- und Knochenbröckel neben zahlreichen Osteoklasten finden und außer flächenhafter Ossifikation rundum kräftige osteoide Säume. Meniskus ist nach dem Gelenkspalt hin parallel gefasert und fast glattrandig, während im Meniskusspalt und an seinen beiden Knorpelrändern sich die bekannten Destruktions- und Regenerationsvorgänge abspielen. Der Meniskus selbst zeigt auf dieser Seite zum Teil tiefgreifende, zum Knorpel senkrecht stehende Einkerbungen und feinere Auffaserungen, der Knorpelbelag der Klavikula ist fast durchgehend in seiner Struktur verändert, indem kleinzellig-strahlige Partien mit schollig-homogenen und massenhaften Zellwucherungen abwechseln. Die subchondralen Räume sind weitgehend ausgefüllt mit faserigem Mark, das an seinen Grenzen vielfach in Ossifikation befindlich ist. Der schon am Akromion beobachtete Vorgang der Spalteinpressung in die KKG. ist auch hier wieder in ganz identischer Weise zu sehen, nur ist die Fasermarkhöhle wesentlich umfangreicher und enthält größere Knorpeltrümmer in ihrer Mitte, die von einem dichten, konzentrischen Zellsaum eingerahmt sind.

Die komplizierten morphologischen Verhältnisse der vorderen Schnittserien brauchen nicht im einzelnen dargestellt zu werden. Es mag nur hervorgehoben sein, daß hier der unregelmäßige Knorpelbesatz der Klavikula vorwiegend aus strahligem, dichtzelligem Knorpel besteht, insbesondere auch der knopfförmige Aufsatz in der Mitte, der schon mehrfach erwähnt ist. Er zeigt außerdem am dorsalen Rande eine massenhafte Gefäßentwicklung: dicht an dicht, fast angiomartig liegen die geschlängelten, vollgestopften Kapillaren mit einfacher Endothellage, ohne begleitende Zellen, mitten zwischen den kleinzelligen Knorpelmassen, deren Faserrichtung sich denen der Gefäße anpaßt.

Auch der Meniskus enthält in seinem oberen Stück ähnliche, aus der vorderen Kapsel einstrahlende Gefäße. Sehr gefäßreich sind auch die von der unteren Synovialis ausgehenden Zotten

Röntgen: Axiales Bild zeigt kleine, scharfrandige Grübchen in den sonst glatten Gelenkkonturen ungefähr in der Mitte. Sie werden den histologisch nachweisbaren Faserzysten entsprechen. Auf einem Bilde des Mittelstücks erkennt man außer einer Strukturaufhellung nahe der unteren Kante der Klavikula merkwürdig spitz ausgezogene untere Knochenkanten.

Beurteilung: Es finden sich die ausgesprochenen Erscheinungen der Arthritis deformans im Meniskusspalt: Zerspaltungen, Schollenbildungen und Regenerationserscheinungen mit weitgehenden fibrösen Metaplasien im subchondralen Mark.

Außerdem hat man aber eine traumatische Beschädigung (Kontusion) der unteren Knochenkanten anzunehmen da, wo man beiderseits von der Oberfläche ausgehende Knorpelfissuren und Auffaserungen in verstärktem Maße findet, wo man ferner unter denselben sowohl an der Klavikula den Meniskusspalt wie am Akromion die Knorpelfissur in die KKG. eingepreßt findet und an diesen Stellen geräumige Fasermarkzysten mit reichlicher Ossifikation (Kallusbildung zur ausgleichenden Verstärkung der Zystenwandungen) sieht.

Die Annahme eines Traumas würde in Übereinstimmung stehen mit der Auffassung der in Fall 15 und 37 (Teil I) gemachten Beobachtungen, denen auch die histologischen Vorgänge an den Einpressungstellen der Knorpelspalte in die KKG. entsprechen. Sie liegt auch deshalb nahe, weil die Veränderungen sich wie an den traumatischen Beschädigungen offenbar besonders ausgesetzten unteren Knochenkanten befinden.

Nr. 9 (Sekt.-Prot. Nr. 241/14). 37jährige Schutzmannsfrau. Med. Abt. St. Georg.

Pathologisch-anatomische Diagnose: Tuberkulose der Lungen, des Darms und des Kehlkopfes.

Rechtes Gelenk: Ziemlich kleines Gelenk. Akromialknorpel im ganzen glatt, zeigt nahe seiner hinteren unteren Kante einen tiefen, grubigen, scharf umrandeten Eindruck, in den sich die am freien Rande aufgefaserte und geschwollene, im übrigen aber blattförmige, von der hinteren und unteren Synovialis entspringende Falte hineinlegt.

Einen komplizierten Bau zeigt der Schlüsselbeinknorpel, der erst nach vielfacher frontaler Durchschneidung des Präparates einigermaßen zu erkennen ist: aus der breiten vorderen Kapselmasse entwickelt sich eine 2—3 mm starke, knorpelige Zwischenscheibe, die in mittlerer Höhe durch einen feinen, horizontalen Spalt gezweiteilt ist. Der obere Abschnitt davon vereinigt sich allmählich nach der Mitte hin mit dem Eigenbelag der Klavikula, der dadurch eine beträchtliche Verbreiterung von dorsal auf 5—6 mm erfährt, während er kaudalwärts spitz ausläuft. Bis dahin hat sich der untere Abschnitt des Meniskus auf einen feinen, an der unteren Synovialis längsziehenden, zierlich scheibenförmigen Ausläufer verschmächtigt, demgegenüber die Klavikula von eigenem Knorpel entblößt ist. In der Mitte des Gelenks fehlt ein Zwischenknorpel, und die Klavikula zeigt einen gleichmäßigeren, 3—$1^1/_2$ mm dicken Gelenkknorpel, so daß das Gelenk hier fast normales Aussehen erhält. Erst im hintersten Abschnitt geht der Eigenbelag der Klavikula wieder unter dem Druck der hier sich entwickelnden Synovialscheibe, die schon den Eindruck auf das Akromion machte, verloren.

S c h n i t t e, makroskopisch: Zur histologischen Untersuchung kamen erstens Schnitte aus dem vordersten Gelenkabschnitt, wo der Meniskus die horizontale Querteilung zeigt, zweitens solche aus dem hinteren Abschnitt des mittleren Drittels, der sich durch Beschädigung des Klavikularbelags unter Einwirkung der Synovialfalte heraushebt.

Mikroskopisch: 1. H i n t e r e S c h n i t t e: Der dorsal 3 mm starke Belag der Klavikula ist etwas unterhalb der Mitte durch eine feine, horizontale Fissur quergeteilt. Unter ihr verschmälert sich der Knorpel und nimmt rote Färbung an, so daß er sich scharf absetzt von dem dorsalen, blau getönten Abschnitte. In den Knorpel sowohl des oberen wie des unteren Abschnittes dringen relativ große Fasermarkknospen durch Unterbrechungen der KKG. aus der Spongiosa vor. Ferner erkennt man auf mehreren Schnitten kleine, dunkelblau gefärbte Knorpelstrahlen, die aus der intakten Kalkschicht entspringen.

Mikroskopisch sind beide Knorpelbeläge oberflächlich reichlich zerfasert und gespalten unter Bildung der mehrfach beschriebenen Schollen mit Brutkapseln. Die KKG. des Akromions bleibt von diesen Vorgängen vollkommen unberührt. Dagegen zeigt die klavikulare folgende den makroskopisch erkennbaren Veränderungen zugrunde liegenden Vorgänge: Der untere Teil des Gelenkknorpels ist in teils strahligen, teils scholligen Knorpel umgewandelt. Nahe der unteren Kante ist die KKG. durch einen subchondralen Fasermarkraum unterbrochen, in den ein radiärer Spalt des Knorpels auf einigen Schnitten hineindringt. Der Raum ist von massenhaften Knorpeltrümmermassen gefüllt, um die sich das Gewebe konzentrisch anordnet. In andern Schnitten finden sich auch Bröckel der verkalkten Grenzschicht. In dem umrandenden Gewebe flächenhafte Ossifikation. Ganz Ähnliches findet man unter dem oberen Knorpelababschnitt, ebenfalls anschließend an radiäre Spaltungen. Zwischen den beschriebenen Veränderungen finden sich von der verkalkten Grenzschicht ausgehende strahlige, dunkelblau getönte Knorpelsprossungen. Die Grenzschicht selbst zeigt dabei nicht immer deutliche Veränderungen, bisweilen allerdings Zertrümmerungen und Spalten. Die so in der Kontinuität des Gelenkknorpels zustande gekommenen Knorpelknospen haben ihre Basis bisweilen — bei weitem nicht immer — unter dem Niveau der übrigen KKG. Die aus der unteren Synovialis entspringende Falte ist glattrandig, zeigt lockerfaserigen Bau mit spärlichen Gefäßen und mehrfach gut erhaltener synovialer Bekleidung. 2. V o r d e r e S c h n i t t e: Akromialknorpel intakt, es fehlen hier sogar die oberflächlichen Auffaserungen makro- und mikroskopisch. Unter dem dicken, in der Mitte quergespaltenen Meniskus hat die Klavikula nur spärlichen höckrigen Eigenbelag. Die verkalkte Grenzschicht ist vielfältig breit unterbrochen, sobald nur kleinste Höckerchen zurückbleiben, zwischen denen tiefe Eindellungen der Spongiosa sichtbar werden. Unter einer solchen nahe der unteren Knochenkante befindet sich eine umfangreiche Zyste in der Spongiosa, die sich makroskopisch im Präparat als 2—3 mm große, glattwandige, annähernd kugelige Höhle bemerkbar machte.

Die Struktur des Klavikulaknorpels ist schollig und strahlig. Durch stehengebliebene pfeilerförmige Reste der KKG. ist er in Inseln zersprengt, die ihren Ursprung aus tiefen Einsenkungen der KKG. zu nehmen scheinen. In der Zyste findet sich massenhaft körniger Detritus innerhalb mehrerer durch dichtfaserige, kleinzellige, komprimiert aussehende Membranen geteilter Hohlräume. Die Spongiosabalken ragen mit zackigen, ihrer Knochenzellen zum Teil beraubten Enden frei in die Hohlräume hinein, zwischen ihnen liegt das Zellmark frei ohne besondere Grenzschicht. Es fehlt so gut wie jede Knochenneubildung. Ebensowenig findet man Osteoklasten.

Beurteilung: Die morphologisch eigenartige Meniskusabspaltung hat zu Veränderungen der KKG. der Klavikula geführt, die der Arthritis deformans eigen sind: Unterbrechungen der KKG. durch fasermarkhaltige subchondrale Räume, in denen sich als Zeichen mechanischer Einflüsse Knorpel- und Knochentrümmer finden. Ebenso ist die große subchondrale Zyste als ein Ausdruck mechanischer Destruktion anzusehen. Sie befindet sich im Stadium der Einschmelzung, der keine Regeneration gegenübersteht. Die Arthritis def. macht sich weiter durch Schädigungen der Knorpelkonturen und ihrer Widerstandsfähigkeit bemerkbar, wie sie sich in den Eindrücken durch Falten und Zotten an beiden Knorpeln kennzeichnet, wobei die Veränderungen am Akromion noch sehr geringfügig sind.

Nr. 9. Linkes Gelenk: Das Innere des Gelenks unterscheidet sich von der rechten Seite vor allem durch viel geringere Entfaltung der Zwischenscheibe; man findet nur eine vorn oben beginnende kurze und niedrige, keilförmige Auflagerung auf dem Klavikularknorpel. Die Knorpelflächen zeigen keine größeren Defekte, wohl aber gelbliche, faserige Beschaffenheit.

Schnitte, makroskopisch: Sie entsprechen ungefähr denen der rechten Seite aus der Mitte. Auch hier ist der Klavikulaknorpel oben auf 3—4 mm verdickt, kaudal $1^1/_2$ mm, wie der Akromialknorpel. Außer deutlich faseriger Beschaffenheit der Konturen beider Knorpel sieht man in das dorsale verdickte Ende eine Anzahl feiner, vertikaler Spalte eindringen, die einen rudimentären, kielförmigen Meniskus abtrennen. Die dorsale Kapsel ist, wie auch auf der rechten Seite infolge des beträchtlichen Höhenunterschiedes zwischen Akromion und Klavikula stark gewölbt. Durch sie und den am oberen Rande ausladenden Klavikularknorpel wird der äußerlich sichtbare Höhenunterschied einigermaßen verdeckt.

Mikroskopisch: Gelenkknorpel weisen keine Kontinuitätstrennungen auf, nur an der Oberfläche ziemlich reichliche Zerfaserungen und Abschilferungen. An beiden KKG. finden sich an meist in einem Schnitt mehrfachen Stellen kleinste Markfortsätze in den Knorpel eindringen, die aus zierlichen Spindelzellen und Kapillarschlingen bestehen. Der Knorpel pflegt an ihrer Umrandung etwas aufgehellt zu sein. Scharfe Grenzen sind nicht vorhanden.

Beurteilung: Die beschriebenen krankhaften Veränderungen, die ebenfalls als Symptome der Arthritis deformans angesehen werden müssen und in oberflächlichem Knorpelzerfall nebst kleinen Ansätzen zur Vaskularisation aus der KKG. bestehen, sind nur sehr geringgradig. Es liegt also ein sehr junges Stadium vor. Bemerkenswert ist damit im Zusammenhang die weit geringere Ausbildung des Meniskus, der zum größten Teil nur in einer dorsalen Verdickung des Klavikularknorpels besteht und sich im Kapselgewölbe befindet.

Nr. 47 (Sekt.-Prot. Nr. 256/16). 39jähriger Schneider. Chir. Abt. St. Georg.

Pathologisch-anatomische Diagnose: Fract. bas. cranii, sterni, costar., scapulae (spinae et acetabuli). Vulnera brachii mit großem Bluterguß an Oberarm und Schulter (Suizid durch Eisenbahnüberfahrung).

Rechtes Gelenk: Die sonst glatten Gelenkknorpelflächen sind mit Blut bedeckt. Der hintere Rand der Klavikula zeigt einen kleinen, zackigen Defekt, und der Rand des Knorpels ist beweglich, abhebbar. Gegenüber am Akromion sieht man einen senkrechten, feinen, spaltartigen Riß, der das hintere Drittel von dem vorderen abtrennt. Im vorderen Gelenk findet sich ein kurzer, dünner, scheibenförmiger Zwischenknorpel, dem gegenüber der Schlüsselbeinknorpel eine scharf konturierte Delle aufweist. Hinten eine größere Synovialfalte.

Schnitte, makroskopisch: Horizontal geschnitten! Am Klavikulaknorpel ist in der vorderen Hälfte die oberflächliche, parallel gefaserte Schicht abgerissen und nach hinten umgeschlagen, so daß ein schmales, feingewelltes Knorpelband meniskusartig in der hinteren Gelenkhälfte liegt, das in der Mitte des Klavikulaknorpels gestielt ist. An der hinteren Kante ist der Knorpel abgebrochen, der Riß reicht weit hinter die Klavikula in die Bandmasse hinein. Der Akromialknorpel ist in seiner hinteren Hälfte von der KKG. abgerissen; eine feine Fissur dringt quer (radiär) etwas hinter der Mitte des Gelenks in den Knorpel bis auf die KKG. und setzt sich dann dicht an dieser nach hinten bis ans Ende des Knorpelbelags fort (vgl. Textfig. 16).

Mikroskopisch: Die Knorpelbeläge sind offenbar vor der Verletzung völlig glatt gewesen und die KKG. zeigen bis auf kleinste Vaskularisationsknospen an der hinteren Kante der Klavikula völlig normale Verhältnisse. Die meist glatten Fissuren und Risse enthalten vielfach blutige Beläge. Besonders massenhaft ist Blut in den Maschen der hinteren Synovialfalte und im Riß der hinteren Kapsel hinter der Klavikula zu sehen. Es ist weiter erst im mikroskopischen Bilde zu erkennen, daß der als Meniskus aufgefaßte vordere Keil infolge des Traumas erst von der Klavikula gelöst ist, da auch hier völlig glatte, von Blut ausgelegte Spaltränder vorliegen.

An der KKG. der Klavikula finden sich nach hinten zu kleine, wellige, unregelmäßige Spaltungen zwischen der Kalkschicht und dem Knorpel. In den Rißlinien finden sich vielfach kleine Knorpeltrümmer, besonders reichlich in der hinteren Kapsel.

Die Spongiosa zeigt keine Verletzungen, es fallen aber die reichlichen, prall gefüllten Gefäßlumina auf, und manchmal handelt es sich wohl sicher um Blutextravasate im Mark.

Beurteilung: Das vorher gesunde Gelenk ist von der den ganzen Arm schwer verletzenden Gewalt getroffen und ausgedehnte Knorpelfissuren und Abrisse ganzer Abschnitte der Knorpel-

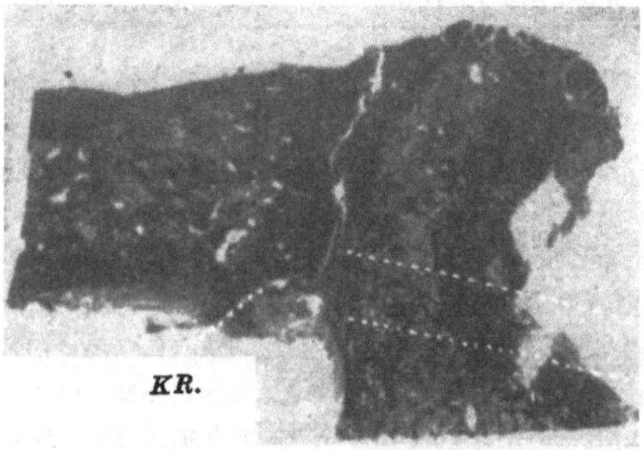

Textfig. 16. Photographie eines Horizontalschnitts durch Gelenk Nr. 47 r. Kontusion des Gelenks mit Fissuren und Abrissen beider Knorpelbeläge und Kapselriß. *Fi.* radiäre Fissur im Akromialknorpel; *KKG.* Spaltlinie zwischen Knochengrenze und Knorpel; *KR.* Kapselriß (hintere Kapsel).

beläge von der KKG. eingetreten, ferner ein Einriß der hinteren Kapsel an der Klavikula. Interessant sind die feinen, spaltförmigen Zertrümmerungen der KKG. der Klavikula an der hinteren Kante.

Nr. 34 Sekt.-Prot.-Nr. 5/16). 40jähriger Fleischer (Landsturmsoldat). Reservelazarett St. Georg.

Pathologisch-anatomische Diagnose: Tuberkulose der Lungen und des Darms. Beginnende Sklerose der Aorta (Syphilis obsoleta). Wassermann positiv.

Rechtes Gelenk: Klavikulaknorpel ist im vorderen Abschnitt durchweg faserig, filzig, hinten fehlt der Knorpelbelag ausgedehnt, wodurch eine körnige, knotige Beschaffenheit resultiert Während hierdurch an dieser Stelle weites Klaffen des Gelenkspalts erzeugt wird, ist er im hintersten Gelenkende von zerklüfteten, faserigen Knorpel- und Kapselmassen erfüllt. Akromialknorpel etwas glatter und ohne Defekte.

Schnitte, makroskopisch: Nähere Aufschlüsse über den Bau des Klavikularknorpels erhält man erst durch frontale Zerteilung des Präparates in 5 Scheiben; von dem vorn sehr dicken Belag spaltet sich im vorderen Drittel ein dorsaler Keil ab, der zunächst noch mit dem Akromion Zusammenhang behält, dann auch von diesem sich trennt. Die Abspaltung erfolgt auf der Schnittfläche durch einen in mittlere Höhe eindringenden feinen zackigen Spalt der schräg gegen die KKG. aufwärts vordringt. Der Belag der kaudalen Hälfte ist nur in der tiefsten Lage knorpelähnlich weiß, nach dem Gelenk zu tief zerfasert, zottig, gelblich. Weiter nach hinten folgt der Abschnitt, wo der Knorpel bis auf spärliche, unebene Reste geschwunden ist, und schließlich das durch Faser- und Knorpelmassen ausgefüllte Gelenkende. Es wurden nun Schnitte untersucht aus der Mitte, wo der keilförmige Meniskus sich abtrennt, und vom hintersten Stück.

1. Vordere Schnittserie: Beide Knorpel zeigen das Bild stärkster Auffaserung: der akromiale nur oberflächliche Fäserchen, Klümpchen, Schnitzel mit weitgehender Homogenisierung ihrer Struktur und Zellwucherungen im Knorpel, der selbst grobbalkig radiär gefasert ist. Der Klavikulaknorpel ist durch dichtstehende radiäre Spalten zottig aufgelöst und zerklüftet. Außerdem oberflächlich eine fabelhafte Auflösung in größere und kleinere Trümmer, Schnitzel, Klumpen und finger- und fächerartige breitere Fortsätze. In schroffem Gegensatze zu diesen ungewöhnlich starken Knorpelzerstörungen stehen die verhältnismäßig sehr spärlichen Vorgänge an der KKG., die nur in wenigen Schnitten an der Stelle eines eindringenden radiären Spalts Unterbrechung mit Fasermark und Knorpeltrümmerhäufchen aufweist. Eine ebenso starke Zerklüftung zeigt der dorsale Knorpelkeil.

2. Hintere Schnittserie: Wie in den vorderen Schnitten fällt eine beträchtliche Höhendifferenz der Knochen auf: Klavikula 15, Akromion 10 mm. Die Dicke des Akromialknorpels schwankt zwischen 2 und $2^1/_2$ mm. Kontur im ganzen intakt, nur kleinere Auffaserungen und eine tiefere Kerbe gegenüber der sich etwas vorbauchenden unteren Kante der Klavikula. Die Kerbe führt hinein in eine ziemlich umfangreiche, kreisrunde Unterbrechung der oberflächlichen Knochenschicht, die mit rosafarbenem Gewebe ausgefüllt ist. Mikroskopisch weist der Knorpelspalt die bekannten Erscheinungen der Randverquellung, Verklumpung und Zertrümmerung, die darunter liegende Höhle Spindelzellreichtum neben flächenhaft verknorpelndem und ossifizierendem Fasergewebe auf. Vor allem sind die begrenzenden Spongiosabälkchen mit dicken Ossifikationssäumen besetzt.

Der Schlüsselbeinknorpel ist dorsal auf die Hälfte verschmälert, strahlig gebaut, daran schließt sich ein kurzer Abschnitt mit Zertrümmerungen an der KKG. und subchondralen Fasermarkräumen, schließlich folgt ein 3—4 mm hoher Abschnitt, wo kein Knorpel zu sehen ist, die Knochengrenzlamelle vielmehr mit einem dichten, homogenen, schmalen, intensiv roten Saum besetzt ist, dessen Zellen sich stellenweise deutlich in Knochenkörperchen umwandeln; diesem inneren Saum liegt nach dem Gelenk hin ein feiner, parallelfaseriger, dichtzelliger Saum auf. Es handelt sich offenbar um eine Knorpelnarbe, die in Ossifikation begriffen ist. Auch hier ist das Synchondrium von kleineren und größeren Fasermarkräumen gebildet. Etwas tiefer in der Spongiosa findet sich eine größere Höhle von ähnlicher Beschaffenheit wie jene des Akromions, nur weist sie enorm reichliche, prall gefüllte Blutgefäße auf.

Die zerfaserten und zerklüfteten Massen, die von der dorsalen Kapsel herunterhängen und andrerseits den weiten Rezessus der unteren Kapsel füllen und sich unter die Kante der Klavikula schieben, bestehen teils aus dichtzelligem Fasergewebe, teils aus dazwischengesprengten knorpeligen Partien.

Röntgen: Die auf der frontalen Schnittfläche liegende hintere Hälfte des Präparates läßt einmal kleinhöckrige Wucherungen auf dem Akromion erkennen und ferner die auch mikroskopisch untersuchte kreisrunde Strukturaussparung unter der Kontur der Klavikula.

Beurteilung: Das vorliegende Erkrankungsstadium mit den schweren oberflächlichen und tiefen Knorpelzerstörungen und Defekten, den subchondralen Veränderungen und den reichlichen Zottenbildungen ist als Arthritis deformans aufzufassen. Bei der Ungleichheit des Prozesses aber und dem im vorderen Gelenkabschnitt bestehenden Mißverhältnis zwischen Knorpelzerstörung und Verhalten der KKG., wie auch der auffallend reichlichen Knochenregeneration und Kallusbildung in und um die großen Fasermarkräume im hinteren Abschnitt, der umschriebenen Knorpelnarbe im hinteren Abschnitt ist es wahrscheinlich, daß die Arthr. def. sekundär nach einem weiter zurückliegenden Trauma aufgetreten ist. (Für eine syphilitische Genese der Veränderungen liegen keine Anhaltspunkte vor, da nirgendwo Gefäßwandverdickungen oder kleinzellige

Infiltration oder Nekrosen gefunden wurden. Das Mark ist bis auf die erwähnten Stellen mit fibröser Metaplasie durchweg Lymphoidmark.) Das Trauma dürfte zu einer teilweisen Ablösung des Knorpelbelags der Klavikula sowie des Meniskus geführt haben, dessen Reste man offenbar in den knorpeligen Massen des hinteren Gelenkrezessus zu suchen hat.

Nr. 5 (Sekt.-Prot. Nr. 240/14). 42jähriger Arbeiter. Med. Abt. St. Georg.

Pathologisch-anatomische Diagnose: Tuberkulose der Lungen und des Darms.

Rechtes Gelenk: Die Knorpelflächen des eigentlichen Gelenkspalts sind glatt. Auf der Klavikula liegt ein das Gelenk zweiteilender Meniskus, der vorn etwas faserig beginnt und anfänglich horizontal gespalten ist, dann aber sich zu einer soliden, allmählich an Dicke zunehmenden Scheibe umwandelt, die dorsal eine 4—5 mm breite Basis besitzt und nahe der unteren Kapsel spitz ausläuft. Ihr unteres Ende hängt frei im Gelenk. Unter dem Meniskus fehlt der Knorpelbelag der Klavikula, und ihre Oberfläche erscheint körnig. Nach hinten zu hört die Zwischenscheibe mit einer nach hinten und unten konvexen Kontur auf. In diesem Abschnitt läßt sich der Meniskus, der jetzt die Gestalt eines kurzen, dicken Keils hat, nicht mehr von der Klavikula abheben. Doch sind beide durch einen feinen, gezackten Spalt voneinander geschieden. Wo der vordere Meniskus zu Ende, schwillt der Knorpelbelag der Klavikula wieder an, behält aber rauhe, körnige Beschaffenheit. Eine zweite, wesentlich dünnere Zwischenknorpelscheibe entspringt von der hinteren und unteren Kapsel; mit ihrem auf- und vorwärts konkaven, sichelförmigen Rande liegt sie dicht neben dem Rande der vorderen Scheibe und bildet somit deren Ergänzung. Die untere Synovialis bildet akromialwärts von jener Scheibe Zotten. Die Beweglichkeit des Gelenks ist in allen Richtungen sehr frei.

Schnitte, makroskopisch: Akromialknorpel im ganzen Gelenk ziemlich gleichmäßig dick und glattrandig. Klavikula besitzt nur an der unteren Kante noch einen einigermaßen erhaltenen Knorpelbelag, dessen Höhe mit dem Kürzerwerden des Meniskus nach hinten zunimmt. Der bei weitem größere Abschnitt der Klavikula hat nur spärliche Reste von Knorpel aufzuweisen, die vorn, wo der Meniskus dicker ist, kaum $^1/_{10}$ mm Dicke haben und feinhöckerig konturiert sind. Die KKG. des Akromions ist unverändert, die der Klavikula schon für das bloße Auge vielfältig unterbrochen. Der Gelenkspalt ist glattrandig, der Meniskusspalt zum Teil fein gezackt und enthält stellenweise makroskopisch sichtbare Trümmer.

Mikroskopisch: Akromion: feinste oberflächliche Zerfaserung, zwischendurch große, intakte Abschnitte. KKG. normal, nur ganz vereinzelt von Gefäßknospen unterbrochen, die kaum in den Knorpel vordringen.

Klavikula: Unten ähnlicher Knorpelbelag wie am Akromion, nur etwas reichlichere Auffaserung und auch schon beginnende subchondrale Veränderungen. Ungefähr gegenüber dem freien, flammenartig aufgespaltenen und von der Unterlage gelenkwärts abgehobenen Ende des vorderen Meniskus setzt dieser Knorpelbelag plötzlich ab; die KKG. ist unterbrochen, und in dem eröffneten subchondralen Raum sieht man von konzentrisch angeordnetem dichtzelligen fibrösen Gewebe eingehüllte Knorpeltrümmer und ausgesprengte Stücke der verkalkten Grenzlamelle des Knorpels (vgl. Taf. II, Fig. 17).

Diese Vorgänge wiederholen sich von hier ab aufwärts ununterbrochen in den wechselvollsten Formen. Dabei nimmt der spärliche Knorpelbelag großscholligen Bau an mit zum Teil enormen Knorpelzellbrutkapseln. Durch stehengebliebene Pfeiler der KKG. wird er in Inseln zerlegt (vgl. Taf. II, Fig. 18).

In einzelnen Schnitten kann man sehr deutlich verfolgen, wie die völlig strukturlose und kernfrei gewordene Knorpelgrundsubstanz von der verkalkten Knorpelgrenzschicht aus zellig substituiert wird: wie Taf. I, Fig. 19 zeigen soll, geraten die großblasigen Zellen innerhalb der verkalkten Substanz in Wucherung und bilden knopfförmige Prominenzen, von denen aus die Knorpelzellen dentriten- oder myzelartig in den Knorpel vordringen, wie wir dies auch schon in Nr. 33 l. beobachten konnten.

Der Meniskus hat faserknorpeligen, nach der Klavikula hin wirr durchflochtenen, nach dem

Gelenkspalt parallelfaserigen Bau. Seine Ränder verhalten sich wie die gegenüberliegenden Gelenkknorpelränder. Sein Ende ist peitschenartig aufgefasert. Dicht unter seinem Ursprung aus der dorsalen Kapsel enthält er einen kleinen, unregelmäßig geformten Kalkkern. Die Zotten der unteren Kapsel sind gefäß- und zellarm, stark zerspalten. Der synoviale Zellsaum ist meist verloren. Die dorsale Kapsel enthält einen solchen nur in dem zwischen Meniskus und Akromion befindlichen Rezessus.

Röntgen: Unter der Kontur der Klavikula perlschnurartig aneinandergereihte kreisrunde feine Strukturaufhellungen. Kleinste Kalkschatten im Gelenkspalt werden den auch mikroskopisch nachweisbaren Kalkablagerungen im Meniskusansatz entsprechen (vgl. Textfig. 20).

Beurteilung: Arthritis deformans, ausgehend vom Meniskusspalt, fast ohne Beteiligung des Akromialendes. Flächenhafter Verlust des Eigenbelags der Klavikula im Meniskusspalt mit Regenerationsvorgängen im Knorpel. Tiefe und breite Einbuchtungen der KKG. mit massigen Knorpeltrümmern.

Nr. 5. Linkes Gelenk: In Form und Größe keine Unterschiede von rechts. Im Inneren finden sich folgende Abweichungen: Der Meniskus bildet nur vorn und hinten scheibenartige

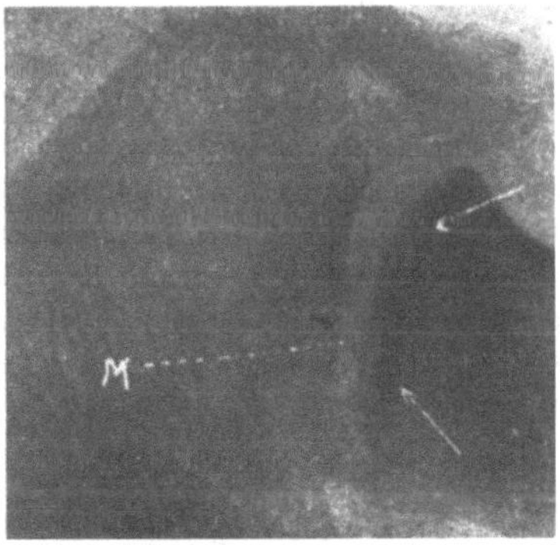

Textfig 20. Röntgenbild zu Gelenk Nr. 5 r. (Techn. 5.) Entlang der ganzen Gelenkkontur der Klavikula sieht man stecknadelkopfgroße, kreisrunde Strukturdefekte (= subchondrale Fasermarkräume). Feine Kalkschatten im Spalt = Verkalkung des Meniskus-Ansatzes (*M.*).

Einlagerungen, deren vordere wie rechts zunächst horizontal quergeteilt ist. Zwischen beiden bleibt ein größerer Abschnitt des Gelenklumens frei von jeder Einlage, nur an den Kapseln ziehen sich schmale, kielförmige Verbindungen hin. Die Beweglichkeit ist sehr viel unvollkommener als rechts. Der Eigenbelag der Klavikula ist großenteils verloren, jedenfalls nirgends mehr einigermaßen intakt. Neben verschieden geformten scharfrandigen Gruben finden sich grießartige weißliche und größere bräunliche Verdickungen. In der Mitte des Gelenks baucht sich die Klavikula mit einem knöchernen Höcker vor, trotzdem bleibt hier infolge Fehlens jeglichen Knorpelbelages der Gelenkspalt auffallend weit. Das Akromion hat hinten und vorn noch erhaltenen Knorpelbelag, der aber nicht oder nur stellenweise glatt ist. Eine Synovialfalte macht eine ihr nachgeformte Delle nahe der unteren vorderen Akromialkante.

Schnitte: Es wurden zwei Schnittserien angelegt, die eine genau in der Mitte des Gelenks, wo aller Knorpel verloren gegangen ist, die andere etwas weiter hinten.

1. Hintere Schnitte: Akromion besitzt einen noch ziemlich gut erhaltenen Belag, der aber viel ausgedehntere Zerfaserung aufweist, als dies rechts der Fall war, besonders unten, wo er den stark zerrissenen Meniskusenden gegenüberliegt. Auch finden sich größere Gefäßknospen aus geräumigeren subchondralen Fasermarkräumen stammend, gegen den Knorpel vordringend.

Klavikula erinnert sehr an die schon rechts beschriebenen Verhältnisse: inselförmiger Zerfall des scholligen, großzelligen Knorpels, weite Durchbrechungen und Zertrümmerungen der KKG, Versprengung der Knorpel und Knochen (Kalk-)trümmer tief in die subchondralen Fasermarkräume.

Meniskus: Seine kielförmig an den Kapseln sich erstreckenden Reste sind reichlich zerklüftet und in die ausgebuchteten Kapseln zurückgezogen. Den größeren zusammenhängenden faserigen Komplexen liegen kleinere schollige, brutkapselhaltige Knorpelinseln auf.

2. Vordere Schnitte: Der Gelenkspalt wird gebildet von den beiderseitigen Knorpelknochengrenzen, wobei die des Akromions fast geradlinig vertikal verläuft, die der Klavikula sich im oberen Abschnitt leicht vorbuckelt. Die stark ausgebauchten Kapseln enthalten in noch höherem Maße als in den hinteren Schnitten die aus dem Gelenk hinausgeschobenen zerrissenen, peitschen- und flammenförmig endenden Meniskusreste. Von den Knorpelbelägen finden sich nur ganz minimale Reste an beiden Kanten des Akromions und ein scholliges Stück mit zersplitterten Resten der KKG. auf dem Klavikularbuckel. Sonst sind die Knochen vollständig entblößt; auf den kaum merklich verdickten Spongiosagrenzlagen, die in großen Bezirken wie mit dem Messer geschnitten oder abgeschliffen erscheinen, befindet sich eine zierliche, die Unebenheiten glättende Lage zellreichen, parallel gefaserten Bindegewebes mit wechselndem, aber nicht eben reichlichem Gefäßgehalt. Zwischen ihm und der Spongiosa ist meist keine verkalkte Lage mehr zu erkennen.

Beurteilung: Auch in diesem Gelenk hat die Arthritis deformans sichtlich ihren Ausgang vom Meniskusspalt genommen, ist aber wesentlich fortgeschrittener als rechts, da das Akromion auch beteiligt ist und die Knorpel flächenhafte Schliffbildung aufweisen, offenbar infolge des Zerfalls der Zwischenscheiben in der Mitte, wodurch ein größerer Gelenkabschnitt frei davon wurde und die Knorpelflächen wahrscheinlich nicht mehr den genügenden Kontakt behielten. Auch die Verlagerung der Meniskusrudimente ins dorsale Kapselgewölbe sind Folgen des freien Spiels der Schub- und Druckkräfte, vor denen weder die Knorpelbeläge noch der Meniskus mehr geschützt sind.

Nr. 55 (Sekt.-Prot. Nr. 116/17). 43jähriger Versicherungsbeamter (Unteroffizier). Reservelazarett St. Georg.

Pathologisch-anatomische Diagnose: Schädelschuß. Hirnabszeß nach plastischer Deckung aus linkem Schulterblatt.

Linkes Gelenk: Zweiteilung durch einen Meniskus im hinteren Abschnitt. Derselbe ist ziemlich dick, fleischig, weich, zeigt nur an seinem vorderen Rande makroskopisch ausgesprochene Knorpelbeschaffenheit. Seine nach dem Akromion hin liegende Fläche ist, abgesehen von einigen feinfaserigen Zöttchen, die sich im oberen hinteren Gelenkgewölbe entwickeln, noch einigermaßen glatt, nach der Klavikula hin rauh und uneben. Er hängt dorsal innig mit der dorsalen Kante der Klavikula zusammen, so daß bei der von dorsal erfolgten Eröffnung ein schmaler Rand des Meniskus hier stehen geblieben ist, der sich übrigens sichelförmig unter der oberen Kapsel bis in den vorderen Gelenkrezessus hinzieht, während der Meniskus selbst den vorderen Gelenkabschnitt freiläßt.

An der Stelle der stärksten Entfaltung der Zwischenscheibe findet sich auf dem Akromialknorpel eine ziemlich tief eingegrabene Vertiefung, wo der sonst weißliche, grießartig-körnige Knorpelbelag stellenweise vollkommen fehlt und eine bräunliche Färbung sichtbar wird.

Schwerere Destruktionserscheinungen hat das klavikulare Ende aufzuweisen; nur die hintere Hälfte ist noch von Knorpel bedeckt, der grobkörnig graubräunlich ist, nach vorn zu wird er von oben und unten durch tief einschneidende Defekte unterbrochen, so daß nur ein nach dem vorderen oberen Quadranten der Gelenkfläche hinziehendes Knorpelband von etwa 10 mm Breite stehen bleibt. Der obere dreieckige Defekt wird durch fleischige, braunrote Zöttchen verursacht, die im obersten Meniskusspalt sich entwickelt haben, der untere, mehr rechteckige entspricht genau dem freien Rande des Meniskus, der sich wie angegossen hineinlegen läßt. Die Defektstellen besitzen bräunliche, dunkle Tönung, sind uneben-höckrig dadurch, daß kleinere knotige Knorpelinseln zurückgeblieben sind.

Beurteilung: Der lediglich makroskopisch erhobene Befund ist der der fortgeschrittenen Arthritis deformans, vom Meniskusspalt ausgehend, die neben flächenhaften Schädigungen beider Knorpelbeläge zu tiefen Defekten im klavikulären, einem dellenartigen Eindruck im akromialen Gelenkende geführt hat.

Nr. 8 (Sekt.-Prot. Nr. 215/14). 44jähriger Bierfahrer. Med. Abt. St. Georg.

Pathologisch-anatomische Diagnose: Tuberkulöse Spondylitis. Kavernen der Lunge. Meningitis tuberculosa. Miliare Aussaat.

Die Gelenke weisen beide eine ungewöhnliche Form auf; bei starkem Schrägstand der Gelenkflächen sind die unteren Kanten der Akromien spitz ausgezogen, schieben sich förmlich unter die Klavikula, die auf dem Akromion zu ruhen scheint. Dorsal springt entsprechend die Klavikulakante mehr heraus und wölbt sich am linken Gelenk gelenkwärts und dorsalwärts höckerartig vor. Am rechten Gelenk zeigen histologische Vorgänge, daß dasselbe erst im Werden ist (s. unten). Sehr deutlich prägen sich die eigenartigen Formen der Gelenkenden auf den Röntgenbildern aus. In Größe und Meniskusentwicklung bestehen wesentliche Unterschiede zwischen beiden Gelenken.

Rechtes Gelenk: Im mittleren Teil sind beide Knochenenden von dicken Knorpelbelägen bedeckt (Akromion $1^1/_2$, Klavikula 3—$1^1/_2$ mm). Oberfläche gelblich, filzig. Vorn eine kurze, faserige Zwischenknorpelscheibe, die sich bald in zwei Teile spaltet, deren unterer als schmaler Kiel auf der kaudalen Gelenktasche sich bis nach hinten erstreckt, wo er sich wieder zu einer aufgefaserten Masse bis in halbe Gelenkhöhe erhebt. Der obere legt sich als dicker Keil über die dorsale Schlüsselbeinkante, mit der er vor der Mitte des Gelenks verschmilzt.

Schnitte, makroskopisch (aus der Mitte des Gelenks da, wo der Meniskus sich auf die Klavikulakante zurückgezogen hat, aber noch nicht verschmolzen ist.): Der roßschweifartige Meniskuslappen ist vom Gelenkknorpel der Klavikula durch einen feinen Spalt getrennt. Über ihm wölbt sich, durch einen langgezogenen Rezessus abgesetzt, die Gelenkkapsel, die sich breit auslaufend auf dem Akromialrücken anheftet. Außerdem zieht sich ihr Gewebe mit reichlichen Gefäßen noch eine kurze Strecke über das obere Ende des Akromialknorpels hinunter.

Mikroskopisch: Ungewöhnlich reichlicher Zerfall der oberflächlichen Gelenkknorpellagen in kleine und kleinste, dunkelrot gefärbte Fäserchen, Bröckel, Klümpchen und Schnitzel, wie in größere, heller und homogen gefärbte Lamellen mit Zellvermehrung. Während die akromiale KKG. keine nennenswerten Veränderungen aufweist, finden sich entlang der Klavikula einzelne vordringende Markräume mit zierlichen Gefäßsprossen und Spindelzellen (Vaskularisationsknospen).

Ausgedehnte Kontinuitätstrennungen der KKG. finden sich an der dorsalen Kante des Klavikulaendes unter der Abzweigstelle des Meniskus. Die Knorpelsubstanz ist hier flächenhaft umgewandelt in kleinzelliges, an der Basis in Knorpel sich umbildendes Spindelzellgewebe, das mit einem größeren Gefäßkonvolut gegen den Knorpel vordringt. Einen sehr ähnlichen Vorgang findet man gegenüber unter dem Ansatz der Kapsel an der oberen Akromialgelenkfläche. An den begrenzenden Spongiosabalken bilden sich Ossifikationssäume. Im oberen Ende des Meniskusspalts findet sich ein Knorpeltrümmerherd. Der Meniskus selber, der im Hauptteil ausgesprochenen Knorpelbau hat, ist lateral überzogen von der Fortsetzung der Synovialis, die sich seinem frei ins Gelenk herunterhängenden Ende in Form gefäßreicher Zotten anheftet (ähnlich wie in Präparat Nr. 33 r.). Die kaudale Synovialis besitzt einen zierlichen Innensaum mit feinen Fältelungen und in der Mitte der unteren Gelenktasche etwas längeren Zöttchen. Ein längerer Rezessus erstreckt sich unter das Akromion.

Röntgen: Das Röntgenbild des mittleren Sägestücks zeigt die in den Schnitten nicht so zur Geltung kommende Ausladung der dorsalen Klavikulakante, ihr gegenüber am oberen Ende des Akromions eine umschriebene Strukturaufhellung und unregelmäßige Zeichnung der Randspongiosa sowie kleine, rundliche Osteophyten auf der Kante. Sehr auffallend ist die lang und spitz ausgezogene untere Kante des Akromions, auf dem die Klavikula vollkommen zu ruhen scheint.

Nr. 8. Linkes Gelenk: Knorpelbeläge wie rechts, nur in geringerem Grade gelblich, rauh, in einigen Bezirken noch glatt. Meniskus fehlt. Nur im vorderen Gelenkende kleinste Ansätze zu einem solchen. Das Gelenk ist im ganzen zierlicher, die Knorpelbeläge nicht ganz so dick.

Schnitte: Die oberflächliche Zerfaserung ist viel geringer als rechts, die Knorpel ebenso wie dort im ganzen erhalten. Die fibrös-kartilaginäre Metaplasie der basalen Knorpelschichten findet sich nicht nur an den Kanten, sondern auch flächenhaft auf der Klavikula, wo das stets mit enorm reichlichen und prall gefüllten Gefäßlumina versehene fibrilläre Gewebe, das sich stets bald zu dichtzelligem Knorpelgewebe umwandelt, aus breit eröffneten Markräumen herausstrahlt und den bisherigen Belag substituiert. Dazwischen lehnt sich die Knorpelregeneration an die alte KKG. an, deren stehengebliebene Kalkpfeiler sich in lebhafter Proliferation befinden. Dieselben Vorgänge findet man ebenfalls an den Kanten, besonders den unteren, spitz ausgezogenen. Und hier ist besonders interessant der Befund an der Kante des Akromions, die von einem ziemlich umfangreichen, knöchern-knorpeligen Osteophyten besetzt ist, der sich auch noch in weiterer, vom Perichondrium ausgehender Proliferation befindet. Außer breiten Knochensäumen in den Haversschen Kanälen findet man der in Wucherung begriffenen Kalkgrenze einen massiven Knorpelwall aufgelagert, der aus ganz jugendlichem Knorpelgewebe besteht. Ferner werden vielfach die alten Knorpelfasern von Chondroklasten, die sich zwischen sie und das Perichondrium legen und in lakunären Gruben eingegraben sind, resorbiert. Das Perichondrium der Übergangszone ist ebenfalls in starker Proliferation, ebenso wie in dem darunter befindlichen Kapselrezessus junge, gefäßreiche Zöttchen gefunden werden. Auch die umfangreichen Zotten der mittleren unteren Gelenktasche befinden sich im Wachsen (reichliche Gefäßentwicklung und Zellreichtum an den freien, spitz zulaufenden Enden).

Röntgen: Das Bild zeigt vor allem wieder die beträchtliche Schräglage des Gelenks und die scharf zugespitzte untere Akromialkante, ferner das zapfenförmig ausladende dorsale Klavikulaende mit feiner, lochartiger Unterbrechung seiner Randspongiosa.

Beurteilung: An den beiden Gelenken Nr. 8 fällt zunächst die eigenartige Form auf: die spitzig ausgezogenen unteren Kanten und das damit in Zusammenhang zu bringende dorsale Prominieren der Klavikula, die völlig auf der Akromialfläche ruht. Man ist versucht, einen Zusammenhang zu konstruieren zwischen der beschriebenen Form und dem Grundleiden, indem man annehmen könnte, daß ein (allerdings in Krankengeschichte und Sektionsbericht nicht besonders erwähnter) Habitus phthisicus zum Herabsinken des Akromions geführt hat, wobei es sich unter die Klavikula schob. Die weitere Folge dieser Subluxationsstellung mußte dann durch Vermittlung der in dauernd abnorme Spannung versetzten Kapseln die beim linken Präparat näher beschriebenen Randwucherungen sein, die schließlich zu dem ungewöhnlichen spitzen Ausladen derselben führten.

Im übrigen ist aber die Diagnose des vorliegenden Krankheitsbildes nicht sicherzustellen. Wir haben uns schließlich doch zu der Annahme einer Arthritis deformans in einem frühen Stadium mit fortschreitender Vaskularisation des Knorpels entschieden, ohne dadurch über die Natur der gefäßreichen Bindegewebszüge an den oberen Kanten des rechten Gelenks recht aufgeklärt zu sein, die sich am linken Präparat erst in den ersten Anfängen befinden. Für Arthritis deformans scheint uns allein die Durchbrechung der KKG. durch fibröses, gefäßreiches Mark zu sprechen in Verbindung mit der starken Neigung des Gelenkknorpels zu Zerfall. Es gehen aber mit ihr irgendwelche chronisch entzündlichen Veränderungen einher, die man sonst nicht gewöhnt ist zu sehen, die höchstens an den Befund von Nr. 33 r. erinnern können. Möglicherweise handelt es sich um Vorgänge, die mit der Rimannschen Hypothese von der unter Tuberkulose stattfindenden Veränderung der Gelenkflüssigkeit in Beziehung gebracht werden können.

Nr. 46 (Sekt.-Prot. Nr. 236/16): $47^3/_4$jähriger Proviantarbeiter. Chir. Abt. St. Georg.

Pathologisch-anatomische Diagnose: Fract. compl. humeri d. Luxatio hum. sin. Gasphlegmone.

Rechtes Gelenk: Die im ganzen gut erhaltenen planparallelen Gelenkflächen sind mit Blut bedeckt und anscheinend dadurch sandig. Die unteren Kanten beider Gelenkenden zeigen an mehreren Stellen Knorpelausbrüche, kleine, zackige Randdefekte. Eine etwas ausgedehntere Ablösung einer flachen Knorpelscheibe findet sich nahe dem hinteren Gelenkende am Akromion. Die Scheibe haftet noch an der unteren Kapsel. Ebenso findet man weiter vorn im Gelenk eine dreieckige Abblätterung an der Klavikulakante, die noch auf ihrer Ablösungsstelle haften geblieben ist. Entlang der unteren Synovialis ziehen sich kleine, hellrot injizierte Zotten (vgl. Textfig. 21).

Schnitte: Vor dem Trauma haben offenbar normale Verhältnisse obgewaltet, da die Knorpelbeläge nur stellenweise Zerfaserungen an der Oberfläche aufweisen, die noch nicht als krankhaft angesehen werden können, und die Knorpelknochengrenze durchweg an beiden Enden intakt ist. Nur am oberen Ende des Klavikulaknorpels sieht man vertikale Spaltungsvorgänge und stärkere Zerklüftungen. Sie hängen mit der hier vorliegenden Meniskusbildung zusammen, die man nur im vorderen Gelenkteil in Form dieses schmächtigen, der Klavikulakante anliegenden Keils findet.

Jetzt sind die ganzen Knorpelkonturen durch reichliche, schon großenteils hyalinisierte, kernlose Blutmassen überzogen, die ihnen ein filziges Aussehen verleihen. Sie kriechen natürlich

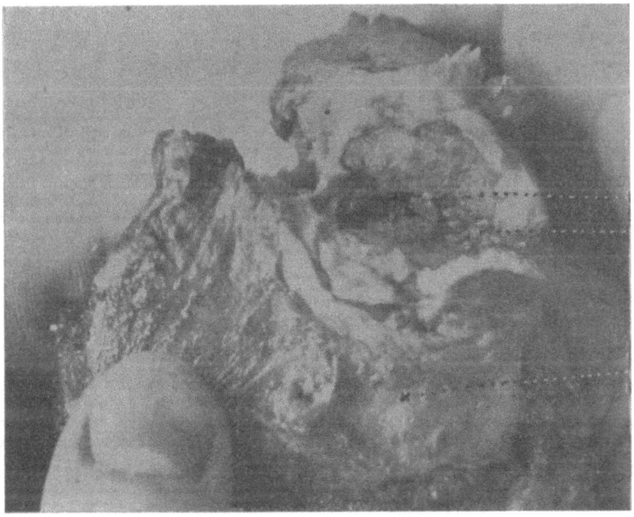

Textfig. 21. Photographie des dorsal eröffneten und aufgeklappten Gelenks Nr. 46 r. Kleiner, zackiger Randdefekt mit ausgebrochenem Knorpelstückchen (bei „Absprengung") an der unteren Kante des Schlüsselbeins. Sandig-blutige Knorpelbeläge. Zotten der unteren Kapsel.

in eventuelle Spalte hinein, ebenso wie man auch in den Maschen des Meniskus und der unteren Synovialis solche sieht. An Verletzungen findet man an der unteren Kante der Klavikula eine in mehrere Teile zerrissene kalottenförmige Ablösung, ferner an verschiedenen Stellen klaffende Spalten zwischen Knorpelbelag und KKG., so eine ausgedehntere Spalte in der Mitte des Akromions.

Beurteilung: Kontusion des Gelenks durch Eisenbahnüberfahrung in Verbindung mit komplizierter Fraktur des Oberarms. Absprengung der Knorpelkanten und Knorpelspaltungen an der KKG. Sonst normales Gelenk mit nur spärlicher Knorpelauffaserung.

Nr. 22 (Sekt.-Prot. Nr. 347/14). 48jährige Produktenhändlerin. Chir. Abt. St. Georg.

Pathologisch-anatomische Diagnose: Beckenabszeß. Ulcus duodeni mit Gefäßarrosion. Ikterus. Syphilis obsoleta.

Rechtes Gelenk: Vorderer Meniskus ziemlich aufgefasert, teilt sich horizontal; unteres Stück zieht in Form eines sehr schmalen Kiels durch das ganze Gelenk, oberes legt sich als breiter

Kiel auf die dorsale Kante der Klavikula. Er ist bis ins hintere Gelenkende zu verfolgen, wird dabei aber schmächtiger. Akromialknorpel gleichmäßig stark und oberflächlich ziemlich glatt und weiß, Klavikularknorpel dagegen nimmt rückwärts an Dicke ab und wird stark uneben, feinkörnig, rauh und von grauer Tönung.

Schnitte, makroskopisch: In den etwas vor der Mitte entnommenen Schnitten sind beide Knorpelbeläge ziemlich gleichmäßig dick, die Klavikulakontur aber ausgesprochen filzig, das Akromion fast glatt. Der trichterförmige, beträchtlich über das Gelenk vorspringende Meniskus ist durch einen fein gezackten Spalt vom Klavikulaknorpel durch einen weiter klaffenden, tadellos glatt konturierten, über die Akromialkante ausladenden Rezessus von diesem getrennt. An den unteren Meniskuszipfel schließen sich feine Fäserchen an, denen Synovialfalten von unten entgegenkommen. An den KKG. sieht man keine gröberen Unterbrechungen bis auf einen fast hanfkorngroßen Einbruch an der unteren Klavikularkante. Hier ist der Knorpel eingebuchtet und zerbröckelt. Beide dorsalen Knochenkanten laden verstä kt aus und sind leicht zurückgebogen.

Mikroskopisch: Akromion normal, nur ganz spärliche Faserungen. Sehr erhebliche Zerklüftung des Meniskuskörpers und feinste Auffaserung seiner Spitze, ebenso die gegenüberliegende Schlüsselbeinkontur, die gerade gegenüber der Meniskusspitze einen tiefen, radiären Einbruch des Knorpels aufweist. Entlang der KKG. kleinere Fasermarkräume und kurze, parallele Spaltbildung zwischen Knorpel und Kalklinie, die aber verschwinden gegenüber der schon erwähnten Einbruchstelle an der unteren Kante, wo weit miteinander kommunizierende Markräume mit nur an den teilweise deutlich verdickten und Kalkbau aufweisenden Spongiosabälkchen spärlich ossifizierendem, sonst teils dicht, teils lockerfaserigem Gewebe gefüllt sind, das von großen Gefäßräumen unterbrochen wird, in denen sich eine blaßrosafarbene amorphe Masse findet, die entweder vollkommen hyalinisiert oder noch feingekörnt ist. Die in nächster Nachbarschaft des Faserraumes befindlichen Blutgefäße enthalten normal gefärbtes und geformtes Blut. Die über den Zugang zur Höhle vorragende untere Knorpelkante der Klavikula ist auf die Hälfte verschmächtigt und weist Knorpelzellwucherungen auf. Um sie herum finden sich Knorpeltrümmer, wie auch in einer in die Fasermarkhöhle sich hineinsenkenden Furche des Knorpels.

Röntgen: An der unteren Kante der Klavikula erkennt man kleine, rundliche Strukturunterbrechungen der Randspongiosa.

Beurteilung: Arthritis deformans vom Meniskusspalt ausgehend, im Anfangsstadium ohne Beteiligung des Akromions. Starke Zerflederung und Hinaufscherung des vorderen oberen Meniskus. Fasermarkzyste an der unteren Kante der Klavikula mit hyalinisiertem Blut und spärlicher Ossifikation (sekundär traumatischen Ursprungs).

Linkes Gelenk: Der Meniskus zeigt hier eine etwas andere Anlage als rechts, insofern nämlich außer dem dorsalen Keil, der wie rechts auf die Klavikula hinaufgeschoben ist, auch die untere Lamelle vollständiger ausgebildet ist, und zwar dadurch, daß der Klavikulabelag sich etwa bis zur Mitte des Gelenks in seiner unteren Hälfte ganz abgespalten hat. Der erhaltene Klavikularknorpel ist grau und körnig, der des Akromions wesentlich glatter und weißer. Während am freien Rande des vorderen Meniskus der Klavikularknorpel eine knopfförmige Anschwellung besitzt, findet man am Akromion hier feine Eindrücke.

Schnitte, makroskopisch: Das Akromion hat intakten, $1^1/_2$ mm dicken Knorpel, der nur in mittlerer Höhe gegenüber der zottig zerfaserten Teilung des Meniskus gedellt ist. Auf dem Klavikulaende ist der mittlere Abschnitt in etwa 5 mm Ausdehnung knorpelentblößt. Dorsal gegenüber dem trichterförmigen oberen Teil des Meniskus ist ein etwa 0,7—0,8 mm dicker Knorpelbelag stehen geblieben, kaudal legt sich der solide fast 2 mm starke untere Meniskusteil gegen die KKG. der Klavikula, von der er zunächst durch einen zierlichen gezackten Spalt getrennt ist, um dann abwärts mit ihr zu verschmelzen. Unter der mehrfach an kleineren Stellen unterbrochenen KKG. sieht man die Markräume von eosinrotem Gewebe angefüllt.

Mikroskopisch: Akromialknorpel großenteils intakt, nur an der Stelle der Eindrücke (s. o.) ist die oberflächliche Lage in kleinste kern- und strukturlose Schollen zersplittert. Ihr gegenüber befindet sich die horizontale Spaltungsstelle des Meniskus mit ebenfalls stärkster Zerklüftung. Seine Spaltstücke zeigen aber faserknorpeligen Bau mit großen, meist einzeln liegenden Zellen wie der Meniskuskörper selbst. Vom Klavikulaknorpel stehen nur noch kleine Inseln, deren Ränder zerspalten und gequollen sind. Die KKG. zeigt bedeutende Unebenheiten und Unterbrechungen; mehrfach findet man tiefe, grubige Einsenkungen, die von lebhaft wucherndem Knorpel ausgefüllt sind.

Es entstehen dadurch isolierte Knorpelknötchen, wie sie die Taf. II, Fig. 22 aufweist. Zwischen diesen Knötchen ist die KKG. ganz von Knorpel entblößt, oder man findet spärliche Reste in Form kleiner Schollen. An andern Stellen wird die KKG. durch das die erweiterten subchondralen Maschen füllende Fasermark durchbrochen. Ihr Inhalt dringt stellenweise weit ins Gelenk vor, wie z. B. in Schnitt 2 (Taf. II, Fig. 23), wo man enorm zerklüftete Knorpelmassen bukettartig herausquellen sieht. Ihr sehr dichter Zellgehalt besteht teils aus deutlichen polygonalen, mit Kapseln versehenen Knorpelzellen, teils aus schmalen, stäbchenförmigen Bindegewebskernen mit teilweise länggezogenen Protoplasmafortsätzen. Die Grundlage ist teils streifig, teils amorph. Das Gewebe setzt sich ins Innere der Markräume fort und zeigt hier in ausgedehntestem Maße Neigung zur Knorpelneubildung, die entweder in der Art flächenhafter Metaplasie des Bindegewebes oder in Anlehnung an die Spongiosabalken in Form umschriebener Knorpelkerne auftritt, die aber stellenweise auch eine sehr bedeutende Ausdehnung annehmen, so daß man sie vermöge ihrer intensiv blauen Färbung auch schon makroskopisch wahrnehmen kann (Taf. II, Fig. 23).

In andern fibrösen Räumen findet man große, unregelmäßig geformte, homogene Schollen, die sich mit Eosin blaßrosa, im van Gieson-Präparat blaßbräunlichgelb färben. Sie werden umlagert von einreihigen Lagen langgeschweifter Spindelzellen, die auch teilweise in sie eindringen. An andern Stellen findet man sie eingehüllt in konzentrisch geschichtetes, dichtes Spindelzellgewebe. Ihr fast strukturloses Stroma, ihre Färbung erinnert vollkommen an die auf dem Akromion sichtbaren Knorpelschollen. Sie sind also wohl mit Recht als Knorpeltrümmer anzusehen. Neben diesen Komplexen findet man weite Gefäße, in denen man denselben homogenisierten Inhalt sieht, wie er im rechten Präparat in der Einbruchstelle an der unteren Klavikulakante sichtbar war. In den Randpartien der Räume nimmt das Spindelzellgewebe an Dichte zu und lehnt sich, meist unterbrochen von verschieden breiten homogenen, rosa Säumen an die Spongiosabälkchen an. Diese Säume, die man zunächst für Ossifikationssäume zu halten geneigt ist, unterscheiden sich strukturell doch deutlich von solchen. Die Zellen, die sich in den Säumen finden, nehmen nämlich nur selten ausgesprochenen Knochenkörperchenbau an, behalten vielmehr meist bindegewebigen Bau, so daß man noch die langen, spindeligen Protoplasmafortsätze erkennt. Die rosafarbenen Partien treten außerdem geflechtartig auf, ohne daß sie auch hier Knochenzellen entwickeln, dagegen findet man immer wieder dazwischen Knorpelzellhaufen. Es liegt also eine ganz ungewöhnlich massige Knorpelneubildung vor. Die die Räume auskleidenden Knochenbälkchen, gegen die das fibröse Gewebe in der beschriebenen Weise andrängt, zeigen tiefe, lakunäre Konturen ohne Riesenzellen und oberflächlich häufig Verlust ihrer Zellen.

Beurteilung: Der weitergehenden Meniskusabspaltung von der Klavikula entspricht ein wesentlich fortgeschrittenes Stadium der Arthritis deformans, die sich aber im wesentlichen noch auf die Klavikula beschränkt, während das Akromion bis auf den beschriebenen dellenartigen Eindruck mit oberflächlicher Knorpelzersplitterung gesund ist. Unter den schweren Veränderungen der Klavikula (Verlust der Knorpeldecke, inselförmige Zersprengung der Reste, ausgedehnte fibröse Metaplasie des subchondralen Marks mit Herausdrängen desselben durch die unterbrochene KKG.-Bildung von Knorpelknötchen in den Einsenkungen der KKG.) imponiert als ganz ungewöhnlich ausgedehnt die vielseitige Knorpelneubildung. Die an die Spongiosabälkchen sich anlegenden Säume sind keine eigentlichen Knochensäume.

Nr. 3 (Sekt.-Prot. Nr. 213/14). 52½jähriger Geschirrführer. Med. Abt. St. Georg.

Pathologisch-anatomische Diagnose: Carcinoma oesophagi. Fibröse Myokarditis infolge Koronarsklerose.

Rechtes Gelenk: Sehr umfangreiches Gelenk (20 : 25—30 mm). Knorpelflächen körnig oder faserig aufgelockert, teils ganz uneben. Vorn und hinten finden sich halbmondförmige Scheiben, deren hintere blumenkohlgewächsartig zerspalten ist. Im vorderen fühlt man mit der Nadel Kalk. Beide Scheiben haben an ihrer Basis ungefähr eine Dicke von 5 mm und eine Breite (sagittal) von 6—7 mm, so daß also in der Mitte über 1 cm des Gelenks freibleibt von Zwischenlage. Hier erscheinen die Knorpelbeläge stellenweise am schwersten verändert und defekt. Einzelne kleine Knorpelinseln sind stehen geblieben, deren Ränder scharf gegen die knorpelentblößte Nachbarschaft abfallen.

Schnitte, makroskopisch: Das Präparat wurde zunächst horizontal ungefähr in der Mitte durchsägt, dann die untere Hälfte wieder in drei Teile: eine vordere Hälfte und zwei hintere Viertel mittels zu dem ersten (horizontalen) Schnitt senkrecht (frontal) stehender Schnitte, so daß 4 Stücke für sich eingebettet und untersucht werden konnten.

Im ersten Stück, das also den Gelenkspalt in seiner ganzen Ausdehnung von vorn nach hinten zeigt, finden sich die beiden obengenannten Zwischenscheiben, die beide in größere Lappen zerspalten und an ihren Rändern und Spitzen fein zerfasert sind. Der Belag des Akromions ist noch einigermaßen intakt, 12—15 mm stark, seine Kontur fein gezähnt, der der Klavikula stellt auch noch einen zusammenhängenden Überzug dar, der aber sehr fein ist und an den Enden

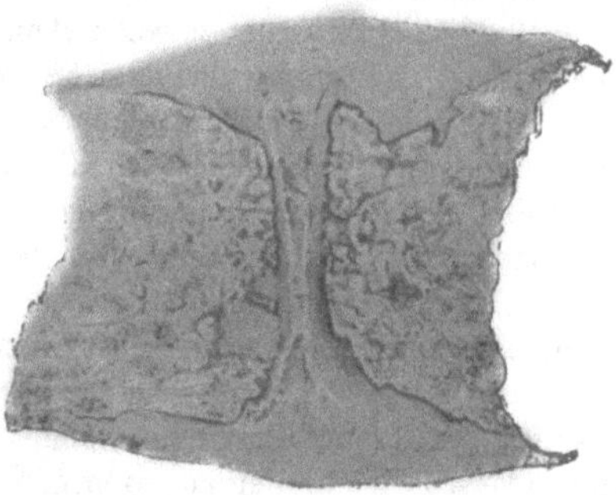

Textfig 24. (Zeichnung) zu Gelenk Nr. 3 r (Horizontalschnitt). Zerklüfteter vorderer und hinterer Meniskus. Akromion: Knorpel von noch ziemlich guter Stärke, aber schon mehrfache Durchbrechungen der KKG. und subchondral reichl. Fasermark. Klavikula: Knorpel zum Teil inselförmig zerfallen und sehr dünn. Große zystische Räume nahe der hinteren Kante.

bereits in Inseln zerfällt, zwischen denen knorpelentblößte Partien sich finden. Beide KKG. verlaufen einigermaßen geradlinig, sind aber von zahllosen feinen Durchlochungen unterbrochen. Unter dem vorderen Ende der Klavikula, $^1/_2$ cm hinter der vorderen Kontur, findet sich eine fast $^1/_2$ cm im Durchmesser haltende, kreisrunde Aussparung der Spongiosa, die von blaßrosa Inhalt gleichmäßig erfüllt ist. Dahinter noch eine kleinere, ebenfalls dicht unter der KKG. gelegene (vgl. Textfig. 24).

Stück 2, die vordere Hälfte der unteren Hälfte des ganzen Präparats, verhält sich bezüglich der Knorpelbeläge ebenso. Nahe der vorderen Ecke des Akromions finden sich hier dicht unter der KKG. ebenfalls größere Löcher in der Bälkchenzeichnung, in deren Nachbarschaft die Spongiosa eine leichte Verdichtung und Dickenzunahme ihrer einzelnen Bälkchen aufweist.

Stück 3, von der hinteren unteren Hälfte das vordere Stück, zeigt neben dem fast vollständigen Verlust aller Knorpelbeläge beider Knochen und entsprechender Ausweitung des Gelenkspalts (4 mm) eine ganz beträchtliche Ausweitung der unteren Kapsel, deren tiefster Punkt sich 7 mm unter dem Gelenkspalt befindet. Die Kanten beider Knochen sind zu Randwülsten ausgezogen, die des Akromions nur zu einem etwa $1^1/_2$ mm langen, zierlichen Sporn, die der Klavikula aber zu einer 5 mm breiten und 4 mm hohen Ausladung, die gegenüber der sonst leeren Spongiosa durch ihre Ausfüllung mit rosafarbenem Gewebe auffällt.

In Stück 4, dem hintersten untersten Teil des Gelenks, finden sich dieselben Verhältnisse wie schon in Stück 3, nur ist der hier auf fast 6 mm verbreiterte Gelenkspalt durch die wieder auftretende Zwischenscheibe zum Teil erfüllt, die eine Breite von 4 mm hat und die schon beschriebene starke Zerklüftung zeigt.

Mikroskopisch: 1. Nur an wenigen Stellen findet man noch den ursprünglichen Aufbau der Knorpelbeläge, meist vielmehr strahligen Bau mit einzeln, aber in dichten Reihen stehenden kleinen Zellen mit entweder polygonalem oder in sagittaler, also zur Anordnung senkrechter Richtung abgeplattetem Kern und einem die Kapseln fast ausfüllenden feinkörnigen Protoplasma. Radiär eindringende Spalten trennen diese Knorpelpartien vielfach bis an die KKG. in bandförmige Lamellen. Am freien Rande ist die Knorpelgrundsubstanz häufig nicht mehr strahlig, sondern homogen mit einzelnen größeren Zellkomplexen durchsetzt. Man gewinnt so den Eindruck, als wenn die von der KKG. ausgehende Organisation mit reihenförmig angeordneten Zellen die alte Knorpelgrundsubstanz vor sich herdrängt. Die KKG. ist vielfältig durchbrochen und uneben durch grubige Einsenkungen, an deren Rändern die alten Balken der verkalkten Grenzsubstanz pfeilerartig vorspringen. Man sieht dabei meist, wie die verkalkte Grenze noch etwas einwärts umbiegt. In den Gruben findet sich ebenfalls wieder häufig strahliger Knorpel. An manchen Stellen sind die Einbrüche der KKG. gegen die Markhöhle weit offen und führen in zellreiches Fasermark. Hier findet man nun in einzelnen Präparaten Vorgänge sehr anschaulich, die einen Einblick in die Entstehung der aus der Markhöhle heraussprießenden Knorpelfortsätze und Knorpelknötchen tun lassen, und wie wir sie auch an andern Gelenken häufig haben beobachten können (z. B. 33 r. und 22 l.); an den Spongiosarändern dieser fibrösen Räume entwickelt sich großblasiger Knorpel, entweder flächenhaft oder in Form kleiner Knospen. Seine Grundsubstanz ist dunkelblau, körnig, und besonders sind die geräumigen Kapseln der Knorpelzellen von dichter, körniger Masse eingerahmt. Von zwei gegenüberliegenden Balken können diese Knospen zusammenfließen und so eine neue Brücke bilden, die die Markhöhle verschließt. Das unterliegende Bindegewebe verändert sich in der Weise, daß sich zwischen den langgezogenen Spindelzellen eine homogene, blaßgelblichrote Substanz ablagert, innerhalb deren die Zellen teilweise schon Kapseln aufweisen. Vielfach findet sich die homogene Substanz auch in Form von zellosen Schollen, die man als eingepreßte Knorpeltrümmermassen ansehen darf in Analogie mit Beobachtungen aus dem Präparat Nr. 22 l. Aus den soeben beschriebenen Knorpelknospen sproßt nun der strahlige Knorpel, der aus der Einbruchstelle der KKG. herausquillt und hier frei endet oder deutlich sich in dort befindliche ältere Knorpelreste eindrängt und diese substituiert oder vor sich herdrängt. Ossifikationsvorgänge sind nirgends zu sehen. (Vgl. Taf. II, Fig. 25.)

Die Konturen der Gelenkknorpel sind durchweg in stärkstem Maße zerfasert und gespalten, ebenso die beiden Meniskusteile.

Die vordere Synovialis sendet in den zwischen den Gelenkknorpeln und dem Meniskus freibleibenden Rezessus feine, gefäßreiche Zöttchen aus.

In dem makroskopisch sichtbaren Hohlraum findet man lockeres Gewebe mit teils langgezogenen Spindel-, teils ausgesprochenen sternförmigen Zellen, reichlichen Blutgefäßräumen, die aber nur vereinzelt noch bluthaltig sind, vielmehr meistens farblosen, hyalinisierten Inhalt zeigen. Dazwischen liegen vereinzelte Einsprengungen, die man als Knorpeltrümmer ansprechen darf, entweder in Form kleinster, dunkelrot gefärbter Bröckel, wie man sie in den Gelenkknorpelspalten und im Gelenkspalt selbst massenhaft vorfindet, oder in Form größerer homogener, blaßgelber, kernloser Schollen, die von dem Zystengewebe dicht umschichtet werden (vgl. Taf. II, Fig. 25). In der direkten Umgebung der Zyste wie auch der übrigen, in den weiteren Präparaten sichtbaren, ist das Bälkchengewebe entschieden dichter und verdickt. Man findet auch zierliche blaßrosa Leisten sich entlang der Zysteninnenwand an die Bälkchen legen, die wie schon in Präparat 22 l. (S. 54) nicht den gewöhnlichen Knochensaumcharakter haben. Vielmehr scheint es sich um Knochenbildung über ein knorpeliges Zwischenstadium zu handeln, denn man findet in den Säumen großblasige Zellen, und ebensolche in den Randpartien der Knochenbälkchen selbst, die das Aussehen der KKG. annehmen. An andern Stellen haben sich dann hieraus osteoide Säume entwickelt.

Unter den übrigen Präparaten 2, 3, 4 ist nur die erwähnte Randwulstbildung des näheren zu erörtern; das scheinbar homogene, rosafarbene Gewebe, das ihre Maschen füllt, ist lediglich Zellmark. Wucherungsvorgänge irgendwelcher Art finden sich nirgendwo. Die Merkmale einer Knochenneubildung fehlen also vollständig, wohl aber findet man in den oberflächlichen Spongiosamaschen fibröses Mark mit zahlreichen Osteoklasten, die die Ränder lakunär benagen; die Knochengrenze wird dadurch vielfach unterminiert und durchbrochen.

Röntgen: Auf einem axialen Bilde sind die KKG. beider Gelenkenden in ganzer Ausdehnung fein durchbrochen und uneben. Auf dem untenstehenden sagittalen Bilde sind die größeren zystischen Strukturdefekte, wie auch die eigenartigen Randwulstbildungen gut zu erkennen (vgl. Textfig. 26).

Beurteilung: Vorgeschrittenes Stadium der Arthritis deformans: Zerfall und Verlust der Gelenkknorpel, Umwandelung derselben von der KKG. her in strahlig gebauten Knorpel. Unterbrechungen und Einsenkungen der KKG. Große, subchondrale Fasermarkräume mit Knorpeltrümmern und hyalinisiertem Inhalt der Blutgefäße. Knorpelregeneration von den Spongiosabälkchen aus, die zur stellenweisen Wiederherstellung der verkalkten Knorpelgrenze und zur Abgrenzung der Markräume gegen den Knorpel führen. Ossifikation fehlt meist, wo sie in der Umgebung der größeren Fasermarkräume auftritt, hat sie ein knorpeliges Vorstadium.

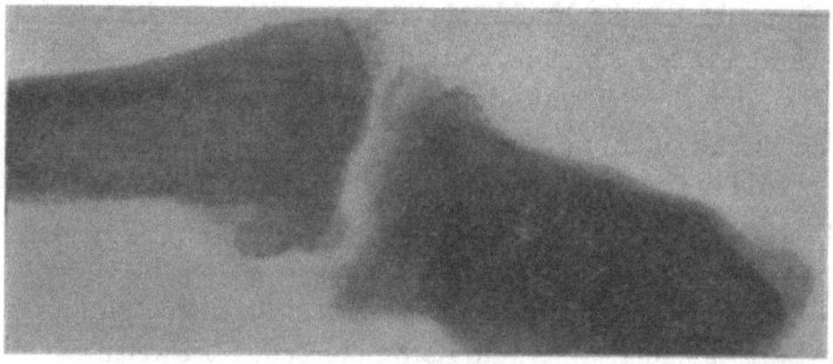

Textfig. 26. Röntgenbild (Techn. 4.): Subchondrale zystische Strukturdefekte und Randwulstbildungen.

Linkes Gelenk: Ebenfalls umfangreiches Gelenk, das um die beiden Hauptachsen recht frei beweglich ist und einen fast durchgehenden Meniskus enthält, der wie rechts stark verfilzt ist. Die Knorpelbeläge sind zum Teil in besserem Zustande als dort, insbesondere der des Akromions. Hier findet man noch flächenhaft erhaltenen weißen und ziemlich glatten Knorpel. Auf der Klavikula ist er aber nach vorn zunehmend fein granuliert und grau. Stellenweise größere Höcker.

Schnitte, makroskopisch: Zwei Schnittserien aus dem mittleren Sägestück liegen zur Untersuchung vor; in der hinteren fällt die Kugelform des Schlüsselbeinendes auf, die vor allem durch eine starke dorsale Ausladung bedingt ist, während an der unteren Kante sich nur ein kleiner, spitziger Sporn findet. Eine stärkere, leistenförmige Ausladung bildet die untere Kante des Akromions. Der Meniskus zerfällt in zwei sich in der Mitte begegnende keilförmige Teile, deren oberer sich dorsalwärts ins Kapselgewölbe erhoben hat. Die Knorpelbeläge sind sehr unregelmäßig: ein einigermaßen gut erhaltener Abschnitt findet sich noch auf dem Akromion, während die Klavikula im Bereich der Meniskusentfaltung kaum noch Beläge aufweist, in der Mitte nur einen ganz flachen, buckeligen Knorpel. Die KKG. sind reichlich unterbrochen und fehlen stellenweise makroskopisch vollständig.

In der vorderen Schnittserie ist nur ein Rest des unteren Meniskus vorhanden, der obere hat sich ganz in die Gelenkkapsel zurückgezogen. Da die Knorpelbeläge teilweise ganz fehlen, teilweise in spärlichen Resten vorhanden sind, ist der Gelenkspalt sehr weit. Auf dem Akromion findet sich ein $^1/_4$—$^1/_2$ mm dicker Belag, nur an der oberen Kante noch ein überhängender, 2 mm starker Rest des alten Gelenkknorpels; die Klavikula ist in ihrer unteren Hälfte vollkommen frei von Knorpel, nach oben zu, wo sie in einen beträchtlich über das Niveau der oberen Akromialkante ragenden zugespitzten Kamm ausläuft, von ähnlichem Belag bezogen wie das Akromion.

Mikroskopisch: Man findet in beiden Schnittserien sehr ähnliche Veränderungen wie im rechten Gelenk; die restierenden Knorpelbeläge sind bis auf die obere Kante des Akromions von dem verändert strahligen Bau, entspringen zum Teil aus Vertiefungen der KKG. oder an Durchbruchstellen aus dem Marklager, das vielfach in weiter Ausdehnung in fibröser Metaplasie sich befindet. Knorpeltrümmer finden sich reichlich, ferner auch die Knorpelregenerationsvorgänge, wie sie im einzelnen im rechten Präparat geschildert sind, und führen auch hier zur Wiederherstellung der verkalkten Grenzschicht. An den ziemlich ausgedehnten Stellen der Klavikula, wo der Knorpel ganz verloren gegangen ist, wird die zum Teil geglättete Spongiosa von einer alle Unebenheiten ausfüllenden schmalen Bindegewebslage überzogen, die in der Nähe des Knochens etwas lockerer, wellig, dann aber straff parallelfaserig und zell- und kapillarhaltig ist.

An der unteren Kante des Akromions der hinteren Schnitte findet man neben den schon rechts beobachteten Resorptionsvorgängen (Osteoklasten) ausgesprochene Wucherungserscheinungen; an die verkalkte Grenze der Spongiosa des Sporns schließt sich zunächst eine blaßblau getönte, strukturlose Schicht Knorpel an, in der sich dann richtige Knorpelzellsäulen wie in der Epiphyse entwickeln.

Röntgen: Auf dem axialen Bild eine größere Zyste nahe der vorderen Kante der Klavikula. Die Veränderungen der KKG. kommen infolge schräger Projektion der Gelenkflächen nicht zur Darstellung.

Das sagittale Bild zeigt die eigentümliche Kugelform des Klavikulaendes, die Randwülste und vielfache Aufhellungen der Randzeichnung

Beurteilung: Arthritis deformans ungefähr im selben Stadium wie rechts, auch in den Einzelheiten sehr ähnliche Vorgänge wie dort. Sehr deutlich ist wieder die Knorpelregeneration und Wiederherstellung der KKG. An den Randwülsten findet man hier neben Abbau auch Wucherung der äußersten Knorpellage. Die Gelenkflächen sind zum Teil noch weitgehender knorpelentblößt als rechts, es zeigen sich von Pannus überzogene Schliffstellen.

Nr. 27 (Sekt.-Prot. Nr. 344/15). 53jähriger Bahnmeister. Chir. Abt. St. Georg.

Pathologisch-anatomische Diagnose: Vielfache Verletzungen durch Eisenbahnüberfahrung, Tod durch Aspiration infolge Trachealruptur. Contusio humeri sin. Fract. acromii et clav. sin.

Linkes Gelenk: Präparat nach Entkalkung horizontal durchschnitten. Auf den beiden Schnittflächen sind beide Knochen stark durchblutet, nur das Gelenkende des Akromions weiß. Das Gelenkende des Schlüsselbeins ist in mehrere Stücke zertrümmert, die Gelenkkontur selbst erhalten, nur sieht man einen radiären Knorpelspalt etwa in der Mitte. Am Akromion beginnen die Frakturlinien erst am Ansatz der Gräte, die selbst in drei Längsbruchstücke zerspalten und vom Akromion ziemlich quer abgebrochen ist. Außer dem erwähnten Knorpelspalt erleidet das Gelenk selbst keine makroskopischen Veränderungen. Es besitzt ziemlich gleichmäßig dicke Knorpelbeläge und einen vorderen und hinteren Meniskus. Die Beläge sind nicht vollkommen glatt, zeigen feinste Körnelungen, grubige Vertiefungen und feinste Kerben.

Schnitte, makroskopisch: Außer den die beiden Knochen durchsetzenden Bruchlinien, die nicht in die Nähe der Gelenkenden heranreichen, findet man folgende Veränderungen im Gelenk selbst: Die ziemlich gleichmäßigen Knorpelbeläge sind an der Oberfläche feinfaserig und blutig belegt. Blut findet sich ferner in den zierlichen vorderen und hinteren Rezessus neben den beiden Zwischenknorpelstücken. Mehrere feine, radiäre Spaltlinien dringen in das hintere Ende des Klavikulaknorpels ein und setzen sich zum Teil parallel zur KKG. und dicht an dieser fort. Die Spalte sind nur an ihrer Blutfarbe zu erkennen. In andern, weiter kaudal gelegenen Schnitten findet man nur den schon am Präparat sichtbaren radiären Spalt in der Mitte des Klavikulaknorpels.

Mikroskopisch: Alte Veränderungen, die mit der Kontusion keinen Zusammenhang haben; der Klavikulaknorpel zeigt zahlreiche radiär eindringende Spalten, die ihn oberflächlich in einzelne

Bänder zerlegen. Die äußersten Konturen sind ferner beträchtlich zerfasert. Außer ganz kleinen Fasermarksammlungen an der KKG. ist diese intakt, ebenso wie die des Akromions, das kaum Auffaserung aufzuweisen hat.

Folgen der Verletzung: Die Knorpelbeläge sind durchweg von Blut bedeckt, das in alle Spalten eindringt und diese dadurch im mikroskopischen Bilde hervorhebt. Es dringt auch in die Fältelungen und Rezessus der Synovialis ein und findet sich massenhaft interstitiell in den Kapseln, die keine größeren Zerreißungen aufweisen. Der Akromialknorpel ist nur im hintersten Abschnitt großenteils schon extraartikulär an der KKG. zertrümmert, indem hier unregelmäßig zackige Spalte entweder den Knorpel abtrennen oder zwischen Knochen und Kalkschicht durchlaufen. Hier grenzen die Frakturlinien des Knochens der Schultergräte dicht an den Knorpel an. Der Schlüsselbeinknorpel zeigt die schon makroskopisch sichtbaren Spaltlinien, die mikroskopisch noch zahlreicher sind, da sie nicht sämtlich mit Blut gefüllt sind. Sie sind ebenfalls gezackt und trennen ganze Knorpelstücke aus dem Zusammenhang, die aber ihre Lage bewahrt haben.

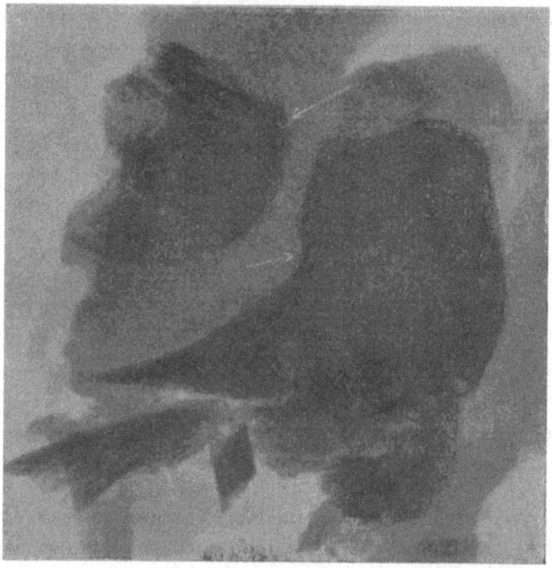

Textfig. 27. Röntgenbild zu Gelenk Nr. 27 l. (Techn. 5.) Zertrümmerung beider Knochen mit Einlaufen verschiedener Bruchlinien bis ins Akromialgelenk.

Röntgen: Man erkennt die schon beschriebenen Frakturlinien und Zertrümmerungen der beiden Knochen. Die KKG. der Klavikula durch Einmündung von Frakturspalten uneben (vgl. Textfig. 27).

Beurteilung: Kontusion des Akromialgelenks in Verbindung mit Fraktur beider Knochen; Blutungen ins Gelenk und in die Kapseln, Knorpelfissuren und Spaltungen an der KKG. Die Beschädigungen des Schlüsselbeinknorpels sind erheblich ausgedehnter als die des Akromions.

Das Gelenk war vor dem Trauma im wesentlichen gesund, zeigt nur mäßige Zerfaserung des Schlüsselbeinknorpels, die mit der Meniskusbildung den bekannten Zusammenhang haben wird.

Nr. 25 (Sekt.-Prot. Nr. 162/15). 57jähriger Postaushelfer. Med. Abt. St. Georg.

Pathologisch-anatomische Diagnose: Krupp. Pneumonie. Vereiterung des linken Schultergelenks und der umgebenden Muskulatur. Käsige Lungenherde.

Linkes Gelenk: Knorpelflächen bis auf die Knochenkanten vollkommen zerstört. Der Gelenkspalt wird, besonders kaudal, sehr weit dadurch, daß hier offenbar außer den Knorpeldefekten auch Zerstörung der oberflächlichen Spongiosa stattgefunden hat. In der unteren Kapsel befindet sich ein rundlicher Defekt. Das Gelenk ist von eitrigen Belägen austapeziert. Auf den Durchschnitten zeigt sich die Spongiosa durchweg eitrig durchsetzt. Röntgenbilder bestätigen die tiefgreifende Usurierung der Knochenränder und in der Mitte vorliegende Ulzeration der unteren Klavikulakante.

Mikroskopisch fehlen die Knorpelbeläge großenteils, die freiliegende Spongiosa wird rundum von eitrigem Granulationsgewebe eingehüllt, das Fortsätze ins Gelenk streckt. Die Bälkchen werden von Zügen von Osteoklasten begleitet und tief arrodiert. In den beiden Kapseln reichlich kleinzellige Infiltrate.

Beurteilung: Stärkste Einschmelzung der Knorpelbeläge und oberflächlichen Spongiosa durch eitrige Infektion des Akromialgelenks vom Schultergelenk aus, mit dem es durch einen Defekt der unteren Kapsel kommuniziert.

Nr. 1 (Sekt.-Prot. Nr. 212/14). 61$^1/_2$jähriger Schmied. Chir. Abt. St. Georg.

Pathologisch-anatomische Diagnose: Marasmus senilis, schwere allgemeine Arteriosklerose, Zehengangrän.

Rechtes Gelenk: Auf den frontalen Sägeflächen fällt vor allem die erhebliche Höhendifferenz in die Augen: Klavikula bis fast 22, Akromion bis 14 mm hoch. Dem dorsal vorspringenden Schlüsselbeinende legt sich eine 6 mm breite Knorpelmasse an, die dorsal mit der Kapsel innig verschmolzen ist und sich mit dieser auf die Oberfläche der Akromialkante herabsenkt, so den Niveauunterschied nach außen hin verwischend. Die Knorpelmasse entspringt von der vorderen Kapsel, wo sie noch deutlich die Meniskusanlage verrät, indem sie tiefer ins Gelenk hinunterhängt. Ihr schließt sich im unteren Gelenkabschnitt eine breite, faserig-knorpelige Einlage an, die sich als schmales Blatt durch das ganze Gelenk erstreckt. Auf der Klavikula findet man ihr gegenüber im hinteren Abschnitt eine tiefe, in der Form genau entsprechende Usur, wie wenn der Zwischenknorpel aus dem Knorpelbelag ausgefallen wäre. Die Gelenkknorpel sind im übrigen rauh, faserigfilzig, stellenweise uneben, von scharfrandigen Defekten besetzt, wozu auch der schon genannte gehört. Das Akromion unterscheidet sich nicht wesentlich von der Klavikula.

Schnitte, makroskopisch: Auf weiter vorn gelegenen Schnitten ist zwischen dem erwähnten Knorpelkeil der Klavikula und der weit niedrigeren Kante des Akromions noch ein der letzteren aufsitzendes Knorpelstück eingeschaltet, das aus dessen KKG. entspringt und das verdickte obere Ende des akr. Gelenkknorpels darstellt. Während der klavikulare Belag noch ziemlich gleichmäßig ist, ist der des Akromions in der unteren Hälfte zerspalten. In den hinteren Schnitten waltet bezüglich des Gelenkknorpels das umgekehrte Verhältnis ob. Die dorsale Gelenkkapsel ist in beiden Stücken stark gewölbt, um den dorsalen Knorpelkeil aufzunehmen, und senkt sich dann strahlig divergierend auf die Dorsalfläche des Akromions.

Mikroskopisch: Vordere Schnitte: Oberflächliche Zerfaserung und Schollenbildung, sowie stellenweise tiefer radiär eindringende Spalten an beiden Knorpelbelägen, die aber sonst noch einigermaßen normalen Bau zeigen. Größere Einbrüche der KKG. finden sich aber an beiden unteren Kanten sowie auf der dorsalen des Akromions. Unter ihnen stark proliferierendes Fasermark mit reichlichen Gefäßen und Rekartilagineszenzvorgängen, wie sie in den Präparaten 33, 22 und 3 beschrieben sind. Sehr schön sichtbar ist auch wieder in der Einbruchstelle des unteren Akromions die Wiederbelebung alter Knorpelschollen, die in sie eingedrückt sind und von den in Knorpelzellen sich wandelnden Bindegewebszellen durchwuchert werden. In der Höhe der beiden unteren Einbruchsstellen sind die einander gegenüberliegenden Gelenkknorpel stärker zertrümmert; radiäre, bis auf die KKG. reichende Spalte in der Klavikula und parallele Abspaltungen größerer Platten vom Akromion. Die Meniskusmassen besitzen Gelenkknorpelbau und sind wie diese oberflächlich zerklüftet.

Hintere Schnitte: zeigen dieselben Vorgänge, nur in weit stärkerem und ausgedehnterem Maße an beiden Gelenkenden. Nur das Akromion besitzt noch teilweise alten Knorpelbelag; auf der Klavikula befindet sich im oberen Abschnitt (etwa $^2/_3$ Höhe) ein schmächtiger Belag mit hyaliner Grundlage und einer Durchsetzung mit dichtstehenden, in radiären Reihen angeordneten kleinen, spindeligen Knorpelzellen, wobei die oberflächlichste Schicht zellfrei, strukturlos und fein aufgefasert ist. An diesen Abschnitt schließt sich abwärts eine tiefe Einbuchtung, die dem ausgebrochenen unteren Meniskus entspricht, an, die schon oben beschrieben war. Man findet hier an die etwas unebene und verschmälerte KKG. sich anschließend eine schmale Schicht homogener, rotgelb getönter Substanz, die vereinzelt Spindelzellen enthält, die Kapseln um sich bilden und über dieser eine ungefähr ebenso starke Lage dichtzelligen Spindelzellgewebes.

Röntgen: Das Bild von den mittleren Sägestücken zeigt sehr schön die Inkongruenz der beiden Gelenkenden und den breiten Zwischenraum zwischen den dorsalen Kanten, der mit der Knorpelmasse ausgefüllt wird. Die Unregelmäßigkeiten der KKG. sind besser auf axialen Bildern sichtbar. Spongiosa sehr zierlich und weitmaschig.

Beurteilung: Die histologischen Vorgänge sind die der Arthritis deformans (Zerfaserung und Neubildung der Knorpelbeläge neben größeren Usuren [Knorpelnarbe], größere Fasermarkräume subchondral mit Knorpeltrümmern und Rekartilagineszenzvorgängen). Die Lokalisation der Einbruchstellen an den Kanten und gegenüber mit lokalen Knorpelbrüchen sprechen für sekundär traumatische Vorgänge. Bemerkenswert ist die hochgradige Inkongruenz und massige Meniskusentwicklung im oberen Gelenkrezessus. Die Spongiosa ist sehr zierlich, und auf den Knochensägeflächen besteht ausgesprochene Osteoporose, die auch die Röntgenbilder veranschaulichen.

Linkes Gelenk: Die Gelenkflächen sind rauh und filzig, stellenweise gefurcht, aber ohne größere Defekte. Die Zwischenknorpelentwicklung ist bedeutend spärlicher als rechts, nur vorn und hinten, während die Mitte völlig frei davon ist. Hier sind die Knorpelbeläge durchweg gut erhalten und von ziemlich gleicher Stärke. Beweglichkeit des Gelenks viel geringer als rechts.

Schnitte, makroskopisch: Die Inkongruenz der beiden Gelenkenden kommt auch auf dieser Seite etwas zur Geltung, doch in viel geringerem Maße als rechts; größter Unterschied 9 : 13. Auch hier wird die Differenz durch massigere Entwicklung der dorsalen Knorpelenden ausgeglichen, indes ist der dorsale Meniskusteil kleiner. Im Knorpel der unteren Kante der Klavikula fällt ein kleiner, isolierter Kalkkern auf.

Mikroskopisch: Die Knorpelbeläge sind im ganzen erhalten und zeigen die normale, wirrfaserige Anordnung ihrer Struktur. Die Oberflächen sind ziemlich reichlich gefasert und gespalten, mit kleineren Schollen- und Brutkapselbildungen. Entlang der KKG. beider Knochen, an der Klavikula aber bedeutend reichlicher, finden sich feine, gezackte oder wellig verlaufende Spaltlinien, die zur Zertrümmerung der verkalkten Schicht hier und da führen. An solchen Stellen sind die ganzen bekannten Vorgänge im fibrös umgewandelten subchondralen Mark zu erkennen, die Knorpelneubildung in einzelnen Schnitten sogar besonders schön und demonstrabel. Im ganzen sind die Veränderungen aber nur vereinzelt, so daß es Schnitte gibt, in denen man kaum etwas davon sieht. Die jugendlichen Knorpelbildungen aus der KKG. pflegen in Form von rundlichen Prominenzen gegen den alten Knorpel vorzudringen oder ihn mehr diffus zu substituieren. An den Spaltstellen sieht man nicht selten die Trümmer der Kalkgrenze weit versprengt, in kleine Krümel zerfallen.

Bei dem erwähnten Kern an der unteren Klavikulakante handelt es sich um einen wirklichen isolierten Knochenkern mit kleinen Markräumen, der aber mit der unterliegenden Knochengrenze der Klavikula durch Knorpel in Verbindung steht, der teilweise kleinzellig-strahligen Bau hat. Da die verkalkte Knorpelgrenzschicht sowohl des Kerns als der Klavikulakante Zertrümmerungen aufweist und in einzelnen Schnitten sich auch Krümel derselben zwischen beiden Teilen im Knorpel zerstreut finden, ist der Gedanke sehr naheliegend, daß es sich um einen Abbruch der Kante der Klavikula handelt, der durch Knorpelkallus geheilt ist, wenn es sich nicht um einen auf Grund von Fall 32 r./l. zu vermutenden Epiphysenkern an der Klavikula handelt.

Röntgen: Das Röntgenbild zeigt die viel geringfügigere Höhendifferenz und den isolierten Knochenkern an der unteren Schlüsselbeinkante.

Beurteilung: Die Arthritis deformans ist viel weniger weit vorgeschritten, die Knorpelbeläge im ganzen noch intakt, nur oberflächlich zerfasert und gespalten. Viel weniger ausgedehnt, in ihren Formen aber gleich, sind die subchondralen Veränderungen, auch hier wieder sehr deutlich die Knorpelneubildungen von der in die subchondralen Räume verlagerten Knorpelgrenzschicht und der KKG. Die Meniskusbildung ist ganz unbedeutend, die Höhendifferenz viel geringer als rechts. Wichtig sind die zahlreichen feinen Spaltbildungen entlang der KKG., die zur Zertrümmerung derselben an vielen Stellen führen und zur Verlagerung ihrer Krümel und Trümmer.

Ein Knochenkern an der unteren Klavikulakante ist anscheinend das Produkt einer früheren Absprengung (Fraktur).

Nr. 38 (Sekt.-Prot. Nr. 34/16). $61^3/_4$jähriger Arbeiterinvalid. Med. Abt. St. Georg.

Pathologisch-anatomische Diagnose: Lungentuberkulose.

Rechtes Gelenk: Sehr kleines Gelenk. Die an und für sich schon fast winzig zu nennenden überknorpelten Enden werden durch eine unverhältnismäßig umfangreiche Gelenkeinlage, die ringförmig angeordnet ist, fast verdeckt. Der Meniskus entwickelt sich einmal im vorderen Gelenkabschnitt von vorn und unten und bildet eine ziemlich dicke, etwas unebene Scheibe, die zum Teil mit der Klavikula verschmolzen ist und sagittal etwa 3—4 mm mißt. Ihr oberer Rand, der besonders verdickt ist, macht einen tiefen Eindruck auf das akromiale Ende, so daß dessen Gelenkknorpel fast halbkugelig wird. Weiter entwickelt sich dann etwa in der Mitte zunächst stark zottig von der unteren Kapsel eine zweite Einlage, die sich allmählich erhöhend im hinteren Abschnitt zu einer zweiten Zwischenscheibe wird. Ein schmaler Fortsatz der vorderen zieht sich an der dorsalen Kapsel entlang und vereinigt sich hinten mit letzterer. Der Klavikulaknorpel fehlt im vorderen Abschnitt flächenhaft.

Schnitte, makroskopisch: (Etwas vor der Mitte des Gelenks entnommen, wo sich die tiefe, durch den Meniskus bedingte Kerbe auf der dorsalen Kante des Akromialknorpels findet.) Gegenüber dieser Stelle zeigt die Klavikula einen $^1/_2$ mm dicken, ziemlich gleichmäßigen, scheinbar homogenen, roten Belag, unter dem die KKG. vielfach unterbrochen ist. Nach unten zu schwillt dieser Belag beträchtlich an und scheint nahe der unteren Kante noch Knorpelcharakter anzunehmen, indem er leicht violette Färbung aufweist. Der sich halbkugelig vorbauchende Knorpel des Akromions unter der bezeichneten Kerbe erscheint makroskopisch nicht verändert und auch von solider KKG. gestützt zu sein. Reichliche Fasermassen erheben sich aus der unteren Gelenktasche und füllen den durch trichterförmiges Auseinanderweichen der unteren Knochenkante entstehenden Abstand aus.

Mikroskopisch: Es finden sich sehr eigenartige Veränderungen: die unteren Knorpelbeläge, die noch ziemlich breit sind, sind mehrfach von fibrillären, spindelzellreichen Gewebszügen durchzogen, im übrigen färben sie sich fast rein eosinrot und sind vielfach zerspalten und oberflächlich aufgefasert. Weiter aufwärts zu beiden Seiten der Ausweitung des Gelenklumens werden sie vollständig von teils zell- und gefäßreichem, teils dicht- und breitfaserigem Bindegewebe verdrängt, das sich an die spärlichen, oft in Form kleinster Inseln isolierten Reste der Randspongiosa anlegt und im übrigen in breiter Kommunikation mit den weiten, subchondralen Räumen steht. Außer mäßiger, an die Knochenbälkchen sich anlegender Ossifikation finden sich keine Regenerationsvorgänge, vor allem nicht die der Arthritis deformans in so reichem Maße eigenen Knorpelregenerationen. Die Synovialzotten zeigen keine Besonderheiten, ebensowenig Knochen und Mark.

Röntgen: Axiales Bild des Gelenkpräparates läßt zu beiden Seiten des deutlich sich ausprägenden kurzen Gelenkspalts feine Unterbrechungen der Randspongiosa erkennen. Atrophie nicht besonders in die Augen fallend.

Beurteilung: Das Gelenk ist sehr schwierig zu beurteilen. Am ehesten läßt es sich so deuten, daß ein weit zurückliegendes Trauma eine Zertrümmerung der dorsalen Kanten hinterlassen hat, daß dann infolge Atrophie der Knochen keine ausreichende Kallusbildung sich eingestellt und so die poröse Randspongiosa sich nur mit sklerotischem Narbengewebe bedeckt hat.

Die Deutung hat auch insofern Wahrscheinlichkeit für sich, weil die schweren Deformationen des Gelenkinneren sich vor allem im vorderen Abschnitt finden. Das Gelenk zeigt weiter insofern eine abnorme (unvollkommene) Entwicklung, als es sehr klein ist und mehr Meniskus als Knorpelbeläge hat.

Nr. 13 (Sekt.-Prot. Nr. 230/14). $63^3/_4$jährige Anlegerin. Med. Abt. St. Georg.

Pathologisch-anatomische Diagnose: Syphilis obsoleta. Arteriosklerose. Aortenaneurysma. Lungenembolien.

Rechtes Gelenk: Knorpelbeläge großenteils sehr dünn, uneben, teils höckerig, teils grubig und gerieft; da am stärksten zerfallen, wo kein Meniskus mehr vorhanden. Letzterer hat die übliche Lokalisation vorn und hinten, während im mittleren Abschnitt nur in den Gelenkkapseln aufgeblätterte Knorpelmassen sichtbar sind. Eine von der unteren Synovialis ausgehende größere Falte macht in der Mitte des Gelenks scharfrandige Usuren an beiden Knorpeln.

Schnitte, makroskopisch: Von den beiden Schnittserien des mittleren Gelenkabschnitts zeigt die vordere noch etwas dickeren Belag auf dem Akromion, der aber im unteren Drittel durch scharfrandigen Ausbruch auf die Hälfte reduziert ist. Der Klavikulabelag ist höch-

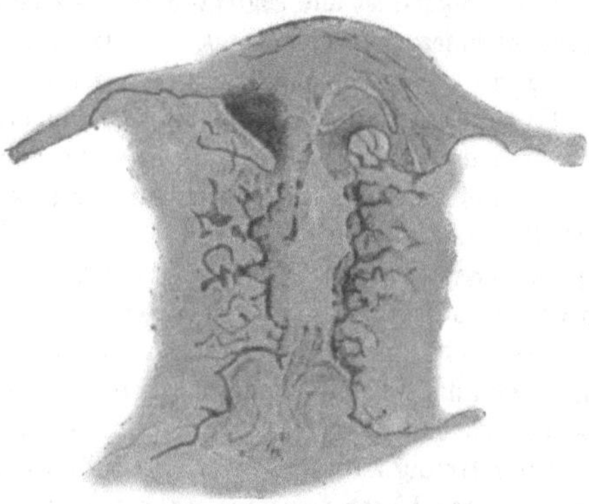

Textfig. 28. (Zeichnung). Frontalschnitt durch Gelenk Nr. 13r. Spärliche inselförmige Knorpelreste auf beiden Gelenkenden (i. d. Zeichnung durch dichtere Schattierung der Grundsubstanz gekennzeichnet). Durch die zierlichen, vielfach unterbrochenen, unebenen Leisten der KKG. von jenen abgesetzt, in den subchondralen Spongiosaräumen diffuse Fasermarkmassen (durch dichtere Schattierung der Knochengrundsubstanz angedeutet). Dorsal: Gelenkkapselgewölbe mit verlagerten, stark zerklüfteten Meniskusmassen und Randwülste. Kaudal: Randusuren durch Zottenmassen.

stens 1 mm stark. Beide oberflächlich stark aufgefranst. KKG. der Klavikula etwas wellig und an einer Stelle gezackt. Vom Meniskus finden sich nur kurze, dicke Fransen im dorsalen Kapselgewölbe. Auf der unteren Kapsel sitzen zwei etwas solidere Blätter. In den hinteren Schnitten sind die beiden Gelenkenden nur von spärlichen Knorpeltrümmern besetzt, die KKG. undicht und von rosafarbenem Gewebe in den oberflächlichsten subchondralen Maschen unterlegt, das sich deutlich von dem Fettmark der übrigen Spongiosa abhebt. Die dorsale Kapsel ist viel stärker gewölbt, die Meniskusblätter noch stärker zerklüftet. Eine eigenartige Veränderung hat das untere Gelenk hier erfahren: beide Knochenkanten sind tief ausgehöhlt, so daß eine Art Glockenform resultiert, die von den massigen unteren Meniskusblättern und den Synovialzotten ausgefüllt wird. Vgl. Textfig. 28.

Mikroskopisch: Vordere Schnitte: Akromialknorpel, abgesehen von dem schon beschriebenen Knorpelausbruch und der oberflächlichen Aufblätterung, ziemlich gut erhalten. Klavikulaknorpel in den oberen Abschnitten ebenfalls. Dagegen zeigt er nach der unteren Kante hin, wo auch die Zackung der KKG. sichtbar war, vielfache Unterbrechungen der KKG. mit aus den subchondralen

Räumen herausstrahlenden Faser- und Knorpelmassen, die die mehrfach beschriebenen Rekartilagineszenzvorgänge aufweisen.

Hintere Schnitte weisen fabelhafte Zertrümmerungen der KKG. auf mit großen Fasermarkansammlungen, Knorpeltrümmern, Knorpelzapfen und Knötchen. Von den Knorpelbelägen sind alte Abschnitte fast nicht mehr zu sehen, vielmehr nur strahlige oder schollige Inseln, die nirgends eine größere Breite besitzen und durch radiäre Spalten in kleinste Blätter zerlegt sind. Die beiden unteren Kanten der KKG. weichen fast spitzwinklig ausbiegend auseinander und bilden die oben erwähnte „Glocke", deren Ränder entweder entblößt oder von einer schmalen Bindegewebslage bedeckt sind.

Röntgen: Auf dem axialen Röntgenbilde erkennt man Fleckigkeit der Randspongiosazeichnung. Ferner ist ein leichtes Ausladen der vorderen und Auszackungen der hinteren Kanten bemerkenswert, die der Glockenform im Schnitt entsprechen. Die übrige Spongiosazeichnung weist keine Veränderung auf.

Beurteilung: Arthritis deformans mit den bekannten histologischen Vorgängen, Verlagerung der Meniskusreste in die stark gewölbte dorsale Kapsel und in eine glockenförmige Erweiterung des unteren Gelenkrezessus. Man kann vermuten, daß diese Usurierung der unteren Gelenkkanten durch den Druck der in die ausgeweitete untere Kapsel verlagerten Meniskusmassen und Synovialfalten entstanden sind. Daß es sich um Usurstellen handelt und nicht um eine abnorme Gelenkform, beweist einmal der Umstand, daß die Spongiosaränder teils entblößt, teils vom Pannus überzogen sind, und ferner der Vergleich mit dem vorderen Gelenkabschnitt, wo die Aussparung fehlt und die Knochen noch ihre volle, abgerundete Form bewahrt haben.

Linkes Gelenk: Gelenkknorpel sind etwas besser erhalten, weißer und stellenweise noch glatt, sonst grießartig. Die Zwischenknorpelmassen sind viel spärlicher als rechts; vorn eine ganz kurze, dicke, faserige Masse, hinten eine schmale, sichelförmige Einlage, die oben kaum ins Gelenk hineinragt, unten eine etwas breitere Basis hat. Auf beiden Gelenkenden finden sich in der Form genau entsprechende, ziemlich tiefe Eindrücke, besonders nach der unteren Kante hin ausgeprägt. Das Kapselgewölbe ist auch hier vorhanden und mit zerklüfteten Knorpelmassen gefüllt, aber nicht ganz so umfangreich wie rechts.

Schnitte, makroskopisch: bieten gegenüber rechts nichts Neues. Die Knorpelbeläge sind ziemlich reichlich aufgefasert und gespalten, auf der Klavikula vielfach regeneriert, strahlig oder schollig und entsprechend verschmälert. Der Akromialknorpel, der im ganzen gut erhalten ist, ist in der Mitte ausgefallen oder eingedellt durch hier sich anlegende schmale, lange, von der unteren Kapsel stammende Synovialzotten. Die Veränderungen der KKG. sind in den untersuchten Schnitten aus der vorderen Hälfte des Gelenks viel spärlicher als rechts. Daß dies wohl nicht durchgehend der Fall ist, beweisen die

Röntgenbilder, auf denen man deutliche Unregelmäßigkeiten der Spongiosagrenzschicht erkennt. Auch hier sind kleine Spornbildungen an vorderen und hinteren Kanten sichtbar.

Beurteilung: Arthritis deformans in etwas weniger vorgeschrittenem Stadium als rechts die Knorpelbeläge sind etwas besser erhalten, aber auch stark oberflächlich zerfallen und gespalten. Stärker verändert ist wieder der Klavikulaknorpel. Eindrücke durch Synovialfalten und die spärlichen Meniskusstücke. Kapselgewölbe mit zerklüfteten Knorpelmassen gefüllt. Die glockenartige Ausbuchtung der unteren Knochenkanten ist in den vorn gelegenen Schnitten nicht sichtbar, wohl aber im Präparat ziemlich weit hinten in der Entwicklung begriffen und wieder in nachbarlicher Beziehung und Kongruenz mit dort befindlichem Meniskus.

Nr. 10 (Sekt.-Prot. Nr. 244/14). 65jähriger Färber. Med. Abt. St. Georg.

Pathologisch-anatomische Diagnose: Myocarditis chron. mit hochgradiger allgemeiner Stauung. Mäßige Arteriosklerose. Kontusionen im Gesicht. Abdominalblutungen (infolge von Sturz).

Rechtes Gelenk: Sehr umfangreiches Gelenk. Wallartiges Prominieren der dorsalen Gelenkränder. Kaudal Randwulst der Klavikula, der sich medialwärts scharfkantig absetzt. Beweglichkeit des Gelenks deutlich beschränkt und Krepitation wahrnehmbar. Kapseln derb und dick; in der oberen befindet sich zerklüfteter Knorpel, entlang der unteren zieht eine schmale, kielartige Vorstülpung, die hinten zu dicker, lockerer Fasermasse anschwillt und die untere Hälfte des Gelenks füllt, während oben eine größere Meniskusplatte herunterhängt. Im vorderen Gelenk ein etwa 6 mm breiter, stark zerspaltener und in der Mitte horizontal geteilter Meniskus, der sich dann im dorsalen Gelenkgewölbe verliert. Die Knorpel durchweg sehr spärlich, auf der Klavikula noch weniger als auf dem Akromion, und körnig, gefurcht, grauweißlich. In der Mitte, wo keine Einlagerungen vorhanden sind, fehlt der Knorpel stellenweise, und hinten ist er durch die Fasermassen flächenhaft eingedrückt und abgeflacht.

Schnitte, makroskopisch: 1. Schnitte aus dem hinteren Abschnitt, wo die massige Entwicklung der Einlagen vorherrscht;

2. solche aus der Mitte, wo die Knorpelbeläge ausgedehnt fehlen.

1. Hintere: Auf dem Akromion noch ein ziemlich solider, polsterartiger Knorpelbelag mit geringfügiger Auffaserung der Kontur; KKG. ununterbrochen bis auf ganz kleine, vereinzelte Stellen, wo zarte rosa Knospen gegen den Knorpel streben (vgl. Taf. II Fig. 29). Der Klavikulaknorpel ist nur in der oberen Hälfte noch vorhanden, unten nur in Form kleiner Inseln und Körner. Von der oberen Kapsel, die gewölbt ist, hängen massige Knorpelzapfen herunter, die sich der Klavikula dicht anschmiegen und von deren Knorpel zum Teil nicht zu trennen sind. Von unten her kommt eine kleinere Knorpelscheibe neben einigen Synovialfalten am Akromion.

2. Vordere: Der breite Gelenkspalt ist völlig frei von Einlagen, nur in dem stärker gewölbten dorsalen Rezessus größere Knorpelzapfen und dicht an der weiten unteren Kapsel lockere Synovialfalten. Auf dem Akromion zwischen und über der durchbrochenen KKG. eine unregelmäßig dünne Lage rosa Gewebes, das nahe der oberen Kante sich tiefer in das subchondrale Mark einsenkt, die Klavikula in den unteren zwei Dritteln glatt geschliffen, ohne Knorpel, im oberen leicht vorspringend und von ähnlicher Beschaffenheit wie das Akromion.

Mikroskopisch: 1. Knorpelbelag des Akromions fast normal, nur feine Zerfaserung der Oberfläche unten, wo sich eine Synovialfalte gegenlegt. KKG., wie schon makroskopisch sichtbar, intakt bis auf einzelne kleine Vaskularisationsfortsätze. In den subchondralen Maschen keine Veränderungen. Der Klavikulaknorpel ist großenteils verloren gegangen und durch neugebildeten scholligen, vielfach radiär gespaltenen und in Inseln und pilzartige Zotten zerlegten (vgl. Taf. II, Fig. 29) ersetzt. Diese entspringen entweder aus der alten KKG. oder aus Einbrüchen derselben. Bei letzteren handelt es sich hier vielfach um alte Knorpelgrundsubstanz, die von den Fasermarkräumen her mit Spindelzellgewebe durchsetzt wird. Die Einbruchstellen sind meist ausgekleidet von dicken Lagen verklumpten und aufgerollten, zellfreien, strukturlosen Knorpels. Zahlreiche Trümmer der verkalkten Grenzschicht findet man ins Innere der Spongiosamaschen verlagert. Im dorsalen Abschnitt sieht man, daß der scheinbar normale Knorpelbelag nicht eigentlich mehr der Klavikula, sondern zum Meniskus gehört, denn er ist von jener durch einen feinen, zackigen Spalt getrennt, der sich zum Teil in Einbuchtungen der KKG. hineinlegt und hier wieder von Knorpeltrümmern ausgefüllt ist, die von dem Gewebe des Fasermarks konzentrisch eingehüllt werden.

2. Vordere: Der stark aufgefaserte und zum Teil mit langen Geißelfäden besetzte dorsale Meniskus befindet sich ganz im Gelenkgewölbe. Eigentlicher Gelenkknorpel fehlt auf beiden Gelenkenden; auf dem Akromion in den breiten Durchbruchslücken der KKG., die fast nur noch in Form einzelner Pfeiler stehen geblieben ist, findet sich zellreiches, eosinfarbenes, homogenes Gewebe, zwischen und auf dem noch schollige Knorpelreste stehen geblieben sind. Das homogene Gewebe entspringt aus dem Fasermark in der schon früher öfter näher beschriebenen Weise. Dasselbe findet man auf der oberen vorspringenden Kante der Klavikula, die im übrigen völlig knorpelentblößt ist und von einer schmalen Lage gefäßhaltigen, parallelfaserigen Gewebes überzogen ist, die die leichten Unebenheiten der Randbälkchen der entblößten Spongiosa glättet.

Röntgen: Das sagittale Bild (Technik 4) zeigt dorsale Randwülste und kaudale Auszahnungen, ferner eine fleckige Zeichnung entlang den Gelenkkonturen (vgl. Textfig. 30).

Das zweite Bild (Technik 6) zeigt feinfleckige Zeichnung des Gelenkrandes am Akromion und glattgeschliffene an der Klavikula, besonders an ihrer unteren Kante, zum Teil spornartig spitz ausgezogene Randwülste (vgl. Textfig. 31).

Beurteilung: Vorgeschrittenes Stadium der Arthritis deformans, deren Zusammenhang mit der Meniskusbildung hier wieder recht anschaulich ist, indem das Akromion im Vergleich zur Klavikula viel weniger geschädigt ist und stellenweise (hinten) noch gesunden Knorpel besitzt, während die Klavikula sehr schwere Destruktionen aufweist mit flächenhafter Entblößung und Schliffbildung der Spongiosa. An der oberen Kante erkennt man noch die Abspaltung des Meniskus und die damit verbundene Schädigung der KKG. Sehr ausgesprochen ist auch in diesem Präparat die Hinaufscherung des Meniskus ins Kapselgewölbe. Ergänzt wird die Diagnose durch makroskopisch und röntgenologisch sichtbare Randwulstbildungen und Usuren.

Linkes Gelenk: Gelenk fast noch unförmiger als rechts, mit kräftig entwickelten Randwülsten an den dorsalen Kanten und an der kaudalen des Akromions (r.: Klavikula!), Meniskus-

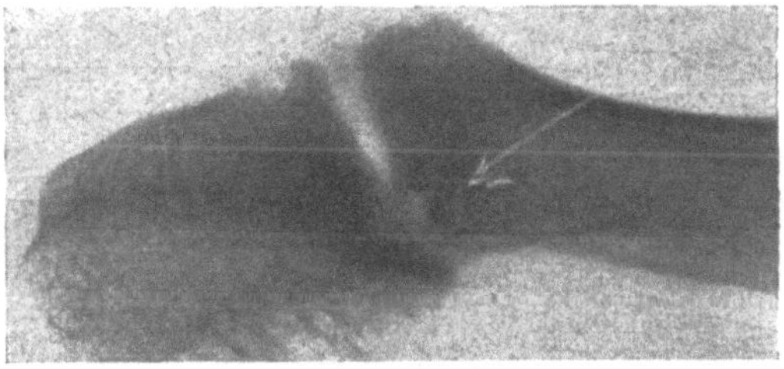

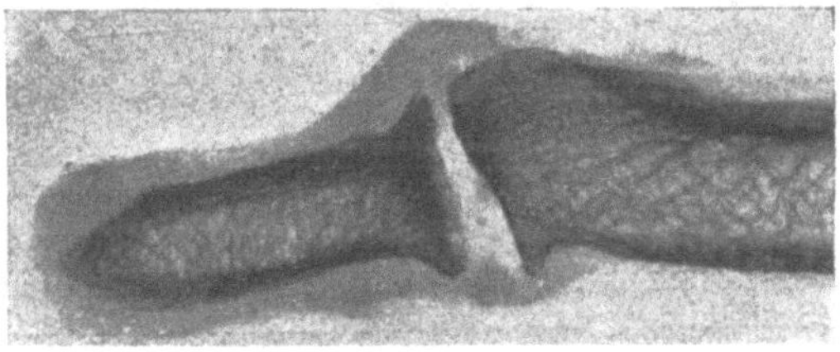

Röntgenbilder Textfig. 30/31 zu Gelenk Nr. 10 r. Nr. 30 (Techn. 4): Dorsale Randwülste, leicht fleckige Konturen, kaudale Auszackung der Klavikula. Nr. 31 (Techn. 6): Fleckige Kontur des Akromions; Schliff an der Klavikula.

bildung noch reichlicher als rechts, wieder ringförmig. Entsprechend der größeren Stärke der Zwischenscheiben sind die Knorpelbeläge auch stärker aufgezehrt. Merkwürdig ist, daß in diesem Präparat die Zwischenknorpel viel eher vom Akromion zu stammen scheinen als von der Klavikula, und diese auch in ihren oberen Abschnitten noch besser erhaltenen Knorpel aufweist als das Akromion. Nahe der unteren Kante aber ist die Klavikula tief usuriert, so daß eine fast die ganze Kante begleitende Rinne entsteht, in die sich die fleischige Fasermasse des unteren Meniskus hineinbohrt.

Schnitte: Sind wieder aus der Mitte genommen, wo makroskopisch kaum noch Knorpelbelag vorhanden ist, was sich auch histologisch bestätigt. Im ganzen findet man dieselben Vorgänge wie rechts, nur insofern umgekehrt, als was wir dort auf der Klavikula vorfanden, hier am Akromion sichtbar ist, nämlich vollkommene Knorpelentblößung und Schliffbildung, die aber insofern einen Unterschied von dort aufweist, als die Randspongiosa keinen bindegewebigen (narbigen) Überzug mehr aufweist, sondern vollkommen frei liegt und viel ausgeprägter abgeschliffen ist. Dadurch, daß sie zudem fast ununterbrochen ist, wird eine völlig geglättete, feste

Randknochenlamelle gebildet. Die unterliegende Spongiosa ist verdichtet und verdickt. Die untere Partie läßt noch weite Fasermarkräume bestehen und auch stellenweise aus der oberflächlichen Knochenlage hervorsprießende Gewebszapfen, wie rechts. Das Bild der Klavikula entspricht genau dem des Akromions in den vorderen Schnitten von rechts.

Röntgen: Das Bild des Mittelstücks (Technik 6) zeigt die Unebenheit der Randspongiosa der Klavikula und die schnurgerade verlaufende Linie des Akromions, wie sie durch die Schliffbildung erzeugt ist. Ferner kann man sehr schön die Randwülste auf dem Akromion und der Klavikula sowie die Auszahnung an der unteren Klavikulakante sehen (vgl. Textfig. 32).

Beurteilung: Ziemlich dasselbe Stadium der Arthritis deformans wie rechts mit im ganzen denselben Erscheinungen. Ein eigenartiges Verhalten zeigt der Meniskus, der vom Akromion zu entspringen scheint. Es ist auch wohl kein zufälliges Zusammentreffen, daß die Zerstörungen in diesem Falle am Akromion weiter vorgeschritten sind als auf dem Schlüsselbein; nur das Akromion zeigt histologisch vollkommene Schliffflächen ohne bindegewebigen Pannusüberzug, der auf der rechten Seite noch vorhanden war.

Nr. 53 (Sekt.-Prot. Nr. 69/17). 65jähriger Kutscher. Med. Abt. St. Georg.

Pathologisch-anatomische Diagnose: Apoplexie. Schädelfraktur. Arteriosklerose. Arthritis deformans.

Rechtes Gelenk: Dorsale Kapsel etwas vorgewölbt, bei gleicher Höhe der beiden Gelenkenden. Gelenk ziemlich umfangreich. Beide Knorpelbeläge zeigen wesentliche Veränderungen

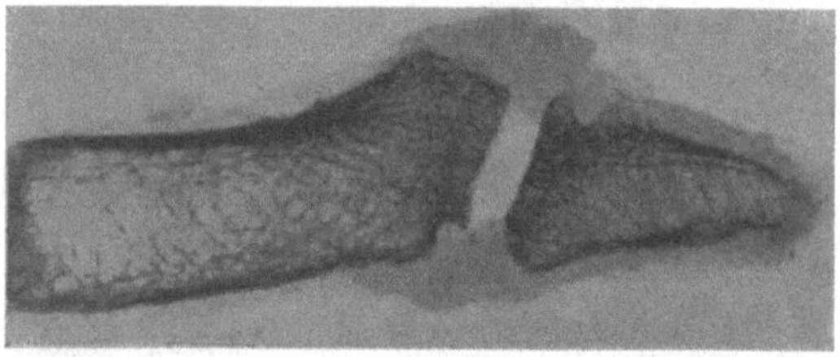

Röntgenbild Textfig. 32 zu Gelenk Nr. 10 l. Ähnliche Verhältnisse wie r., nur Akromion stärker geglättet (Schliffbildung) als Klavikula (nicht eine Folge anderer Projektion).

Akromialknorpel: großenteils erhalten, ist körnig und von kleinen, braunroten, grubigen Vertiefungen unterbrochen. Klavikulaknorpel: nur im vorderen unteren Gelenkabschnitt noch einigermaßen dick, aber feinkörnig granuliert und braunrötlich getönt; am vorderen Rande ein hirsekorngroßer, scharfrandiger Defekt (vgl. Photographie, Textfig. 33), nach oben und hinten zu teilweise glattgeschliffene Flächen, teils grobkörnige Beschaffenheit; die Ränder sind teils von Knorpelwülsten und Knötchen, teils von Knorpeldefekten gebildet. Von der dorsalen Kapsel hängt in der Mitte des Gelenks eine dreieckige, ziemlich derbe, knorpelige Masse ins Gelenk herab, die auf der Klavikula einen entsprechend großen tiefen Eindruck hinterläßt. Die Synovialis der unteren Gelenktasche bildet besonders hinten reichliche Zotten, unter deren Druck die Randusuren des Klavikulaknorpels entstanden sind, in die sie sich der Größe nach genau einpassen. Über das Akromion zieht in der Fortsetzung der hinteren Schlüsselbeinkontur eine kammartige Prominenz, unter der sich ein zweiter Gelenkspalt im Akromion befindet, mit dem einmal das Hauptgelenk mittels einer kleinen rundlichen Öffnung im hintersten unteren Gelenkabschnitt kommuniziert und der andrerseits in breiter, offener Verbindung mit dem Schultergelenk steht. Der Subakromialraum ist aufgehoben.

Beurteilung: Arthritis deformans; körnig-höckrige Knorpelbeläge mit Randusuren und Verdickungen. Tiefe Eindrücke durch Zotten und Meniskusscheibe. Kommunikation mit dem Schultergelenk unter einem Gelenkspalt im Akromion (Os acrom. secund.).

Nr 57 (Sekt.-Prot. Nr. 110/17). 65jähriger Schlosser. Chir. Abt. St. Georg.

Pathologisch-anatomische Diagnose Chron. eitrige Bronchitis mit abszedierenden Pneumonien. Vereiterung des l. Schultergelenks und seiner Schleimbeutel, Arteriosklerose

Linkes Gelenk Das Gelenk ist vollkommen zweigeteilt durch einen dorsal dickeren, kaudal scheibenförmig sich verjüngenden Meniskus, der in der Mitte eine Dicke von etwa 1 mm besitzt. Nahe der unteren Kapsel ist die Zwischenscheibe horizontal gespalten, der untere schmale Abschnitt ist zum Teil noch mit der Klavikula verschmolzen. Sehr augenfällige Unterschiede bestehen zwischen den zu beiden Seiten des Meniskus vorhandenen Gelenkspalten; der eigentliche Gelenkspalt an der lateralen Seite ist glatter als der Meniskusspalt, zeigt nur geringfügige weißliche, etwa stecknadelkopfgroße Prominenzen; im Meniskusspalt sind beide Knorpelbeläge stark beschädigt, teils grobkörnig, zottig, von weicher, filziger Konsistenz, teils von größeren Eindrücken und Defekten unterbrochen, wobei zu erkennen, daß in jeden solchen Defekt an der Klavikula eine entsprechend große Prominenz der Zwischenscheibe hineinpaßt.

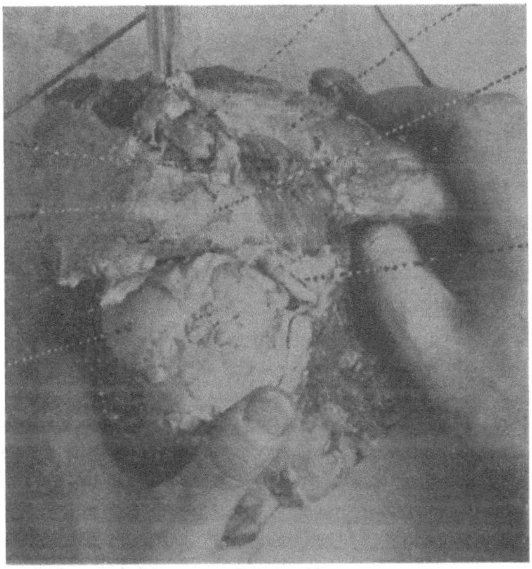

Textfig. 33. Photographie des Präparats Nr 53 r. (Ansicht von vorn oben außen). Schultergelenk und Akromialgelenk breit eröffnet. Arthritis deformans in beiden Gelenken. *Kl.* stark indurierter unebener Klavikulaknorpel, *Akr.* „Os acromiale comm.“, *Ep.* kammartige Prominenz über dem sekundären Gelenkspalt („articul. interacromialis“); *Komm.* Perforation der unteren Kapsel und Kommunikation mit dem Schultergelenk, *Hum.* Humeruskopf mit Usuren und Knorpelwülsten am Tub. maj. u. min., *Bic.* luxierte Bizepssehne.

Beurteilung Das Gelenk zeigt sehr instruktiv die Entwicklung der Arthritis deformans im Meniskusspalt bei verhältnismäßig gut erhaltenem Akromialgelenkspalt.

Nr 4 (Sekt.-Prot. Nr. 224/14). 66jähriger Arbeiterinvalide. Med. Abt. St. Georg.

Pathologisch-anatomische Diagnose Allg, schwere Arteriosklerose. Hämorrhag. Apoplexie. Myokarditis. Verkalkte Narben der r. Lungenspitze.

Rechtes Gelenk Zierliches Gelenk. Die Zwischenknorpelscheiben sind vorwiegend vorn oben und hinten unten entwickelt, zeigen aber nur eine geringfügige Ausbreitung im eigentlichen Gelenk, füllen vielmehr vor allem die vordere und hintere Gelenktasche aus. Die obere zieht sich im Kapselgewölbe durch das ganze Gelenk, findet aber auch in der unteren, ebenfalls ausgebauchten Kapsel eine schmalere Fortsetzung, die sich der Schlüsselbeinkante anheftet. Auf der Klavikula findet man so gut wie keinen eigenen Knorpelbelag mehr, zum Teil kleine, weißliche Knöpfe, zum Teil grauschwärzliche Gruben. In der Mitte prägt sich die Stelle des vollkommen fehlenden Zwischenknorpels durch einen scharfrandigen Defekt auf dem Klavikulaende aus, wodurch der Gelenkspalt geweitet erscheint. Die Gelenkfläche des Akromions ist ziemlich glatt.

Schnitte: Vordere Schnitte: Akromion hat einen gut erhaltenen, $1^1/_2$ mm starken Knorpel und solide KKG, Klavikula dagegen nur noch an der untersten Kante, ist sonst fast knorpelentblößt. Vereinzelte kleine rote Inseln liegen auf und innerhalb der sehr dünnen und unterbrochenen Grenzschicht. An den dorsal stark anschwellenden Akromialknorpel legen sich kleine Knorpelzotten, die in eine Grube auf der Klavikulakante hineintauchen. Ein unregelmäßiger, die KKG. dicht begleitender Spalt trennt beide voneinander. Die oberflächlichen Markräume der Klavikula sind mit rotem Gewebe ausgefüllt.

Hintere Schnitte: Akromion ebenso wie vorn, Klavikula völlig knorpelfrei; ihre leicht verdickte und zusammenhängende Spongiosagrenzlamelle bildet ohne eigentliche KKG. die Begrenzung nach dem erweiterten Gelenkspalt hin. Auch hier in dem nicht sehr umfangreichen Kapselgewölbe kleine Meniskusblätter, in der unteren Kapsel feine Synovialfalten.

Mikroskopisch: Vordere: Außer ganz geringfügiger Zähnelung und stellenweiser zierlicher Zertrümmerung der oberflächlichsten Knorpelschicht normale Verhältnisse am Akromion. Klavikula: die stark zerrissene und zersprengte KKG. liegt stellenweise frei, an andern Stellen legen sich strahlige Knorpelknötchen in ihre Vertiefungen, oder ihre Bruchstellen sind ausgefüllt von strukturlosen Restchen von Knorpelsubstanz, in die das dichte, proliferierende Gewebe der subchondralen Maschen hineindringt unter Umwandlung in Knorpelgewebe. Vereinzelt kann man auch wieder die Neubildung der KKG. deutlich verfolgen. Die grubige Usur der oberen Kante ist mit dichtzelligem und gefäßhaltigem Gewebe in schmaler Schicht ausgelegt. In dem zwischen diesem und den Meniskusresten des oberen Kapselgewölbes gelegenen Spalt findet man Knorpeltrümmer neben den Auffaserungen des Meniskusrandes selbst.

Hintere: In der KKG. des Akromions vereinzelte kurze Spaltungen mit Zertrümmerungen der verkalkten Schicht. Nur ganz vereinzelt kleine Bindegewebszellansammlungen in den subchondralen Markmaschen. Klavikula: Die Spongiosa liegt nur von einer dünnen Lage straffaserigen, zellreichen, aber gefäßarmen Gewebes überzogen frei. Ihre Grenzbalken sind vereinigt zu einer fast ununterbrochenen Grenzlamelle, an der man außer lakunären Säumen reichlich Knochenneubildungen wahrnehmen kann. In den Lakunen findet man nirgends Riesenzellen.

Röntgen: Vielfache Unterbrechungen der Grenzlamelle der Klavikula und rundlich-fleckige Aufhellungen der darunterliegenden Struktur. Keine Randwülste oder Auszahnungen.

Beurteilung: Bei erhaltenem Akromialknorpel finden sich an der Klavikula die ausgeprägten Erscheinungen der Arthritis deformans mit sehr ausgedehntem Knorpelverlust und Narbenbildung. Die letztere ist mit Glättung der Grenzschicht und Knochenneubildung verbunden. Meniskusreste im Kapselgewölbe.

Linkes Gelenk: Das Gelenk weist makroskopisch sehr ähnliche Verhältnisse auf wie das rechte, insbesondere was die Anordnung des Meniskus anbetrifft, und auch bezüglich der Knorpelbeläge, indem wieder der des Akromions recht gut erhalten, nur leicht rauh ist, der der Klavikula aber sehr schwer verändert und ausgedehnt defekt. Insbesondere findet man hier an der unteren Kante der Klavikula eine nach hinten an Tiefe zunehmende Rinne, die durch den Eindruck der dicken, faserigen Massen teils des unteren Meniskus, teils der Synovialis hervorgerufen ist.

Schnitte: Durch alle 4 Schnittserien hindurch zeigt der Akromialknorpel ziemlich normale Stärke und ist nur nahe der hintersten Ecke unten durch die faserigen Massen der unteren Kapsel verloren gegangen. Die Klavikula ist etwas dorsalwärts verschoben, das Akromion infolgedessen mit seiner unteren, etwas zugespitzten und ausgezogenen Kante unter die Klavikula geschoben. Der Akromialknorpel ist oberflächlich etwas stärker zerfasert als rechts, indes ohne tiefere Spalten und mit gesunder KKG. unterlegt. In der Mitte des Gelenks ist der Klavikulaknorpel großenteils abgestoßen, weiter vorn die Spongiosagrenzlage geglättet und solide, von einer zierlichen Lage dunkelblauer KKG. bedeckt, auf der sich entweder ganz homogene, zellose Massen oder aufgerollte, geknäuelte Knorpelfäden finden; weiter hinten die Grenzschicht uneben, von kleineren Knorpelinseln besetzt, die in der bekannten Weise strahlig aus Einsenkungen der KKG. entspringen, und in der unteren Hälfte bis zu einer Tiefe von 3 mm eingebuchtet. Hier ist die verdickte und vielfach ossifizierende zackige Spongiosagrenzlage wieder von einer dünnen Bindegewebslage, ganz, wie dies rechts beschrieben ist, überzogen. Ähnlich sieht die gegenüberliegende untere Kante des Akromions aus, wo sich in die tiefe Rinne umfangreiche Zotten hineinlegen. Stellenweise findet man hier auch Trümmer der KKG. und Knorpelstückchen.

Beurteilung: Wie rechts Arthritis deformans, nur an der Klavikula mit noch weitergehenden Verlusten des Knorpelbelags. Narben und Schliffbildung. Knorpelregeneration. Tiefe Einbuchtungen der beiden unteren Kanten durch die umfangreichen Fasermassen der hinteren unteren Gelenktasche, die sich teils aus dem unteren Meniskus, teils aus Synovialzotten zusammensetzen.

Nr. 54 (Sekt.-Prot. Nr. 115/17). 67jähriger Hofmeister. Med. Abt. St. Georg.

Pathologisch-anatomische Diagnose: Magenkarzinom mit Metastasen. Pneumonie. Narbige Sklerose und Dilatation der Aorta. Chronische Arthritis deformans der Kniegelenke und Wirbelsäule.

Rechtes Gelenk: Äußerlich fällt der starke, kammförmige Vorsprung des Akromialgelenks auf, er entspricht, wie nach Eröffnung des Gelenks festgestellt wird, dem oberen Rande

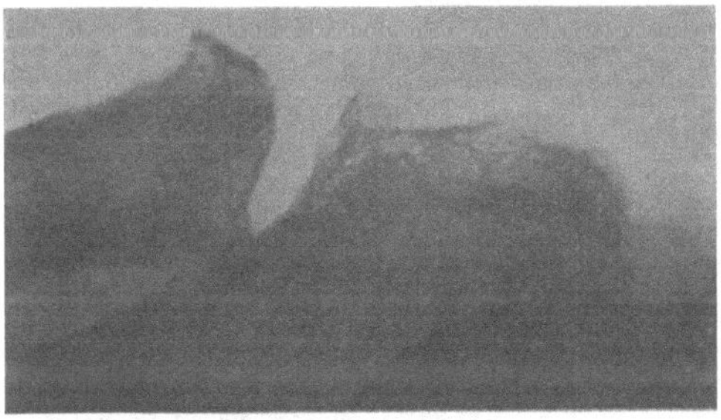

Textfig. 34. Röntgenbild zu Gelenk Nr. 54 r. Vgl. Text.

des Meniskus bzw. der auf ihm sitzenden Kapsel. Bei atypischen Bewegungen, besonders um eine rein vertikale Achse, tritt im Gelenk lautes Krachen ein.

Im Gelenk findet man eine größere Menge flüssigen Blutes. Die akromiale Fläche ist ziemlich intakt, aber von feinen, faserigen, gelblichen Auflagerungen besetzt (Blutungsreste?), wozwischen sich kleine Knorpeldefekte zeigen. Stärker sind diese Veränderungen auf der gegenüberliegenden Gelenkfläche, die unten von der Klavikula und oben von dem ziemlich dicken, dorsal der Klavikula aufsitzenden, aufgefaserten Meniskus gebildet wird. Hebt man diesen von der Klavikula ab, so sieht man darunter auf letzterer einen in der Größe entsprechenden Abdruck in Form einer von medial oben nach lateral unten gerichteten Abdachung. Die hier einander zugekehrten Flächen zeigen gelbliche, feinkörnige Beschaffenheit mit zum Teil tieferen Defekten und kleinen, weißlichen Zotten. Die untere Kante der Klavikula zeigt kleine, knorpelige Anlagerungen, nahe der hinteren Ecke ein kleiner Knorpelausbruch. Die untere Kapsel ist in der Mitte stark ausgeweitet, während sich davor und dahinter ihre Züge straffer von Knochen zu Knochen ausspannen und so eine Art Rezessus bilden.

Röntgen: Sagittale Bilder des Präparates zeigen auf beiden Knochenkanten starke Randosteophyten. Die Kontur der Klavikula ist abwärts konkav und an der unteren Kante etwas zugespitzt (vgl. Röntgenbild Textfig. 34).

Beurteilung: Die körnigen, defekten Knorpelüberzüge, die Randwülste, wie der stark aufgefaserte und zerklüftete, ins dorsale Kapselgewölbe hinaufgeschobene Meniskus sprechen mit Sicherheit für Arthritis deformans. Daneben muß aber wohl ein frisches Trauma vorgelegen haben, was durch das Vorhandensein von frischem Blut und den kleinen Knorpelausbruch an der hinteren unteren Kante der Klavikula bewiesen wird.

Linkes Gelenk: Stark aufgefaserter Meniskus, wie rechts mit demselben kammartigen Vorsprung auf dem Gelenkdorsum. Der Meniskus zeigt teilweise Knochenhärte. Zwischen ihm und der Klavikula finden sich dieselben Beschädigungen der Knorpelüberzüge wie rechts, mit zum Teil tiefen Defekten an der Klavikula. Auf der frontalen Schnittfläche befindet sich der Meniskus fast ganz außerhalb des Gelenks im dorsalen Kapselgewölbe, das wieder sehr stark ausgebildet ist. Bei Bewegungen um die Vertikale feines, weiches Knirschen.

Röntgen: Dieselben Veränderungen wie rechts.

Beurteilung: Arthritis deformans mit denselben Veränderungen wie rechts, ohne Trauma.

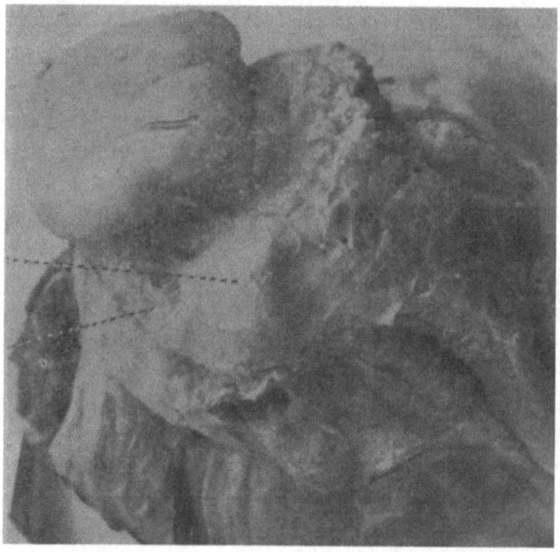

Textfig. 35. Photographie des Präparats Nr. 42 r. (Ansicht von oben und vorn). Auf dem Schulterdach das umfangreiche Lipom. Davor der dorsale wulstförmige Vorsprung = dors. Kapsel + Meniskusrand + Randwülste. Gelenkspalt lateral davon zu suchen.

Nr. 42 (Sekt.-Prot. Nr 64/16). 68jährige Arbeiterwitwe. Med. Abt. St. Georg.

Pathologish-anatomische Diagnose: Carcinoma uteri. Pneumonie. Geringe Arteriosklerose. Schwere Arthritis deformans des r. Kniegelenks und der Wirbelsäule.

Rechtes Gelenk: Auf dem hinteren Rande des Akromialgelenks befindet sich ein pilzförmig aufsitzender, durch zarte Häute mit der sehnigen Bedeckung des Gelenks zusammenhängender, 6 cm im horizontalen Durchmesser betragender und $2^1/_2$ cm hoher, glattwandiger, gelappter Fettkörper. Die dorsale Kante der Klavikula springt 6—7 mm über dem Akromion vor. Die Gelenkkapsel ist verdickt und prall gespannt (vgl. Textfig. 35). Im Gelenk findet man nach dorsaler Eröffnung reichliche bräunliche, faserige Massen, wahrscheinlich blutige Fibrinmassen. Die Knorpelenden sind ebenfalls bräunlich verfärbt, von grobkörniger Oberfläche. Die obere Kante des Akromions ist abgebrochen und haftet mit der Gelenkkapsel an der Klavikula.

Schnitte: In die Schnittfläche ist nur das vordere äußere Ende der Klavikula gekommen, vom Akromion findet sich meist nur die faserig-knorpelige Masse des Gelenkkapselansatzes. (Der durch Schultergelenk mit Kopf und Subakromialraum geführte Schnitt hat das

Akromialgelenk falsch getroffen.) Man sieht also die ganze Gelenkkontur der Klavikula nahe der vorderen Kante, die vordere Gelenktasche mit breiten Zwischenknorpelmassen von oben und unten und vom Akromion meist nur einen Tangentialschnitt des überknorpelten vorderen Endes.

Klavikula nur in der dorsalen Kapsel noch von Knorpel bedeckt, unter dem aber die KKG. durchlöchert ist und das ausgedehnt homogen rote subchondrale Gewebe, die Spongiosabälkchen verdrängt hat. In den unteren zwei Dritteln fehlt die KKG., und das ebenfalls homogenisierte Mark ist nach dem Gelenk hin durch eine schmale Verdichtungsschicht abgegrenzt.

Mikroskopisch: Mikroskopisch findet man die oberen weiten Spongiosamaschen ausgefüllt von sehr zell- und gefäßreichem, fibrösem Gewebe, in das einzelne Häufchen und Züge von Lymphoidmark eingesprengt sind. Ferner drängen sich durch weite Durchbruchspforten der KKG. teils aufgeknäuelte Knorpeltrümmer hinein, die von konzentrisch geschichtetem Gewebe in einem gewissen Abstand eingerahmt werden, teils liegen große Schollen einer rotgefärbten, homogenen, zellfreien Substanz darin, in die das Spindelzellgewebe der Spongiosamaschen in feinen Zügen von allen Seiten hereindringt. Es handelt sich auch hierbei um verlagerte Knorpelschollen, die aber ihre Kontinuität besser bewahrt haben als die oberflächlich abgeschorenen kleinen Trümmer und Bänder. Daß das Eindringen von Bindegewebszellen in das Innere dieser Knorpelschollen zu einer Wiederbelebung des Knorpels führt, kann man deutlich in einzelnen Schnitten daran erkennen, daß solche sehr umfangreiche Schollen manchmal wieder von zahlreichen Knorpelzellhaufen durchsetzt sind, die ihren Ursprung aus den eindringenden Bindgewebszellen nehmen, in ganz ähnlicher Weise, wie das schon bei andern Gelenken beschrieben worden ist. Die zersprengten Bruchstücke der verkalkten Grenzschicht befinden sich in lebhafter Proliferation und bilden jungen Knorpel, ebenso findet man an die Spongiosabalken sich anlegende Ossifikationssäume mit Osteoblastenbesätzen.

Im unteren Abschnitt des Klavikulaendes fehlt jede knöcherne oder knorpelige Abgrenzung der mit fibrösem Gewebe diffus ausgefüllten Markräume, sondern an das fibröse Gewebe schließt sich nach dem Gelenk hin eine teils dichtzellige, teils straffaserige Bindegewebsschicht an. Man vermißt hier sowohl Rekartilagineszenz- wie Ossifikationsvorgänge.

Im Gelenklumen findet man zahlreiche Knorpel- und Knochentrümmer.

Der noch in die Mitte gefallene Knorpel des Akromions ist, abgesehen von einzelnen scholligen Abspaltungen, von normalem Bau, ebenso wie die KKG.

Röntgen: Die beiden Gelenkenden sind fleckig gezeichnet, ihre Konturen uneben. Bruchlinien kommen nicht zur Abbildung, da die abgebrochenen Stücke in ihrer Lage geblieben sind.

Beurteilung: Der makroskopisch nachweisbare Abbruch der dorsalen Kante des hinteren Akromions und die blutig-fibrinösen Zottenmassen im Gelenk wie die bräunlichen Beläge der Knorpel beweisen ein vorangegangenes Trauma, ebenso sind auch die histologischen Vorgänge am Klavikulaende mit ihren starken Zersprengungen der KKG. und Verlagerungen der Knorpeltrümmer sowie den anschließenden Knorpelneubildungen und Ossifikationsvorgängen ausgesprochen traumatischer Art. Indes spricht das Röntgenbild und die flächenhafte Veränderung der Knorpelbeläge im makroskopischen Präparat für das Vorhandensein einer im früheren Stadium befindlichen Arthritis deformans. Wahrscheinlich hat das Trauma zu einer Subluxation der Klavikula geführt, die den Abbruch der Akromialkante verursachte. Bemerkenswert ist das dorsale Lipom.

Nr. 56 (Sekt.-Prot. Nr. 132/17). 68jähriger Arbeiter. Med. Abt. St. Georg.

Pathologisch-anatomische Diagnose: Pneumonien. Alte indurier. Tbc. des l. Oberlappens. Arteriosklerose.

Rechtes Gelenk: Sehr großes Gelenk von 35 mm äußerem sagittalen Durchmesser, Größe der klav. Gelenkfläche 20 : 15 mm. Untere Gelenkkapsel ist zart, aber etwas ausgeweitet. Sie zeigt am vorderen unteren Rande des Akromions einen 12 mm langen, wenig klaffenden Spalt, durch den das Gelenk mit der sehr geräumigen Bursa subacromialis kommuniziert. Zwischen die beiden Knochen schiebt sich von dorsal her eine ziemlich dicke, knorpelharte, keilförmige Masse ein, deren unterer freier Rand stark aufgefasert ist. Sie ist in einer Höhenausdehnung von 7 mm mit der oberen Klavikulahälfte fest verlötet, während sie nach dem Akromion hin bis ins Gelenkgewölbe hinauf frei ist. Vorn und hinten zieht sie sich sichelartig nach der unteren Kapsel hinunter und ist hier ebenfalls sehr stark zerklüftet. In der unteren Gelenktasche findet man keinen Meniskus, wohl aber eine zartere Faltenbildung nahe der unteren Kante des Akromions, die sich dieser anlegt, aber auf dem unteren Klavikulaende einen in der Größe genau entsprechenden Eindruck macht. Es hat daher auch die Klavikula kaum noch eigenen Knorpel, sie ist im ganzen graurot bis bräunlichviolett getönt und grobkörnig, während sich auf der akromialen Gelenkfläche noch grießartiger, weißlicher Knorpelüberzug von allerdings auch nur geringer Stärke findet.

Nach dem Gelenkdorsum hin macht der Meniskus mit der ihm aufliegenden Kapsel eine wallartige Prominenz von fast $1^1/_2$ cm frontalem Durchmesser, die dem Gelenkspalt mit seiner leicht einwärts konkaven Krümmung folgt.

Beurteilung: Das Präparat gibt ein Schulbeispiel für die vom Meniskusspalt ausgehende Arthritis deformans: körnige Knorpelbeläge, die auf dem Akromion noch einigermaßen dick, auf der Klavikula aufs äußerste reduziert sind, daneben tiefer Eindruck durch Synovialfalte, Verlagerung des am freien Rande stark zerklüfteten Meniskus ins Gelenkgewölbe. Die Kommunikation mit der Bursa am vorderen unteren Eck des Akromions ist wohl ebenfalls pathologisch entstan den.

Nr. 7 (Sekt.-Prot. Nr. 245/14). 70jährige Ratsarbeiterwitwe. Chir. Abt. St. Georg.

Pathologisch-anatomische Diagnose: Fract. femoris. Allg. Arteriosklerose. Anthrakotische Herde (Tbc.) in beiden Lungenspitzen. Arthritis deformans im r. Knie und Hüfte.

Rechtes Gelenk: Ziemlich kleines Gelenk mit mäßiger dorsaler Vorwölbung. Gelenkknorpel feinkörnig, filzig, beiderseits ziemlich solide und 2 mm dick. Meniskus vor allem im hinteren Gelenkabschnitt entwickelt in zwei Teilen, die sehr zerfasert sind. Ferner hängen von der oberen Kapsel einige Knorpellamellen herunter, die aber nicht in den eigentlichen Gelenkspalt eintreten. Im Akromion findet sich ein sekundärer Gelenkspalt, der in der Verlängerung der hinteren Kontur der Klavikula das Akromion in nahezu frontaler Ebene mit leicht nach vorn gerichtetem äußeren Ende durchsetzt und deutlich selbständige Beweglichkeit aufweist. Es wird so ein dreieckiges Os acromiale abgetrennt, das die vordere Spitze des Schulterecks bildet.

Schnitte, makroskopisch: Knorpelbeläge im ganzen von gleichmäßiger Stärke, zeigen in einzelnen Schnitten in mittlerer Höhe eine flache Delle. Hier findet sich auch an der sonst intakten KKG. eine schmale Unterbrechung mit homogener Ausfüllung der oberflächlichen Markmaschen. Ungewöhnlich ist ferner das Verhalten der Knochenecken: sie sind sämtlich von dem normal gebauten Gelenkknorpel rund umzogen und springen etwas spornartig vor, besonders stark die dorsale des Akromions, hinter der sich eine tiefe, halsartige Einschnürung findet, in die sich die strahlig auseinanderweichenden Kapselfasern hineinsenken. Unter der dorsalen Kante der Klavikula findet sich eine etwa 1,2 mm im Durchmesser haltende kreisrunde Strukturunterbrechung mit homogenem, blaßrotem Inhalt, der sich gegen das sonst in beiden Knochen durchweg schwarzblaue Mark absetzt.

Mikroskopisch: Die Knorpelbeläge sind, vor allem der der Klavikula, sehr stark zerfasert, doch halten sich die kleinen, blatt- und bandartigen Knorpelzotten ganz an der Oberfläche der Knorpel. Im übrigen zeigen die Knorpel den normalen Bau. An der Stelle der Eindellung greifen die Zerfaserungen in den Klavikulaknorpel tiefer ein und nähern sich in einzelnen Schnitten der KKG. Unter dieser liegt ein sehr schönes Knorpelknötchen, das aus den unterliegenden Spongiosabälkchen sich entwickelt hat und im Begriff steht, die KKG. zu durchbrechen und gegen den alten Knorpelbelag vorzudringen. Die dieser Delle gegenüberliegende Partie am Akromialknorpel ist etwas gewellt und von einem zierlichen Saum dichter, saftiger Spindelzellen belegt. Dazwischen befindet sich eine zierliche Ausstrahlung der unteren Synovialis in Gestalt einer zell- und gefäßreichen, mit Synovialbesatz versehenen Zotte, die sich dem Akromialknorpel so dicht anschmiegt, als wenn sie aus ihm herauswüchse. Da die Spindelzellen des Knorpels jedenfalls in keinem Schnitt ihren Ursprung aus der Tiefe des Knorpels nehmen, so möchte man ihre Entstehung wohl aus einer solchen Synovialzotte annehmen, die mit dem Knorpel verschmolzen ist.

Die Knochenecken sind noch besonders zu besprechen; sie zeigen in mancher Hinsicht ähnliche Vorgänge, indem sich nämlich das Perichondrium oder Periost in unmittelbarem Anschluß an den nach den halsartigen Einsenkungen der Knochenkanten hin umbiegenden Gelenkknorpel in lebhafter Proliferation befindet. Zum Teil sieht man darin flächenhafte rote Ablagerungen wie bei Knorpelregeneration oder beginnender Ossifikation, und kann auch stellenweise im Anschluß an die Randbalken Bildung von sternförmig verästelten (Knochen-) Zellen wahrnehmen, an der unteren Klavikulakante sogar in stärkerem Maße. Hier findet man in dem sich unter dem Knochen erstreckenden Gelenkrezessus gewundene Knorpeltrümmer. Unter der dorsalen Kante der Klavikula ist die schon makroskopisch beschriebene rundliche Strukturunterbrechung mit dichtzelligem fibrösen Gewebe gefüllt. Außer Knochenapposition findet man relativ zahlreiche, in lakunären Säumen liegende kleinere Osteoklasten.

Röntgen: Aufnahmen in beiden Richtungen lassen keine nennenswerten Veränderungen erkennen, nur das Bild des mittleren Sägestückes, aus dem auch die histologisch untersuchten Schnitte genommen sind, zeigt an der dorsalen Kante der Klavikula eine kurze Randunterbrechung und an der kaudalen leichte Ausladung mit Aufhellung der Struktur. Außerdem gibt das axiale Bild den sekundären Gelenkspalt gut wieder.

Beurteilung: Die oberflächliche Zerklüftung der für das hohe Alter sonst auffallend gut erhaltenen Knorpelbeläge in Verbindung mit den spärlichen subchondralen Veränderungen (kleine fibröse Räume, Vaskularisationsfortsätze) lassen ein Anfangsstadium der Arthritis deformans diagnostizieren. Hierfür dürfte auch die leichte Verletzlichkeit der Knorpel sprechen, die sich in Eindrücken durch zell- und gefäßreiche junge Zottenwucherungen und Knorpelverletzungen bemerkbar macht und die gleichzeitig für sekundär traumatische Vorgänge zu verwerten sind; besonders die zahlreichen kleinen Spaltbildungen entlang der KKG. der Klavikula, und das an einer Stelle, wo ein Einbruch etwas tiefer reicht, gefundene Knorpelknötchen. Ebenso sprechen auch Vorgänge an der dorsalen Kante der Klavikula für mechanische Einwirkungen, wo man die größere Fasermarkzyste mit Riesenzellen und ossifizierenden Randsäumen nebst Knorpeltrümmern findet, ähnliches auch in der kaudalen, stark prominierenden Kante, auf die sich von proliferierendem Periost bedeckte Knochensäume legen.

Das Gelenk ist ferner ein schönes Beispiel für die Verlagerung des dorsalen Meniskus ins Kapselgewölbe mit starker Zerklüftung dieses selbst und der gegenüberliegenden Knorpelbeläge. Die hier sich abspielenden Knorpelzellwucherungen lassen den ganzen arthritischen Prozeß wieder als vom Meniskusspalt ausgegangen erscheinen.

Linkes Gelenk: Eine ins einzelne gehende Besprechung erübrigt sich, da ganz die gleichen Verhältnisse obwalten wie rechts, die aber sehr geeignet sind, die Deutung der dortigen Veränderungen zu bestätigen; es finden sich auch hier die oberflächlichen Degenerationserscheinungen der Knorpelbeläge, die vorspringenden Ränder der Knochenenden und der zerklüftete dorsale Meniskus, vor allem aber reichlichere Fasermarkansammlungen, besonders in weiter nach vorn gelegten Schnitten, unter der KKG. der Klavikula. Hier sieht man auch die eingepreßten homogenen Knorpelschollen von den Bindegewebszellen durchdrungen und daneben Ossifikationssäume.

Röntgen: Auf dem Bilde des Mittelstücks kommen die Randosteophyten noch deutlicher zum Vorschein als rechts. Das Akromion hat einen unvollkommenen Spalt, der histologisch keinen Gelenkspalt enthält, sondern rein knorpelig ist. Es ist also eine persistierende Epiphyse.

Beurteilung: Wie rechts Initialstadium der Arthritis deformans mit den gleichen Erscheinungen wie dort. Persistierende Epiphyse des Akromions.

Nr. 23 (Sekt.-Prot. Nr. 10/15). 69jährige Almosenempfängerin. Med. Abt. St. Georg.

Pathologisch-anatomische Diagnose: Schwere chron. def. Arthritis mehrerer großer und kleiner Gelenke. Osteoporose. Arteriosklerose.

Rechtes Gelenk: Sehr kleines Gelenk mit einer zierlichen, fast durchsichtigen Scheibe im hinteren Abschnitt. Gelenkflächen zum Teil etwas faserig, aber im ganzen ziemlich fest und glatt, ohne Defekte.

Schnitte, makroskopisch: Gut erhaltene, $1^1/_2$ mm dicke Knorpelbeläge auf beiden Gelenkenden, zierliche Einlagen hängen von oben und unten in den geradlinigen Gelenkspalt. Auffallend dünn sind die Grenzlinien zwischen Knochen und Knorpel und stellenweise nicht ganz eben.

Mikroskopisch finden sich nur spärliche Oberflächenfaserungen der Knorpel und vereinzelt auch größere Schollen mit Brutkapseln, aber nirgends stärkere Zerklüftung. Die KKG. sind nicht ganz geradlinig, manchmal etwas grubig vertieft, aber nirgendwo eigentlich zertrümmert und zersprengt. An mehreren Stellen befindet sich die zierliche Grenzschicht der blasigen Knorpelzellen (in der verkalkten Grundsubstanz) in Wucherung und bildet Zellreihen, die sich strahlig in der Grundsubstanz des Gelenkknorpels verlieren. An solchen Stellen findet man in den kleinen subchondralen Markräumen Spindelzellen von zierlichstem Bau ohne Fasergewebe, die vereinzelt etwas in den Gelenkknorpel sich vorbuchten. Es sind im ganzen sehr geringfügige Veränderungen. Es fällt übrigens auf, daß die Knochenbälkchen, die ziemlich klein und weit stehen, ebenfalls besonders kleine Knochenkörperchen und Kerne enthalten. Ungewöhnlich stark ist die Kontur des Akromions zerklüftet, zum Teil in Zusammenhang mit reichlichen Zottenwucherungen der Bursa subacromialis, die sich eine tiefe Grube in die Unterfläche des Akromions gegraben haben, aber auch noch an andern Stellen gegen dasselbe vorwuchern.

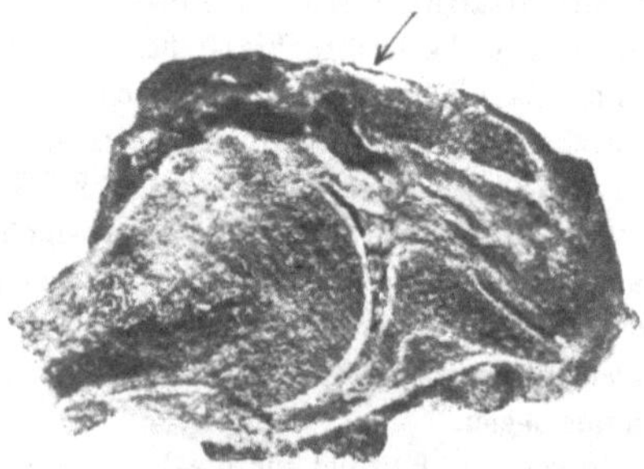

Textfig. 36. Photographie des im ganzen frontal durchsägten Schulterpräparates Nr. 23 l. Tiefe Einbuchtung der Unterfläche des Akromions durch Zotten der chron. entzündlichen Bursa subacromialis.

Röntgen: Auf verschiedenen Röntgenbildern sind die Knochengrenzen der beiden Gelenkenden unregelmäßig und stellenweise unterbrochen, was dafür spricht, daß die Veränderungen der KKG. ausgedehntere sind, als man in den Schnitten erkennen kann. Die Zackigkeit der Akromionkonturen kommt gut zur Darstellung, ebenso wie man die Usur durch die Bursa subacromialis in Form einer großen, rundlichen Strukturaufhellung nahe der vorderen Kante sieht.

Beurteilung: Wahrscheinlich mit Senium und Atrophie zusammenhängende Veränderungen: Rarefizierung der Spongiosa und vor allem der KKG. Ungewöhnlich kleine Knochenkörperchen und zierliche Formen der Spindelzellen. Initialerscheinungen der Arthritis deformans machen sich geltend in kleinen, gegen den im ganzen erhaltenen und nur wenig aufgefaserten Gelenkknorpel vordringenden Vaskularisationsknospen.

Linkes Gelenk: Derselbe kleine Bau des Gelenks wie rechts. Die Knorpelbeläge sind aber durch fleischige Zottenwucherungen von der unteren Kapsel zum Teil tief eingedrückt und auch sonst nicht so glatt wie rechts. Eine mikroskopische Untersuchung hat nicht stattgefunden (Behandlung des Präparats zur Darstellung des Subakromialraums und des Schultergelenks). Auch hier eine tiefe, rundliche Aushöhlung der Unterfläche des Akromions durch Zotten der Bursa subacromialis, in der sich außerdem Corpora mobilia finden (vgl. Textfig. 36).

Röntgen: Ungefähr die gleichen Veränderungen wie rechts. Die Konturzeichnung der Gelenkenden ist noch etwas fleckiger als dort.

Beurteilung: Diagnose nicht sicher, da keine histologische Untersuchung stattgefunden hat; wahrscheinlich älteres Stadium der Arthritis deformans. Makroskopisch liegen ausge-

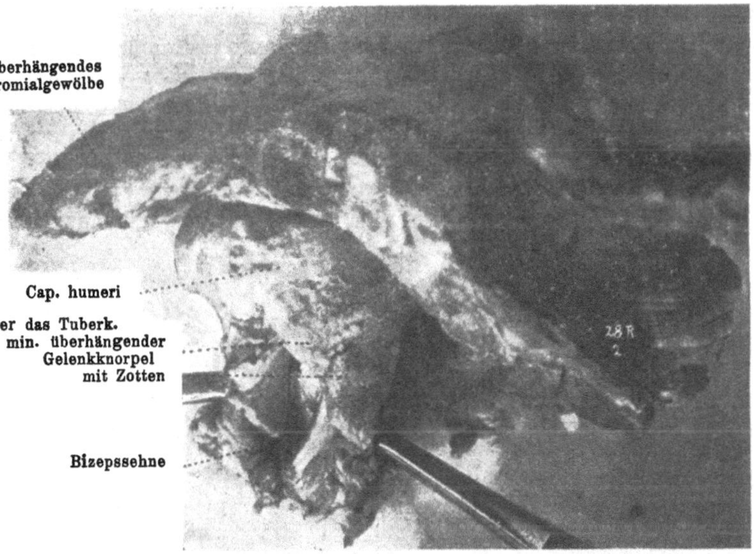

Textfig. 37 (Photogr.) zu Präparat Nr. 28 r. (Die das Schultergelenk verhüllenden Weichteile waren entfernt.) Man sieht vor allem die äußere, durch das breite Os acromiale terminale hervorgerufene Verbreiterung des Schulterdaches.

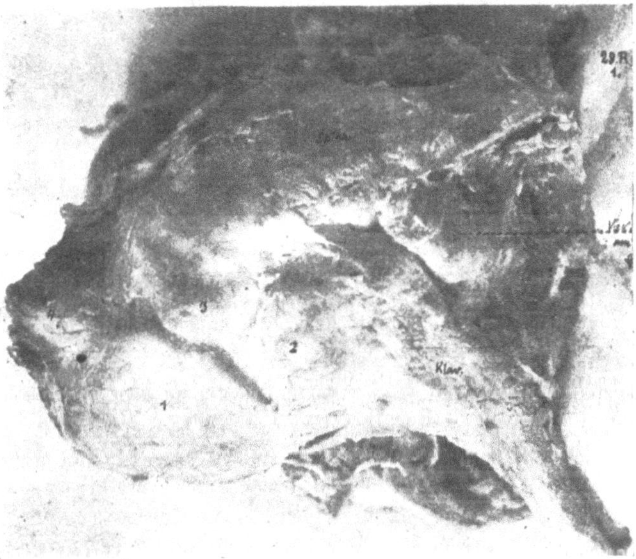

Textfig. 38 (Photogr.). Ansicht des Präparats Nr. 28 r. vom Dorsum. Die einzelnen Knochen des Schulterdaches prominieren deutlich: 1. Os acromiale terminale; 2. Schaltknochen zwischen Akromion und Klavikula (Meniskus?); 3. Os acromiale basale; 4. Kapselknochen.

sprochen Verunstaltungen des Gelenks vor, vor allem durch Zotteneindrücke. Zottenwucherungen und Corpora mobilia in der Bursa subacromialis mit tiefer Aushöhlung des Akromions.

Nr. 28 (Sekt.-Prot. Nr. 83/15). 69jährige Arbeiterwitwe. Med. Abt. St. Georg.

Pathologisch-anatomische Diagnose: Schwere allgemeine Arteriosklerose. Schwere chronische Arthritis, besonders des rechten Schulter- und Ellenbogengelenks. Pneumonie usw.

Rechtes Gelenk: Bei der äußeren Besichtigung des Präparates (vgl. Photographie Textfigur 37) fällt zunächst die enorme Verbreiterung des Schulterdaches auf, das fast 4 cm über die äußerste Kontur des Humeruskopfes vorspringt. Dieser abnorme Vorsprung wird bedingt durch eine sich an das Schultereck anschließende breite, unregelmäßig geformte Platte, die sowohl nach der Klavikula hin wie nach der Schultergräte freie Beweglichkeit besitzt. Zwischen ihr und den beiden genannten Knochen lassen sich nun noch weitere Knochen feststellen: einmal zwischen der Platte und der Klavikula ein auf dem Dorsum dreieckiger, kraniokaudal keilförmiger, kleiner Schaltknochen, dessen Spitze sich an der vorderen Kontur des Schulterdachs befindet, und zweitens

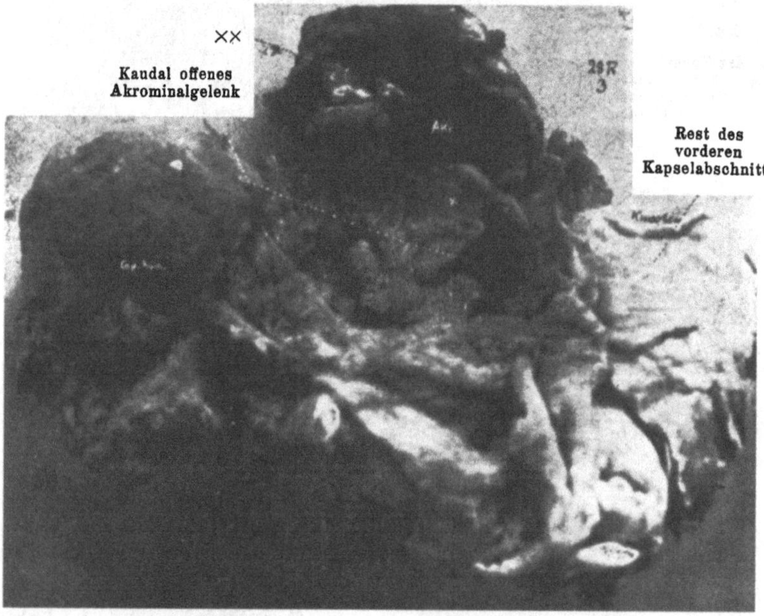

Textfig. 39 (Photogr.) Präparat 28 r., von unten gesehen. Der Humeruskopf ist aus seinem Lager nach außen geklappt. Man sieht seine ungeheure Knorpeldestruktion und Zotten am Rande. Das Schultergewölbe ist ausgefüllt durch fest haftende, von Knorpel überzogene Knochenstücke, großenteils Corpora mobilia der völlig aufgehobenen Bursa subacrom. Teilweise Kapselverknöcherungen.

zwischen der Platte und der Spina scapulae ein etwas größerer, sagittal 1, frontal 2 cm messender Knochen, der auf dem Dach buckelig hervorragt. Die Photographie (Textfig. 38) zeigt diese Knochen gut: man sieht hier zunächst die größere, äußere Platte (1) und den Schaltknochen zwischen ihr und der Spina (3), medial von beiden eine Furche, die der Lage des Akromialklavikulargelenks entspricht. Medial von dieser den kleinen Knochen (2), an den sich weiter innen das Ende der Klavikula anschließt. Ihrer Lage nach sind die genannten Knochen so zu beurteilen: Nr. 3 ist das Os acromiale basale, Nr. 1 das Os acromiale terminale, Nr. 2 wahrscheinlich ein besonderer epiphysärer Knochen des Schlüsselbeins, der den in Präparat Nr. 1 l. und 32 r. und l. beobachteten Knochenkernen analog sein würde) (siehe Beurteilung zu links).

Besichtigt man das Schulterdach nach Eröffnung des Schultergelenks von unten (vgl. Textfig. 39), so ist zunächst festzustellen, daß das Spatium subdeltoideum verloren gegangen ist bzw. in breiter Kommunikation mit dem Schultergelenk steht. Die einzelnen Knochen des Schulterdachs sind nicht alle zu erkennen, da sich große, teils knöcherne, teils knorpelige Körper und Platten von unten davorgelegt haben; deren größte (vgl. Textfig. 39) von $2^1/_2$ cm Durchmesser liegt unter dem inneren Rande des Os acrom. terminale und verdeckt ganz das Os acrom. basale. An ihrem medialen Rande kommt der breit eröffnete Gelenkspalt des also mit dem Schultergelenk kommunizierenden Akromioklavikulargelenks zum Vorschein. Lateral von der Platte, deren Ränder teils wulstförmig verdickt, teils von rosenkranzartig angeordneten knorpeligen Effloreszenzen besetzt sind und auf deren Fläche sich Zotten finden, liegt die Unterfläche des Os acromiale terminale in breitester Ausdehnung von Periost entblößt frei. Auch auf

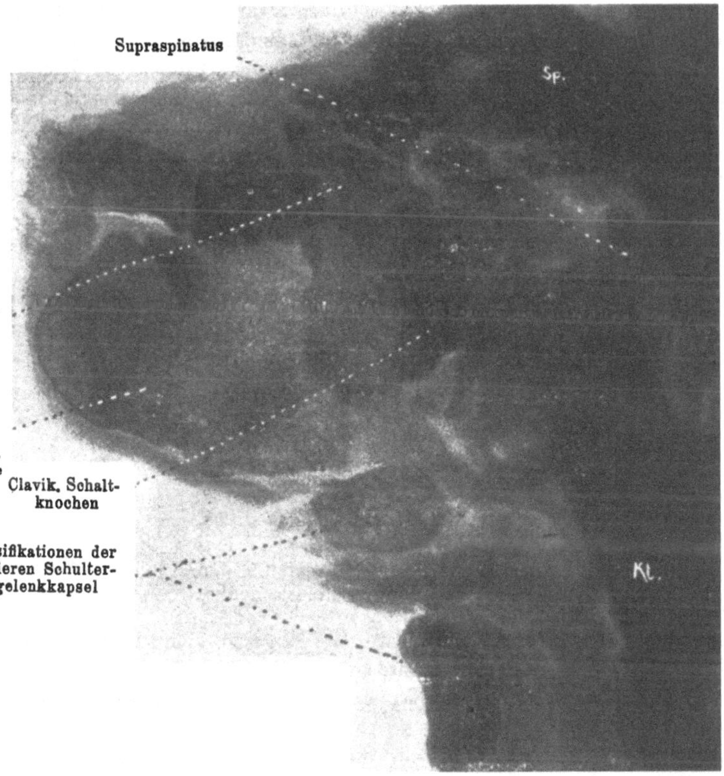

Textfig. 40. Röntgenbild zu Gelenk Nr. 28. Axiale Aufnahme des Schultergewölbes.

ihr finden sich Zotten und Knorpelwucherungen. Eine ganze Anzahl von verschieden geformten und verschieden großen, meist von Knorpel überzogenen Körpern bildet die hintere Umrandung des Schulterdachs von unten und trägt noch weiter zur Verbreiterung des Schulterdachs bei, was man auch deutlich auf Textfig. 39 erkennt, wo der kleine Buckel hinter und außen vom Os acrom. terminale der dorsale Vorsprung eines solchen Körpers ist. Es ist das nämlich der Knochen, der auf Textfig. 39 mit ×× bezeichnet ist. Diese Aufnahme zeigt weiter die enorme Tiefe des Schultergelenks, in dem selbst sich nun die schwersten deformierenden Veränderungen an allen Teilen finden, auf die an dieser Stelle aber nicht näher eingegangen werden soll.

Röntgen: Die monströsen Formationen des Schulterdaches kommen erst recht zur Geltung auf den Röntgenbildern, wo allerdings eine Orientierung sehr mühsam ist; da nämlich die sich hierbei deckenden Knochen des Schulterskeletts und die Knochenneubildungen des Schultergelenks und des Spatium subdeltoideum kaum zu entwirren sind und die Verhältnisse weiter kompliziert werden durch alle möglichen Ossifikationen in andern Schleimbeuteln und Sehnen. Bemerkenswert ist, daß diese sich röntgenologisch in ihrer Struktur nicht von denen des Skeletts selbst unterscheiden; man vgl. z. B. die große Platte des Os acrom. terminale mit den kleinen rundlichen Knochenschatten weiter abwärts auf dem in axialer Richtung kaudokranial aufgenommenen Bilde. Die letzteren sind Verknöcherungen der vorderen Schultergelenkkapsel. Der Akromialgelenkspalt kommt auf der genannten Aufnahme nicht zur Darstellung, da der vom Klavikulaende durch einen scharfen Spalt getrennte Klavikula-Schaltknochen das eigentliche Gelenk verdeckt (vgl. Röntgenbild Textfig. 40).

Beurteilung: An dem ausgebreiteten schweren arthritischen Prozeß, der das Schultergelenk mit allen seinen Anhangsgebilden betroffen hat, beteiligt sich auch das Akromioklavikulargelenk; es zeigt röntgenologisch unebene Konturen des sehr verschmälerten Gelenkspalts neben beträchtlichen Randwülsten, ist ferner nach unten hin breit eröffnet, die Gelenkkapsel vollkommen zerstört, so daß es mit dem Spatium subdeltoideum in weiter Kommunikation steht. Letzteres wieder hat sich vereinigt mit dem Schultergelenk. Die Knochen des Schulterdachs zeigen alle recht buchtige Konturen und Osteophyten in reichem Maße und sind zum Teil durch Randwucherungen wesentlich vergrößert. Insbesondere hat das sonst kleine Os acromiale terminale einen ganz unerhörten Umfangszuwachs erhalten, so daß es das an und für sich größere Os acrom. basale um ein vielfaches übertrifft.

Linkes Gelenk: Auch hier besteht eine vollständige Verschmelzung der Räume des

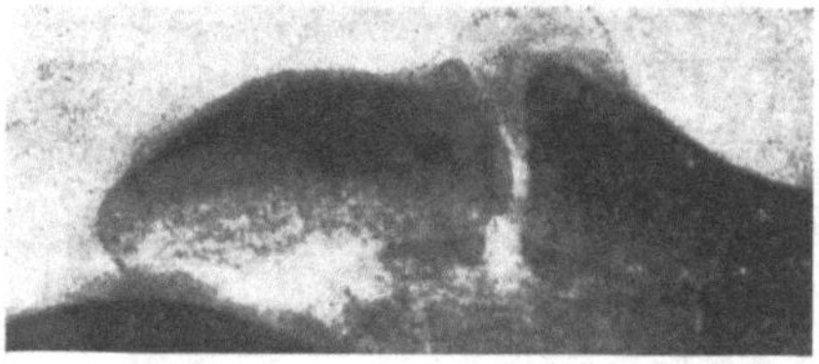

Textfig. 41. Röntgenbild zu Präparat Nr. 28 l. (Techn. 1.) Vorwölbung der dorsalen Kapsel und des Meniskus. Randwülste. Os acrom. comm.

Schultergelenks und des subdeltoiden Raumes. Mit letzterem kommuniziert auch wieder das Akromialgelenk, allerdings nicht in ganzer Ausdehnung wie rechts, sondern nur mit dem hinteren Drittel. Die Kommunikationsöffnung ist nach unten hin von dicken Zotten nach Art des Lipoma arborescens umstanden.

Das Akromialgelenk selbst zeigt deutlich die Erscheinungen der deformierenden Arthritis: die Gelenkknorpel sind umgewandelt zu körnigen und knotig-tuberösen Flächen, die sich besonders nach den dorsalen Rändern hin zu dicken Randwülsten erheben. Derb sklerotische dorsale Kapsel. Von der hinteren Hälfte der unteren Kapsel stehen noch vereinzelte Stränge, die sich von einem zum andern Gelenkknorpelrand ausspannen.

In die dorsale Kapsel ist eingelassen ein derber, konischer Körper, der am freien Rande etwas aufgefasert ist, es ist der nach oben verschobene Meniskus, der einen ganz ungewöhnlichen Umfang angenommen hat. Er artikuliert mit überknorpelten, zum Teil glatten Flächen mit den glattgeschliffenen dorsalen Kanten der beiden Gelenkenden. Der Spina scapulae schließt sich nach vorn zu ein mit ihr in frei gelenkiger Verbindung stehendes Os acromiale an, das in diesem Falle nicht geteilt und auch nicht von so immensen Ausdehnungen ist wie die beiden Ossa acromialia rechts. Es findet sich hier überhaupt kein besonderes Ausladen des Schulterdachs.

Röntgen: Auf dem sagittalen Bilde erkennt man gut die Randverdickungen der beiden Knochen und die beträchtliche dorsale Vorwölbung der dorsalen Kapsel, die durch den beschriebenen dorsalen Meniskus hervorgerufen wird (Textfig. 41). Das axiale Bild zeigt den zackigen Schatten des Os acromiale mit den beiden angrenzenden Gelenken, dem Klavikulargelenk, das normale Breite besitzt, aber etwas gekerbte Ränder, und dem sehr breiten Spalt des Akromions selbst, in dem man außen einen kleinen, isolierten Knochenschatten sieht.

Beurteilung: Auch auf der linken Seite handelt es sich um einen alle Teile der Schulter ergreifenden arthritischen Prozeß, der aber noch nicht so weit vorgeschritten ist wie rechts. Immerhin hat es auch hier zu einer vollständigen Vernichtung der Zwischenwand zwischen Schultergelenk und Bursa subacromialis sowie zu einer teilweisen Zerstörung der unteren Kapsel des Akromioklavikulargelenks geführt, so daß dieses mit dem Schultergelenk kommuniziert.

Das Akromialgelenk selbst zeigt deutlich die Erscheinungen der Arthritis deformans: Knorpelwucherungen und Abschleifungen, Randwülste, Verdickung der dorsalen Kapsel und einen sehr umfangreichen, ins Kapselgewölbe verlagerten, knorpelharten Meniskus, zwischen dem und den dorsalen Kanten der beiden Knochen sich neue Gelenkflächen geschliffen haben.

Bei Vergleich der beiden Gelenke erscheint es nicht ausgeschlossen, daß auch der auf der rechten Seite beschriebene Schaltknochen zwischen Klavikulaende und Os acromiale basale kein akzessorischer Skelettknochen, sondern der sehr umfangreiche verknöcherte Meniskus sein könnte. Indes erscheint das aus dem Grunde nicht wahrscheinlich, weil der Meniskus in allen andern Fällen von Arthritis deformans viel weiter dorsal verlagert wird und nicht so weit ins Gelenk hinabreichen könnte, wie es auf der rechten Seite der Fall ist (vgl. das Röntgenbild Textfig. 40).

Nr. 39 (Sekt.-Prot. Nr. 25/16). 74jährige Arbeiterin. Chir. Abt. St. Georg.

Pathologisch-anatomische Diagnose: Tuberkulose der Lungen, Lymphdrüsen, Nieren und des Darms. Coxitis tub. d. Allgemeine Arteriosklerose, starke Osteoporose. Chron. Arthritis deformans gen. d.

Rechtes Gelenk: Ziemlich kleines Gelenk, Durchmesser sagittal 25 mm. Auffallend freie Beweglichkeit. Der hintere Abschnitt des Schlüsselbeins ist im Gelenk von einer $2^1/_2$ mm dicken, weichen Gewebsmasse bedeckt, die sich aber auch vom Akromion nicht ganz trennen läßt, vielmehr bleiben auf seiner Gelenkfläche Fasern haften. Zwischen der Zwischenschicht und der Klavikula ist kein freier Gelenkspalt sichtbar, sondern lockere Fasermassen, die stellenweise noch feste Verbindungen zwischen beiden Flächen herstellen. Erst weiter vorn findet sich ein eigentliches Gelenk zwischen Akromial- und Klavikularende. Hier schiebt sich die Zwischenschicht in Gestalt eines knorpelharten Keils ins dorsale Kapselgewölbe. Zwischen ihm und den Kanten der Knochen haben sich glatte, verdickte Knorpelränder gebildet, während unterhalb dieser Randwülste tiefe Gruben in den Knorpelbelägen erscheinen. Die unteren Ränder treten dann wieder etwas vor. Zwischen ihnen schieben sich ziemlich umfangreiche, fettige Zotten der unteren Synovialis ein. Vgl. Fig. 42.

Schnitte, makroskopisch: Die Schnitte stammen aus dem hinteren Gelenkteil, wo die faserige Zwichenmasse kein eigentliches Gelenk zustandekommen läßt, so daß man mehr von einer Syndesmose sprechen könnte.

Man sieht zwischen den kleinen, knorpeligen Überzügen mit bedeckten Knochenenden eine gut 2 mm starke Fasermasse, die die beiden Kapseln breit miteinander verbindet. Zwischen ihr und den Gelenkknorpeln findet man nur feine, unebene und von Fasern mehrfach überbrückte Spaltbildungen. Die dorsale, sehr dicke Kapsel ist leicht vorgewölbt, die untere sehr locker gebaut.

Mikroskopisch: Die intraartikuläre Gewebsschicht setzt sich großenteils aus parallelem, dichtfaserigem, ziemlich straffem Gewebe zusammen, das aber nach dem Akromion hin sich lockert, weitmaschig wird und zahlreichen, vom Dorsum her einstrahlenden Gefäßen Platz läßt. Hier hat sich auch ein schmaler, glattrandiger Spalt gebildet, dessen Umrandung den Charakter der Synovialis annimmt. Ober- und unterhalb desselben steht aber die Zwischengewebsschicht in faseriger Verbindung mit dem Knorpelüberzug des Akromions, der einen ungeordneten Bau zeigt, und nahe der zackigen, tief gebuchteten Knochengrenze zahlreiche, von konzentrisch sich ordnenden Bindegewebszellen umgebene Gefäße aufweist. Ganz anders liegen die Verhältnisse nach der

Klavikula hin, die einen ausgesprochenen Gelenkknorpelbelag besitzt mit dem bekannten wirr gefaserten Bau und einer breiten Schicht verkalkter, dunkelschwarzblauer Knorpelgrundsubstanz an der KKG. Dieser Knorpel ist an der Oberfläche in dem zwischen der Zwischenschicht und ihm selbst gelegenen Spalt (Meniskusspalt) sehr stark zerklüftet und in Schollen mit Brutkapseln, Bröckel und Fäserchen aufgelöst.

Röntgen: Die kleinen, etwas zugespitzten Knochenenden besitzen kleine, zackige Unebenheiten. Im obersten Ende des Gelenkspalts zeigt sich ein $2^1/_2$ mm hoher, 1,2 mm breiter Knochenschatten.

Beurteilung: Arthritis deformans mit teilweisem Verlust der Gelenkknorpel und Randwulstbildung. Hinaufschiebung des Meniskus ins Kapselgewölbe, neue Gelenkbildung zwischen

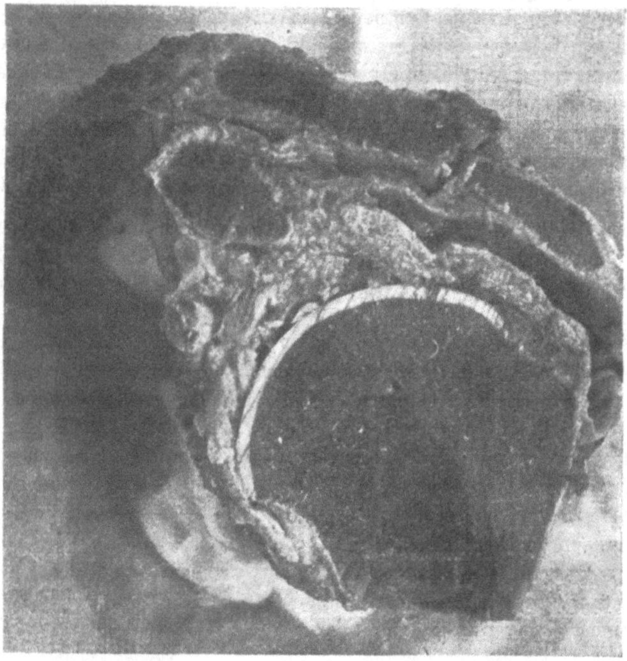

Textfig. 42. Photographie des frontal durchsägten Präparats Nr. 39 r. (vordere Sägehälfte). Im Akromialgelenkspalt guter Akromialknorpel; teils defekter, teils verzotteter Klavikulaknorpel. Meniskusrudiment reitet auf den dorsalen Kanten, wo sich gelenkartige Gleitflächen gebildet haben.

ihm und den dorsalen Kanten der beiden Gelenkenden sowie reichliche Zottenbildung der unteren Synovialis. Im Meniskus scheint sich Knochen gebildet zu haben.

Eigenartige Verhältnisse weist der hintere Gelenkteil auf, wo kein einheitlicher Gelenkspalt nachweisbar ist, sondern eine breite Faserknorpelzwischenmasse eine breite Brücke zwischen den Knorpelüberzügen beider Knochen bildet. Dabei besteht hier schon ein deutlicher, mit Knorpeldestruktion einhergehender Meniskusspalt. Man hat anzunehmen, daß hier die fötale Gelenkspaltung nicht vollkommen zustande gekommen ist, so daß nicht nur an der Klavikula, sondern auch am Akromion die intraartikuläre Zwischenmasse haften geblieben ist.

Nr. 26 (Sekt.-Prot. Nr. 235/15). 76jährige Kellnerwitwe. Med. Abt. St. Georg.

Pathologisch-anatomische Diagnose: Allgemeine Arteriosklerose. Chron. deform. tuberkulöse Arthritis des Hüft- und Kniegelenks. Arthritis def. des Schultergelenks (rechts).

Rechtes Gelenk: Kleines Gelenk. Vorn und hinten kurze Zwischenknorpelscheiben, außerdem mehrere Synovialfalten und Zotten von zierlichem Kaliber, aber beträchtlicher Länge, die Eindrücke auf die Knorpel machen. Letztere am Akromion körnig und faserig, gelblich, an der Klavikula uneben, bräunlich, stellenweise mit Defektbildungen.

Schnitte, makroskopisch: Die Klavikula ragt vorn etwas über das Akromion hinaus. Hier sind die Knorpelbeläge der sehr kleinen Gelenkenden noch ziemlich gut erhalten, von gleichmäßiger Dicke; die KKG.n sind etwas uneben. Weiter hinten, wo die Knochenenden ungefähr die doppelte Höhe aufweisen, hat nur das Akromion noch einen einigermaßen gleichmäßigen Gelenkknorpel mit unterbrochener KKG., die Klavikula weist dagegen in der oberen Hälfte einen breiten Einbruch auf. Die subchondrale Schicht ist in einer Tiefe von 4 mm von dichtem rotem Gewebe erfüllt, Knochenbälkchen sind nur noch ganz vereinzelt erhalten.

Mikroskopisch: Vordere Schnitte: Akromion: außer kleineren Spindelzellansammlungen in den nicht erweiterten subchondralen Räumen und einer deutlichen Unebenheit der KKG. keine nennenswerten Veränderungen; der oberflächlich ziemlich glatte Knorpelbelag zeigt nicht den normalen wirrfaserigen, sondern mehr strahligen Bau. Klavikula: Knorpelbelag inselförmig zersprengt und vielfach schollig umgewandelt, mit großen Brutkapseln und oberflächlicher Zerfaserung. Nach unten legt sich ihm eine Synovialzotte an, in dem dazwischen befindlichen Spalt sieht man kleine, zellose Knorpelschollen abgelöst. KKG. sehr uneben und stellenweise tief eingedrückt, außerdem vielfach zersprengt. Aus den tieferen Gruben wächst der Knorpel mit großen, blasigen, tiefschwarzblau umränderten Zellen strahlig hervor; große Brutkapseln dringen in die scholligen Knorpelstücke ein und vermitteln seine zellige Substitution. Unter der tiefen Einsenkung findet sich ein erweiterter Markraum mit zum Teil dichtfaserigem, teils zellreicherem Bindegewebe erfüllt. Die begrenzenden Spongiosaabschnitte besitzen den Bau von Kallusknochen und zeigen reichliche Ossifikationssäume mit Osteoblastenreihen. Auf der dorsalen Kante schwillt der Knorpelbelag an und ist durch einen zackigen, bis auf die KKG. vordringenden Spalt zerrissen. Die KKG. selbst befindet sich auf der Kante in Wucherung. In den weiten, Fettmark enthaltenden Spongiosataschen findet man vereinzelt an nicht verdickte Kapillaren sich anschließende Lymphoidmarkhäufchen. Nirgends sind entzündliche Erscheinungen bemerkbar.

Hintere Schnitte: Akromion: Knorpel stärker aufgefasert und radiär gespalten; KKG. uneben und zapfenförmig in die Spongiosa greifend. An Stellen (untere Kante), wo die radiären Knorpelspalten bis auf die KKG. durchgreifen, ist der Knochen geflechtartig gebaut und in seinen Maschen neben Spindelzellgewebe Ossifikationssäume sichtbar. Auf der dorsalen Kante der Klavikula wieder eine kuglige Anschwellung des strahlig dichtzellig gebauten Gelenkknorpels. Darunter Kallusknochen in Ossifikation. Der Gelenkknorpel setzt dann unvermittelt ab, und es folgt der schon makroskopisch erkennbare breite Einbruch. Weiter unten ist in dem histologisch untersuchten Teil der Gelenkknorpel völlig isoliert in Form einer zierlichen, vertikalen, 3 mm hohen Leiste, unter der eine schmale Lage geflechtartiger, in intensiver Ossifikation begriffener Spongiosa liegt. Von der tieferen Spongiosa ist diese Knochenknorpelleiste durch die 4 mm tiefe fibröse Masse getrennt, die den Knochen von oben bis unten völlig durchsetzt. Die Knorpelleiste zeigt dicht- und kleinzelligen, strahligen Bau und ist sichtlich aus der Spongiosagrenzschicht entwickelt. Diese wird von einer mehrfach unterbrochenen, ungleichmäßig dicken Lage tiefschwarzblauen, verkalkten, großblasigen Knorpels gebildet, aus der die Knorpelstrahlen hervorsprießen. Da sich in der verkalkten Grenzschicht vielfach zellose Kalktrümmer und Bröckel finden, kann es sich bei ihr nur um Überreste der alten Grenzschicht handeln, während Knorpel und Knochen fast durchweg neugebildet sind. Die Sache liegt demnach so, daß ein teilweise aus seinem Zusammenhange gerissenes Knorpelknochenfragment wieder Halt bekommen hat und sich in Regeneration befindet.

Das fibröse Mark ist teils dicht- und straffaserig, teils weitmaschig locker und von massenhaften Kapillaren durchsezt, die sich vor allem nach den mit breiten Ossifikationssäumen besetzten Spongiosabälkchen hinziehen und nach den Durchbruchstellen sich häufen, wo sie in die hier sich bildenden Zotten einstrahlen. Auch in dieser Schnittreihe findet man im Anschluß an Gefäßlumina und um solche herum gruppiert Zellmarkhäufchen. Es zeigen aber weder die Gefäße Verdickung ihrer Wand, sondern, wo sie wirklich in der Mitte getroffen, einen einreihigen Endothelbelag und nicht besonders dichte, adventitielle Scheiden, noch finden sich unter den Zellen entzündliche (Lymphozyten, Mastzellen), wohl vereinzelt mit großen, verschiedenen Körnern beladene Makrophagen.

Röntgen: Kontur des Klavikulaendes gezähnelt; an der hinteren Grenze des mittleren Drittels die dem fibrösen Abschnitt der hinteren Schnitte entsprechende tiefe Einkerbung.

Beurteilung: Ohne Kenntnis der linken Seite würde die Beurteilung des vorliegenden Befundes wahrscheinlich zu Trugschlüssen führen. Die Besprechung hat daher mit jenem gleichzeitig zu erfolgen.

Linkes Gelenk: Kleiner Umfang, wie rechts. Zwischenknorpel fehlt hinten, vorn oben findet sich eine ziemlich breite, faserig-knorpelige Masse, unten eine zarte, halbmondförmige Scheibe. Ein dorsaler, in der Verlängerung der hinteren Schlüsselbeinkontur über das Akromion verlaufender Kamm deutet das Vorhandensein einer persistierenden Epiphyse an, die aber keine selbständige Beweglichkeit erkennen läßt.

Schnitte, makroskopisch: Der hintere Abschnitt des Präparates wurde mit dem anschließenden Stück der Spina scapulae horizontal zerlegt zur Untersuchung der Epiphysenlinie im Akromion. Der hier mitgetroffene hintere Abschnitt des Akromialgelenks zeigt auf dem Akromion einen ziemlich breiten, intakten Knorpelbelag, der nur feine Zähnelungen seiner Kontur aufweist. Der der Klavikula ist dünner und seine KKG. sehr unregelmäßig und unterbrochen.

Aus dem vorderen Stück wurden frontale Stücke angefertigt, die nun sehr interessante Veränderungen vorzeigten: das klavikulare Ende hat eine ganz ungewöhnliche Form; die untere Kante fehlt, statt dessen findet sich eine 3 mm tiefe und 4 mm hohe Einbuchtung, in die sich Fortsätze der unteren Kapsel hineinerstrecken; der eigentliche Gelenkteil ist dadurch auf einen 6 mm hohen, pferdekopfförmigen Vorsprung reduziert, der dem oberen Teil der 1 cm hohen Akromialgelenkfläche gegenüberliegt. Dieser Gelenkfortsatz der Klavikula ist wie das Gelenkende der r. Klavikula ausgefüllt mit einem makroskopisch homogenen Gewebe und enthält in manchen Schnitten überhaupt keine Knochenbälkchen mehr. Die den Bezirk einscheidenden Spongiosaabschnitte sind verdickt. An andern Stellen dringen ebenfalls wesentlich verdickte Bälkchen in den homogenen Bezirk ein. Die Knorpelbeläge verhalten sich ähnlich wie in den hinteren Schnitten, die KKG. der Klavikula ist stark uneben.

Mikroskopisch: Hintere Schnitte: Akromion: Knorpel etwas stärker oberflächlich zerfasert und radiär gespalten. KKG. zeigt keine nennenswerten Veränderungen. Klavikulaknorpel zeigt etwas ausgedehntere Strukturveränderungen im Sinne der scholligen Umwandlung. KKG. zeigt tiefe Einbuchtungen mit strahliger Knorpelneubildung und alte Maschen mit teils nur zelligem, teils mehr fibrösem Gewebe erfüllt, das zu reichlicher Knochenapposition führt. Die Grenzablage der Spongiosa ist entsprechend verdichtet.

Vordere Schnitte: Akromialknorpel zeigt dorsal ausgedehnt fibröse Umwandlungen und Ossifikationssäume, die sich an Vaskularisationsvorgänge anschließen, die sich in grubigen Einsenkungen der KKG. abspielen. Kaudalwärts ist er vielfach strahlig umgewandelt und wird von der KKG. her zellig substituiert.

Klavikula: Der makroskopisch homogene Bezirk unter dem Knorpelbelag des oberen Gelenkteils verhält sich genau wie rechts, auch wird er begrenzt von durch Ossifikationssäume verdickte Spongiosalagen, die zum Teil in ihn eindringen. Die äußere Knochengrenzschicht zeigt die ausgesprochenen Charaktere des Kallusknochens. Der Gelenkknorpel zeigt diffus zellige Proliferation und trägt in seiner Mitte Trümmer und Bröckel der verkalkten Grenzschicht. Die von oben und unten ins Gelenk weit hineingreifenden Synovialwucherungen sind sehr gefäßreich und dichtzellig. Nirgends frische Entzündungssymptome.

Röntgen: Außer der Epiphysenlinie im Akromion, die übrigens histologisch unvollkommene

Spaltbildungen zeigt, fallen die lochartigen Strukturunterbrechungen der vorderen Klavikulakontur auf, die in ihrer Lage dem untersuchten fibrösen Bezirk entsprechen. Beide Präparate zeigen keine atrophischen Vorgänge (vgl. Röntgenbild Textfig. 43).

Beurteilung: Die Beschaffenheit der Gelenkknorpel und der KKG. spricht in beiden Gelenken für eine primäre Arthritis deformans, die in einzelnen Abschnitten des Gelenks zu ausgedehnten Fasermarkansammlungen geführt hat. Auch die Verdickungen und Wucherungen der dorsalen Kanten der Klavikulae hängen damit zusammen, ebenfalls die eigenartige Form der linken Klavikula mit ihrer kaudalen Kanteneinkerbung. Andrerseits kann es nicht zweifelhaft sein, daß nebenher traumatische Prozesse ihren Einfluß ausgeübt haben und rechts zu der vollkommenen Auslösung eines größeren Knorpelabschnittes mit seiner knöchernen Unterlage geführt haben. Auch links muß man solche annehmen, da sich hier wie rechts ausgedehnte Ossifikationsvorgänge finden im Anschluß an Einbrüche der KKG. und Spaltungen des Knorpels, wie man sie bei einfachen arthritischen Vorgängen nicht findet. Der Bau der Spongiosa ist infolgedessen stellenweise ausgesprochen der des Kallus. Bemerkenswert ist die Veränderung des rechten Akromialknorpels, der seine ursprüngliche Struktur eingebüßt und strahligen Bau angenommen hat. Zusammen mit der Unebenheit der KKG., die zapfenförmig in die Spongiosa eingreift, muß man

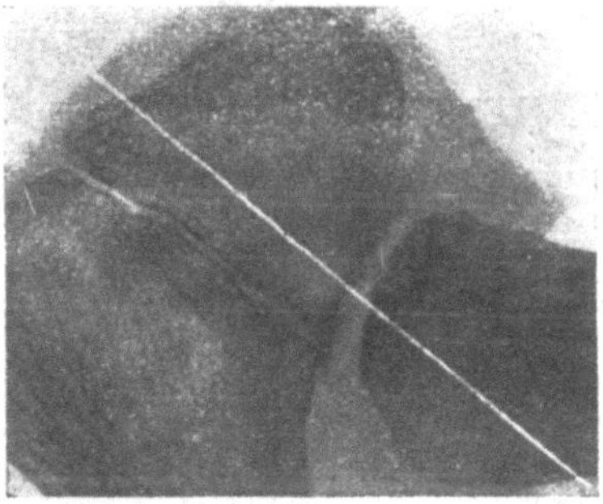

Textfig. 43. Röntgenbild zu Gelenk Nr. 26 l. (Techn. 5.) Vgl. Text.

vermuten, daß hier die Arthritis deformans zu gewissen Ausheilungsvorgängen geführt hat, die einem Stillstand gleichkommen.

Nr. 50 (Sekt.-Prot. Nr. 348/16). 76jähriger Arbeiter. Med. Abt. St. Georg.

Pathologisch-anatomische Diagnose: Vulnus capitis. Vereiterung des r. Schultergelenks. Arthritis deformans desselben. Anthrakotische Herde beider Lungenspitzen. Koronarsklerose.

Rechtes Gelenk: Das Gelenk ist sehr umfangreich: größte Höhe des Gelenkspalts beträgt 20 mm; dabei zeigt die Klavikula durch sehr beträchtliche Randwucherungen eine noch größere Höhenentfaltung von 25 mm. Durch das Gelenk hindurch ziehen sich sehr kräftige Zwischenknorpel, die vorn und hinten in Form zweier keilförmiger Einlagen beginnen und durch in der Mitte niedriger werdende Einlagen miteinander in Verbindung stehen. Der vordere untere Teil mißt an der Basis 6 mm und ist 9 mm hoch. Er ist stark zerklüftet und in mehrere dicke Blätter zerspalten, legt sich der vorderen Kapsel dicht an, von der er aber vollkommen getrennt ist. Der obere Keil hat eine Breite von 7 mm und ragt zunächst bis dicht an den freien Rand des unteren hinunter, auch von ihm spalten sich einige Blätter ab. Klavikula- und Akromialende zeigen entsprechend den beiden Meniskuskeilen tiefe Eindrücke und im unteren Abschnitt kaum noch Knorpelbelag, während oben Knorpel erhalten ist. In der vom Meniskus freigelassenen Mitte sind feinkörnige und etwas größere, kugelige Knorpelprotuberanzen von weißlicher Färbung stehen geblieben.

Auch weiter nach hinten zu ist das Verhalten der Knorpelbeläge sehr ähnlich, die großenteils, besonders auf der Klavikula, fehlen, so daß man höchstens noch 1 mm weißliche Beläge findet. Überall ist der Knorpel uneben, zum Teil höckrig, zum Teil gewulstet. Im hintersten Abschnitt findet man eine größere Entfaltung des dorsalen Meniskus, der mit der unteren Kapsel eine zierliche Verbindung eingegangen ist, während der untere Meniskus nur einen schmalen Keil hierhin erstreckt. Weit ausgreifende Gelenkrezessus reichen um die tief einschnürenden Halsbildungen des Knochens herum. Am auffallendsten ist dieses Verhältnis an der unteren Kante der Klavikula, die einen in der Frontalrichtung 15 mm langen Randwulst entwickelt hat, um den sich das Gelenk herumzieht. Durch diesen Randwulst wird der Raum zwischen Akromial- und Schultergelenk beträchtlich verschmälert, und die beiden Knochen (Klavikula und Humeruskopf) passen sich in der Form einander an (vgl. Photographie Textfig. 44 und Röntgenbild Textfig. 45).

Nach hinten zu findet man noch eine dickere Lage dazwischen, bestehend aus den beiden

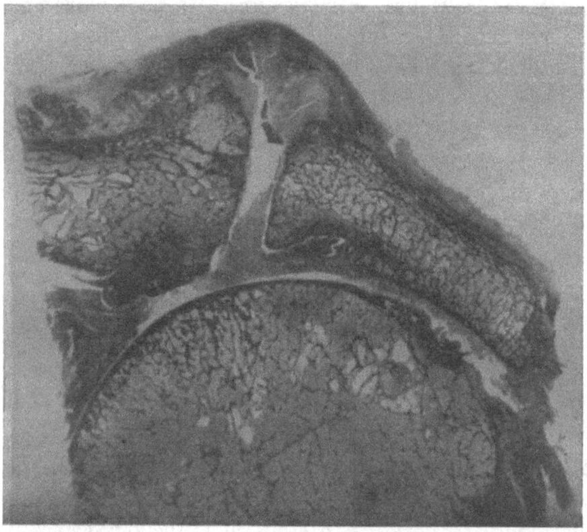

Textfig. 44. Photographie des frontal durchsägten Präparats Nr. 50 r. Knorpelbeläge fehlen im akr. Gelenk bis auf zierliche Inseln. Zerspaltener massiger Meniskus im dorsalen Kapselgewölbe, das mit Randwülsten stark prominiert. Durchschleifung der unteren Kapsel über Randwulst der unt. Klavikulakante und Kommunikation mit Schultergelenk.

Kapseln, in der Mitte und vorn aber wird diese Schicht immer dünner und schließlich durchbrochen, es besteht dann eine weite Kommunikation zwischen beiden Gelenken.

Schnitte, makroskopisch: Es fällt vor allem das enorm umfangreiche Klavikulaende in die Augen, das pilzhutartig seiner Diaphyse aufsitzt infolge massiger Ausladungen der beiden Kanten (vgl. Photographie Textfig. 44); während die dorsale, weitmaschige, fettmarkhaltige Osteophyten bildet, die sich etwas vom Gelenk zurückbiegen, sitzt der unteren Kante eine aus recht dichtem und dickbalkigem Knochengewebe bestehende flache Wucherung auf, die sich mit ihrer unteren Kontur derjenigen des Humeruskopfes nähert und nachformt. Der Abstand beider beträgt in einzelnen Schnitten wenig über 2 mm. Die untere Kapsel zeigt hier eine breite Perforation, die nicht durch Eiterung bedingt, sondern alt ist. Die Gelenkränder sind großenteils knorpelentblößt und zum Teil schon geglättet. Ein enormes dorsales Kapselgewölbe enthält reichliche Meniskusstücke und die dorsalen, noch ziemlich umfangreichen Reste der Gelenkknorpel. Von unten her schiebt sich eine breite Synovialzottenmasse ins Gelenk. Unter dem Akromion ein weiter Rezessus, der ebenfalls kleine Zotten enthält.

Mikroskopisch: Durch die massenhafte eitrige Infiltration der Synovialis und oberflächlichen Markabschnitte, eitrige Beläge der Knorpel ist das Bild etwas verwischt, man kann aber deutlich die Zeichen einer alten, vorgeschrittenen Arthritis deformans erkennen.

Röntgen: Auf dem sagittalen Bilde (Textfig. 45) kann man sehr anschaulich die enormen Randwucherungen sehen, die zur Pilzhutform des klavikularen Endes geführt haben. Das axiale Bild zeigt ein Os acromiale terminale, von dem ein kleiner, besonderer Knochenschatten lateral abgespalten ist. Randosteophyten des Akromions in der Nähe des Gelenkspalts ebenso wie mehrere zystische Aufhellungen lassen vermuten, daß der sekundäre Gelenkspalt an der das ganze Präparat aufweisenden Arthritis deformans teilnimmt.

Beurteilung: Vorgeschrittenes Stadium der Arthritis deformans mit enormen Randwülsten und Durchbrechung der unteren Kapsel durch den gegen den Humeruskopf anschleifenden Randwulst der Klavikula. Ausgedehnter Verlust der Knorpelbeläge; Hinaufscherung des dorsalen Meniskus höchsten Grades mit enormer Ausweitung des dorsalen Kapselgewölbes. Vereiterung des Akromialgelenks. Os acromiale terminale, das an der Arthritis deformans teilnimmt (Osteophyten, Zysten).

Nr. 40 (Sekt.-Prot. Nr. 42/16). 78jähriger Postschaffner a. D. Med. Abt. St. Georg.

Pathologisch-anatomische Diagnose: Chronische Lungentuberkulose. Allgemeine Arteriosklerose. Starke chronische Arthritis deformans des r. Kniegelenks und der Wirbel.

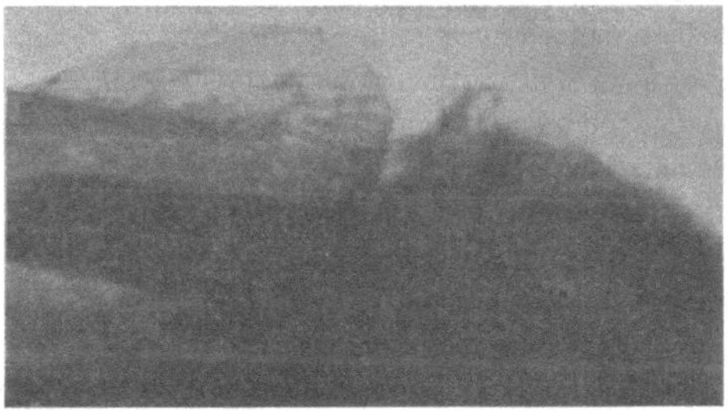

Textfig. 45. Röntgenbild zu Gelenk Nr. 50 r. (Techn. 1.) Siehe Text S. 85.

Rechtes Gelenk: Mittelgroßes Gelenk. Gelenkknorpel sehr schwer verändert, zum Teil fehlend, teilweise knotig und feinkörnig oder auch faserig. Zwischen den knotigen Hervorragungen ziehen bräunliche, knorpellose Bänder hindurch. Die dorsale Kapsel ist sehr derb und solide, die untere zart, aber nicht perforiert. Von ihr aus ragt in der Mitte des Gelenks eine ziemlich derbe Faserknorpelmasse pyramidenartig bis zur Mitte des Gelenks. Ihr freier Rand ist zerklüftet. Vorn eine kurze, dicke Zwischenscheibe von halbmondförmiger Gestalt, die von den Gelenkenden ganz heruntergeschoren, im vordersten untersten Gelenkrezessus sich befindet.

Schnitte, makroskopisch: Von der oberen wie unteren Kapsel ragen dicke, solide Zotten ins Gelenk, die tiefe Dellen an den Knorpelbelägen machen. Das Klavikulaende ist wesentlich höher als das akromiale. Das letztere besitzt einen noch einigermaßen dicken Belag, seine KKG. zeigt feine Durchbrechungen. Der Klavikulaknorpel ist sehr uneben und stellenweise — an den Eindruckstellen — ganz geschwunden. Die KKG. zum Teil tief gekerbt.

Mikroskopisch: Die Synovialfortsätze sind vielfach kleinzellig infiltriert, besonders reichlich an den freien Rändern und entlang der Gefäße, die prall mit Blut gefüllt sind. Einzelne Zottenausläufer sind schwarz und enthalten Eiterzellen, dazwischen finden sich ausgesprochene tuberkulöse Riesenzellen, während man eigentliche Tuberkel nicht finden kann. An den unteren Kanten ist das Mark ebenfalls in beschränkterem Umfang infiltriert, wobei die Infiltration sich durch offene Markräume in die Knorpelbeläge fortsetzt.

Die Knorpel und KKG. zeigen die ausgesprochenen Vorgänge der Arthritis deformans: tiefe

Einsenkungen der KKG., aus denen Knorpelknoten strahlig hervorwachsen, ausgedehnte Regenerationen der Knorpel von hier aus, besonders am Klavikulaknorpel. Die Defektstellen sind mit Granulationsgewebe besetzt. Größere fibröse Abschnitte fehlen.

Röntgen: Auf dem sagittalen Bild ist die Kontur der Klavikula von feinen Usuren unterbrochen.

Beurteilung: Es liegt eine synoviale Tuberkulose des Gelenks vor mit teilweise massenhafter eitriger Infiltration der Zotten und Riesenzellenbildung ohne Tuberkel. Die Knorpelbeläge sind teils durch Druck der Synovialzotten defekt, mit Granulationsgewebe und auch mit Eiter belegt. Daneben findet man die Symptome der Arthritis deformans in Gestalt von Unebenheiten und Durchbrechungen der KKG. und strahliger Umwandlung und Neubildung der Gelenkknorpel.

Nr. 6 (Sekt.-Prot. Nr. 209/14). 81jähriger pensionierter Briefträger. Med. Abt. St. Georg.

Pathologisch-anatomische Diagnose: Pneumonie. Anthrakotische Narben. Arteriosklerose. Mäßige Osteoporose. Marasmus senilis.

Rechtes Gelenk: Sagittaler Durchmesser 35 mm, vertikaler 18 mm. Dorsal walzenförmig vorgewölbt. Ungewöhnlich freie Beweglichkeit, reichliche, stark gewölbte, dorsale Kapsel, weiter Gelenkinnenraum. Im vorderen Abschnitt Zweiteilung durch einen an den freien Rändern stark blumenkohlartig aufgefaserten Zwischenknorpel, der dann in zwei Lefzen zerfällt, die nach der Mitte des Gelenks sich auf schmale, kielartige Vorsprünge verschmälern, um im hintersten Abschnitt wieder erheblich an Umfang zuzunehmen. Hier ist besonders der untere wieder sehr reichlich zerfasert. Die Knorpelbeläge sind körnig und feinhöckrig und rissig. Vielfach ist überhaupt kein Knorpel mehr zu erkennen, was man besonders auf den frontalen Sägeflächen erkennt. Das vordere Ende des Akromions zeigt einen ungewöhnlich zugespitzten Vorsprung. Die Spitze ist gegen die Basis des Knochens beweglich.

Schnitte, makroskopisch: Sehr fortgeschrittene Osteoporose beider Knochen. Die Knochenbegrenzungen nach dem weiten Gelenkspalt hin sind äußerst verdünnt, fast strichförmig, dabei fast eben und nur von winzigen Spalten und Löchern unterbrochen. Beide Grenzen nehmen dorsalwärts an Stärke zu und laufen in die vertikal zugespitzten und über das übrige Knochenniveau erheblich vorspringenden Kanten aus. Über diese Kanten wölbt sich die Kapsel, indem sie feine Gelenkrezessus offen läßt. Eine kurze, dicke Zwischenknorpelscheibe hängt im Gelenkgewölbe herunter. Von den Knorpelbelägen findet man in den Schnitten nur noch ein kleines Polster auf dem oberen Ende der akromialen Gelenkfläche, alle andern Knochenränder sind knorpelentblößt. Sie werden meist bedeckt von den sehr reichlich entwickelten Synovialzotten, von denen eine schlanke sich bis an den dorsalen Meniskus hinaufstreckt und der klavikularen Gelenkfläche folgt. Nach unten zu ist der Gelenkspalt noch besonders ausgeweitet durch die hier besonders reichlichen Synovialzotten.

Mikroskopisch: Die Zotten sind locker gebaut, ihr Gefäß- und Zellreichtum nimmt meist nach den freien Enden hin zu. Das kurze Meniskusstück, das von der dorsalen Kapsel herunterhängt, ist stark zerfledert, tief eingebuchtet, an den Rändern zerklumpt und enthält ziemlich reichliche Kalkkrümel. Der Gelenkknorpelrest auf dem Akromion zeigt strahlige Anordnung seiner Zellreihen, die meist in kleineren Gruppen in gemeinsamen Kapseln zusammenliegen. Die Spongiosagrenzlage hat einen fein gezähnelten Saum von blauvioletter Tönung. Knorpelzellen fehlen vollständig an der KKG., statt dessen schließt sich an die Knochengrenzlage eine schmale homogene, rote Zone an, in der man stellenweise leere Zellkapseln findet, daran schließt sich eine feine wirr gefaserte Zwischenschicht, in der man ausgesprochene zackige Knochenzellen mit Kern findet. An manchen Stellen ist auch die homogene Schicht bereits von Knochenkörperchen durchsetzt. Die so verknöchernde Zwischenschicht verliert sich allmählich ohne scharfe Grenze im Gelenkknorpel. Die knorpelentblößten Knochenränder sind meist geglättet, feine zackige Buchten werden durch eine amorphe körnige Masse, die stellenweise durch fein gewelltes Narbengewebe abgelöst wird, ausgefüllt und vollständig geglättet. Wo sich nur die erstere Füllmasse findet, ist der Knochen in den oberflächlichsten Lagen kernlos. In den kleinen, subchondralen Maschen finden sich nur vereinzelt größere Gefäße, nirgends aber fibrös-metaplastische Prozesse. Nur im Bereich der weiten Markräume der dorsalen Klavikulakante findet man Fasermark mit Ossifikationsvorgängen, die sich an die Spongiosabälkchen mit feinen Osteoblastenreihen anschließen. Die Knochenbegrenzung des kammförmigen Vorsprungs ist verdichtet und verdickt, auf ihr findet sich noch strahliger Knorpel, ähnlich dem vorher am Akromion beschriebenen. Auf der obersten Kante ist er unter der Kapsel zerklüftet und schollig mit Brutkapseln durchsetzt. Hier findet man auch noch einen Rest einer KKG. mit in Wucherung begriffenen Knorpelzellen.

Röntgen: Das axiale Bild läßt außer der ungewöhnlichen sagittalen Ausdehnung des Gelenks fleckige und wolkige Unterbrechungen der Randzeichnung beider Gelenkenden erkennen. Ferner sieht man eine eigenartige Veränderung der Spitze des Schulterecks: sie schnürt sich halsartig ein und bildet einen fein gewellten Spalt, der ein kleines, kniescheibenförmiges Knochenstück aus dem Zusammenhang trennt. Entlang dem sekundären Gelenkspalt und auch entlang den Konturen des Akromions sieht man zahlreiche kleine, kreisrunde Strukturaufhellungen.

Das zweite Bild (Technik 6) zeigt sehr deutlich die dorsalen Randkämme und die zierlichen glatten Gelenkkonturen, außerdem die Rarefizierung der gesamten Spongiosa (Osteoporose).

Beurteilung: Endstadium der Arthritis deformans in Verbindung mit Altersosteoporose. Verlust des größten Teils der Gelenkknorpel, Schliffe mit oberflächlichen Nekrosen der Knochen-

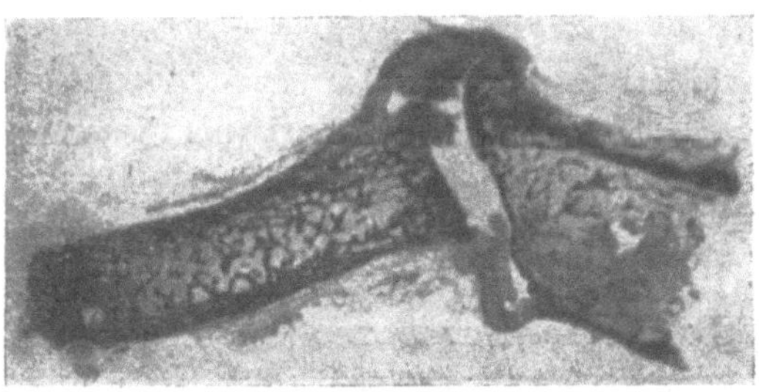

Textfig. 46. Photographie des Frontalschnitts zu Gelenk Nr. 6 l. Knorpelschliffe und maximale Ausweitung der Kapseln mit Meniskusverlagerung.

substanz, Randwülste, reichliche Zotten. Hinaufscherung des Meniskus und starkes Kapselgewölbe. Ossifikation des Gelenkknorpelrestes. Os acromiale terminale mit röntgenologischen Zystenbildungen entlang dem sekundären Gelenkspalt.

Linkes Gelenk: Dieselbe kammartige Vorbauchung entlang dem dorsalen Gelenkrande. Gelenk etwas kleiner als rechts (30 : 17). Dieselbe Weite des Gelenklumens wie dort. Meniskus wie rechts entfaltet, aber noch stärker aufgefasert, so daß er von den Synovialzottenmassen kaum noch zu trennen ist. Er ist fast noch stärker als rechts ins Kapselgewölbe verlagert. Gelenkknorpel ebenso entartet und defekt wie rechts.

Schnitte, makroskopisch: Beide Kapseln extrem ausgebaucht; in der oberen die Reste des dorsalen Meniskus, in der unteren Zotten. Der Gelenkspalt selbst ist frei von Einlagen und die Knochen, soweit sie den eigentlichen Gelenkspalt bilden, knorpelentblößt. Nur auf den oberen Enden finden sich noch Gelenkknorpelreste (vgl. Photographie Textfig. 46).

Mikroskopisch: Genau die gleichen Verhältnisse wie rechts.

Röntgen: Das axiale Bild läßt auch eine Zuspitzung des vorderen Akromionendes erkennen, aber ohne Gelenkspalt. Die Knochenkonturen verhalten sich wie rechts.

Beurteilung: Dasselbe Stadium der Arthritis deformans wie rechts, mit denselben makro- und mikroskopischen Veränderungen.

Der Übersichtlichkeit halber haben wir die 41 Fälle von Arthritis deformans in vier Gruppen eingeteilt, die ein ungefähres Bild von dem Entwicklungsstadium des Krankheitsprozesses geben sollen. Völlig präzis kann eine solche Einteilung natürlich nicht sein, da die verschiedenen Stadien oft im selben Gelenk nebeneinander vorkommen. Und wenn es auch in der Mehrzahl der Fälle geglückt sein wird, die vorherrschenden Veränderungen zu erkennen und graduell richtig einzuschätzen, so wäre für eine ganz zuverlässige Beurteilung doch mehr oder weniger eine Zerlegung der ganzen Präparate in Serienschnitte notwendig gewesen, während wir meist so verfuhren, daß wir eine Scheibe aus der Mitte untersuchten, wenn nicht besondere Veränderungen auf eine andere Stelle des Gelenks als wichtiger hinwiesen. Nur in unklaren Fällen wurden mehrere Stücke in Schnitte zerlegt.

Es konnte auch nicht so sehr darauf ankommen, jedes Gelenk in allen Einzelheiten zu untersuchen, als vielmehr aus dem Gesamtbilde die Diagnose sicherzustellen.

Der näheren Beschreibung unserer Einzelbeobachtungen mag eine Übersicht über die in den vier Stadien zur Beobachtung kommenden Veränderungen vorangestellt werden:

1. Stadium (Initialstadium):

Makroskopisch: Leichte Rauhigkeit und Faserung der Gelenkknorpel. Bildung von kleinen Zotten in den Gelenktaschen.

Mikroskopisch: Subchondral: Geringfügige Ansammlung von Fasermark in den nicht erweiterten oberflächlichen Markräumen.

KKG.: Spärliche kleine Durchbrechungen durch Fortsätze der Fasermarkhäufchen, Vordringen derselben gegen die basale Gelenkknorpelschicht in Gestalt von zierlichen Vaskularisationsknospen.

Knorpel: Leichte oder ausgedehntere oberflächliche Abschilferung mit nur spärlichen tieferen Veränderungen (Schollenbildung mit Brutkapseln und radiäre Spaltungen).

2. Stadium (Stadium der vollen Entwicklung):

Makroskopisch: Stärkere Rauhigkeiten, zottige Umwandlung, tiefere Zerklüftungen und beginnende Eindrücke und Defektbildungen am Knorpel.

Mikroskopisch: Subchondral: Zunahme der fibrösen Metaplasie, innerhalb deren man Trümmer vom Gelenkknorpel und der KKG. findet. Ausweitung und Verschmelzung der Markräume zu fasermarkhaltigen, zystischen Räumen mit stellenweiser Einschmelzung zu wahren Zysten. Knorpelregeneration von den Spongiosabälkchen, dem fibrillären Gewebe und verlagerten Knorpelschollen aus.

KKG.: Breite Durchbrechungen und Zertrümmerungen. Versprengungen der Kalkbröckel im Knorpel und Subchondrium, stärkere Unebenheiten im Verlauf durch Bildung von grubigen Einsenkungen und pfeilerartigen Vorsprüngen. Knorpelregeneration von der verkalkten Grundsubstanz aus.

Knorpel: Zunehmende radiäre Zerfurchung, Verschmälerung und Bildung von tieferen Usuren, Spalten dringen bis auf die KKG. Strukturveränderungen im Sinne der Quellung. Lösung und Nekrotisierung (Homogenisierung) einhergehend mit sehr umfangreichen, aus subchondralem Fasermark und Kalkgrenze stammenden Regenerationen (zelluläre Substitution).

3. Stadium (vorgeschrittener Entwicklungsgrad):

Makroskopisch: Flächenhafte Verluste der Knorpelbeläge mit Narbenbildung und beginnenden Schliffen. Dazwischen körnig-knotige Knorpelinseln. Randwülste, zum Teil ebenfalls in Form von reihenförmig angeordneten Knorpelprotuberanzen, zum Teil in Form von knöchernen Ausladungen, Randwällen mit außen davon gebildeten halsartigen Einsenkungen. Die Randwülste, die auch schon im 2. Stadium im Beginn gefunden werden, können rundlich, walzenförmig oder mehr spitzig spornartig geformt sein. An andern Kanten, besonders den unteren, findet man tiefe Usuren (Weichselbaumsche Lücken). Kapsel wölbt sich stark über das dorsale Gelenkniveau, auch die untere kann ausgeweitet sein. Gelegentlich findet man Perforationen der Kapsel nach dem Subakromial- oder Schultergelenk.

Mikroskopisch: Die fibrös-knorpeligen Metaplasien nehmen an Umfang ab, die Lücken in der KKG. und Randspongiosa schließen sich durch Knochenneubildung, die Knorpelbeläge gehen in größerer Ausdehnung völlig verloren, es bilden sich Knorpelnarben und Schliffe; erstere in Gestalt von bindegewebig überkleideten Knorpeldefekten, letztere in vollkommener Glättung und Verdichtung der Randspongiosa bestehend.

4. Stadium (Endstadium):

Makroskopisch: Knorpelbeläge fehlen fast ganz, die Gelenkflächen sind entweder braunrot, körnig, usuriert oder geglättet, die Randwülste erheben sich noch stärker und vergrößern den Gelenkumfang beträchtlich. Der Knochen ist meist atrophisch und osteoporotisch, die Kortikalis sehr verdünnt.

Mikroskopisch: Die fibrösen Metaplasien fallen fast ganz weg, die weiten Spongiosamaschen füllen sich wieder mit Fettmark, die Spongiosa ist von einer ziemlich dicken und dichten, kaum noch unterbrochenen Grenzschicht abgekleidet, die nach dem Gelenklumen hin oft wie mit dem Messer geschnitten aussieht. Man findet auch Vorgänge, die als Stillstand oder Ausheilung anzusehen sind, wie stellenweiser Überzug des Gelenkendes mit neugebildetem, zusammenhängendem Knorpelüberzug.

In diese Übersicht ist vorläufig nicht mit einbezogen all das, was sich auf den Meniskus bezieht, da diesen Fragen eine gesonderte Besprechung gewidmet werden muß.

Die soeben in großen Zügen geschilderte Symptomatik und Verlaufsform der Arthritis deformans bedarf einiger Erläuterungen hinsichtlich der Abweichungen von andern Gelenken. Es liegt dabei nicht in unserer Absicht, auf Grund unserer Beobachtungen am Akromialgelenk die Ergebnisse anderer Forscher zu korrigieren, sondern nur auf die Unterschiede hinzuweisen und abzuwägen, inwieweit daraus

Schlüsse für eine Sonderstellung des Akromialgelenks gezogen werden können oder Anregungen daraus zu entnehmen, die zur Klärung bisher noch offener Fragen dienen können.

Die Arthritis deformans beginnt mit Knorpelveränderungen, die sich makroskopisch zunächst nur in einer leichten Rauhigkeit und Aneinanderkleben der Gelenkflächen bemerkbar macht. Histologisch findet man Vermehrung der physiologischen Zerfaserung der Oberfläche: es spalten sich der Oberfläche parallel Fasern, Bänder oder Lamellen ab, die sich aufrollen, kräuseln, auch verklumpt erscheinen und gelegentlich abbröckeln und frei im Gelenkspalt angetroffen werden. Sie pflegen intensiv rote Färbung aufzuweisen und meist kernlos zu sein, nur größere Stücke haben Zellen. Reichlichere Abspaltungen machen sich schon makroskopisch im Schnitt an einem fein gezähnelten, dunkleren Saum bemerkbar. Die der Arthritis deformans eigenen Abspaltungen pflegen nicht über die ganze Fläche gleichmäßig ausgebreitet zu sein, vielmehr findet man letztere Form, bei der die Knorpeloberfläche wie mit Papierschnitzeln bedeckt ist, mehr bei vorangegangenen Verletzungen, wo man sie für Blut- und Fibrinreste anzusehen hat. Neben den oben geschilderten oberflächlichen Abschilferungen findet man in den Frühstadien der Arthritis deformans nur spärliche oder doch nicht bis auf den Knochen durchdringende radiäre Knorpelspaltungen.

Meist sind mit den Knorpelveränderungen vergesellschaftet auch die ersten Erscheinungen an der Knorpelknochengrenze („KKG."), bestehend in ganz vereinzelt durch die KKG. sich hindurchzwängenden, länglich-kanalartigen oder häufiger rundlich-knopfförmigen, zierlichen Markfortsätzen, die Spindelzellen und feine Kapillaren enthalten. Wo sie in den basalen Gelenkknorpel vordringen, entfärben sie dessen Grundsubstanz, so daß sich ihre Grenze immer durch einen blaßrosafarbenen Hof vom Knorpel absetzt (vgl. die Tafel II Fig. 29). Die Markräume, aus denen diese Fortsätze hervorsprießen, sind noch von normaler Größe und entweder mit demselben fibrillären Gewebe oder noch mit Zellmark gefüllt.

In etwas weiterem Stadium ergreifen die Spaltungen etwas tiefere Schichten des Knorpels und spielen sich in der Grundsubstanz Strukturänderungen ab, die vor allem in zunehmender Homogenisierung sich kennzeichnen. Die homogenen Partien werden durch Spalten zu Schollen abgeteilt, in denen die schon im ersten Teil der Arbeit näher beschriebenen Knorpelzellwucherungen sich einstellen, die zur Bildung von „Brutkapseln" führen (vgl. Tafel II, Fig. 17, 18). Gleichzeitig nehmen Schritt für Schritt die erwähnten Durchbrechungen der KKG. zu und dehnen sich vor allem die Fasermarkfortsätze in den basalen Abschnitten des Gelenkknorpels aus, der flächenhaft substituiert wird.

In den subchondralen Fasermarkräumen lagert sich dann zunehmend zwischen den Spindelzellen und Gefäßen fibrilläre Grundsubstanz ab, die meist in zusammenhängenden Strängen und Bahnen auftritt. Die fibrillären Züge legen sich entweder direkt an die Randbälkchen an, oder man findet dazwischen prall gefüllte Blutgefäße, die sich dicht an den flach muldenförmig arrodierten Knochen anlagern. Zwischen Knochen und Gefäß sieht man einkernige zierliche spindel- oder endothelartige Zellen liegen. Es handelt sich dabei um den Vorgang der „vaskulären Resorption" (Pommer) oder glatten Resorption anderer Autoren. Ossifikationssäume sind aber im Bereich der sich so weitenden Fasermarkräume nicht zu sehen, wohl aber werden solche gelegentlich durch homogene, schmale, rot gefärbte Säume vorgetäuscht, die sich an die Spongiosabälkchen anlegen, aber niemals Knochenkörperchen einschließen. Ebenso vermißt man bei den rein arthritischen Prozessen das Auftreten von lakunärer Resorption durch osteoklastische Riesenzellen.

Die Synovialis bildet feine Fältelungen und Krypten, sowie auch größere Zotten mit dichten Zellsäumen und reichlichen prall gefüllten Gefäßen. Ihre Eindrücke auf die Knorpelflächen sind schon bei Fall 20 l. (s. Tafel I, Fig. 7) erwähnt.

Dieses Anfangsstadium der Arthritis deformans geht also im wesentlichen mit oberflächlichen Knorpelauffaserungen, Knorpelzellwucherungen und vaskulärer Resorption einher, die sich gegen die basalen Knorpelabschnitte und die subchondralen Spongiosabälkchen richtet.

Wie schon oben angeführt, besteht der Fortgang der Arthritis deformans nach Beschreibung Pommers und anderer Autoren in der sich ausbreitenden Vaskularisation und anschließenden Ossifikation des Gelenkknorpels aus den subchondralen Fasermarkansammlungen. Walkhoff beschreibt den Vorgang folgendermaßen: Die ursprünglich scharfe Grenzlinie zwischen Knorpel und Knochen verwischt sich vollständig dadurch, daß in dem in den tieferen Schichten verkalkten oder in echtes Knochengewebe metaplastisch umgewandelten Knorpel „kleine, isolierte, knopfförmige, prominierende Knochen- oder verkalkte Knorpelherde" entstehen, die von degeneriertem Knorpel noch überkleidet sind, daß ferner das fibrös und zellreich gewordene Fettmark der subchondralen Zone mehr oder minder tiefe Fortsätze in den Knorpel hineinsendet, wobei der Knorpel aufgelöst und vom Endost Osteoidgewebe geliefert wird, das dem verkalkten Knorpel und dem alten lamellären Knochen sich anlagert und in den Knochen übergeht, und daß auch an den Stellen, wo Defekte der oberflächlichen Knochenlage vorliegen, der Knorpel in schmalen Zapfen in die Tiefe wuchert und die Markkanäle oberflächlich ausfüllt. Die so von Walkhoff geschilderten Vorgänge sollen nach Ansicht des Autors darauf „hinauszielen, durch Neubildung von Knochengewebe eine feste sklerotische Schale zu bilden".

In unseren Präparaten von reiner („idiopathischer"), primärer Arthritis deformans spielen Ossifikationsvorgänge keine Rolle. Man findet weder Ossifikationssäume entlang der die fibrösen Räume umkleidenden Knochenbälkchen noch im Bereich des fibrillären Gewebes knöcherne Metaplasie. Wohl glaubt man an einigen Stellen an den Knochenrändern über ein knorpeliges Zwischenstadium sich in ganz spärlichem Maße Knochen entwickeln zu sehen (vgl. z. B. Nr. 3 r.).

Würden die von Walkhoff und Pommer beschriebenen, auch in unseren Gelenken nachweisbaren Unebenheiten der KKG. auf ossifikatorische Prozesse zurückzuführen sein, so müßten die KKG. völlig andere Bilder zeigen; sie würden an die physiologischerweise in der Wachstumsperiode vorhandenen Formen erinnern, die ein zapfenförmig papilläres Ineinandergreifen von Knochen und Knorpel zeigen, man müßte ferner den Vaskularisationsfortsätzen entsprechende Knochenherde im alten Gelenkknorpel vorfinden und verlangen können, daß die hinter den durch Ossifikation entstandenen Vorsprüngen der Randspongiosa zurückbleibenden grubigen Vertiefungen alten Gelenkknorpel enthalten. All dem ist aber nicht so: die Knochenprominenzen der KKG. fehlen, in den Gruben findet man Fasermark oder neugebildeten Knorpel, und die Formen der Unebenheiten der KKG. sind von den physiologischen völlig differente: man findet verschieden breite Unterbrechungen, deren Ränder Einbiegungen zeigen und in deren Nachbarschaft Krümel oder auch zusammenhängende Bruchstücke der alten Kalkgrenze sichtbar sind, die bald im Knorpel, bald in der Tiefe der Fasermarkräume gefunden werden; man findet weiter flache oder tiefere Gruben, die mit in Wucherung begriffenem jungen Knorpel erfüllt sind (vgl. Tafel II, Fig. 22), und endlich vorspringende Leisten oder Pfeiler der alten KKG., die keineswegs den Eindruck erwecken, als seien sie durch Ossifikation neugebildet (vgl. Tafel II, Fig. 18). Vielmehr gewinnt man aus allen Einzelheiten den entschiedenen Eindruck, daß es sich um Folgen mechanischer Einwirkungen handelt: Eindrücke, Einbrüche, Zertrümmerungen. Diese Annahme findet vor allem darin ihre Bestätigung, daß die genannten Vorgänge sich meist in nachbarlicher Beziehung zu Spaltbildungen im Gelenkknorpel finden, und da, wo diese Spaltbildungen sich der KKG. nähern, Knorpel- und Kalktrümmer in den unterliegenden eröffneten Markräumen gefunden werden, um die sich deren Fasermark, eine breite Spindelzellschicht innen, fibrilläre Substanz außen, konzentrisch geschichtet hat. Unter solche Knorpelspalten rechnen wir zunächst die radiär den Knorpel bis zur KKG. trennenden Fissuren, die ihn in Inseln zerlegen, dann aber vor allem häufig wiederkehrende feine, kurze Spalten in der Tiefe des Knorpels parallel zur KKG., die entweder noch in der basalen Knorpellage laufen oder zu Zerspaltungen und feinen Zersprengungen der Kalkschicht führen: im ersteren Falle erinnern sie in ihrem Aussehen lebhaft an die schon beschriebenen Vorgänge bei der Meniskusabspaltung, besitzen intensiver gefärbte Ränder mit kleinen Abspaltungen und Verklumpungen der Knorpelsubstanz. Andrerseits findet man bei den Spalten in der Kalkschicht manchmal nur feinste Zersplitterungen und kernlose Bröckel (vgl. Nr. 33 l., 22 r., 7 r./l. usw.). In der nächsten Nachbarschaft dieser Spalten vermißt man selten reaktive Vorgänge in den anschließenden subchondralen Maschen in Gestalt von durchbrechendem fibrösen Mark oder der Bildung von Knorpelknospen, auf die wir noch näher einzugehen haben.

Es liegt sehr nahe, in diesen Spaltbildungen und feinen Zersplitterungen der Kalkschicht ebenfalls Folgen mechanischer Einwirkungen zu erblicken; der Gelenkknorpel hat einmal als „Puffer“ die stetig auf ihn wirkenden Druckwirkungen zu bestehen, daneben aber die mit den physiologischen Gelenkfunktionen innig zusammenhängenden Schubwirkungen vom Knochen fernzuhalten. Es ist durchaus plausibel, daß ein in seinem elastischen Zusammenhalt beeinträchtigter Knorpel nicht nur an der Oberfläche abschilfert und Zerklüftung erfährt, sondern auch an der Stelle leicht Zusammenhangstrennungen erleiden wird, wo mit dem Übergang vom Knorpel zum Knochen Härte und Elastizitätsgrad wechseln. Gerade in der verkalkten Knorpelschicht werden sich die Schubkräfte treffen, die bestrebt sind, den Knorpel gegen den Knochen in tangentialer Richtung zu verschieben. Wenn aber hierbei die oben geschilderten Kontinuitätstrennungen zustande kommen, so wird jene wichtige Kalkschicht ihrer Fähigkeit, die ihr mit dem zwischen Knorpel und Knochen vermittelnden Härte- und Elastizitätsgrad verliehen ist, stellenweise beraubt; die mechanischen Kräfte können noch mehr, als es infolge des Elastizitätsverlustes des Gelenkknorpels schon der Fall war, auf die Spongiosa und die subchondralen Zellen und Gefäße einwirken. Die fibrösen Durchwucherungen der KKG. in Verbindung mit mechanischen Beschädigungen sind es also, die die Zusammenhangstrennungen der KKG. bewirken.

Im zweiten Stadium der Arthritis deformans des Akromialgelenks machen neben den erwähnten Kontinuitätstrennungen der KKG. die Knorpeldestruktionen Fortschritte: man findet nicht nur reichliche, in die Tiefe reichende radiäre Spaltungen, die manchmal den Knorpel streckenweise vollkommen zottig umwandeln, sondern man erkennt vor allem beginnende Defekte der Beläge: entweder in Form von flachen Eindellungen oder von scharfrandigen, tieferen Usuren, besonders in der Nähe der Knochenkanten, kaudal häufiger als dorsal. Sie stehen großenteils in Beziehung zu den Gelenkeinlagen, Menisken und Synovialzotten, wie im einzelnen aus den Protokollen hervorgeht (vgl. Nr. 33 r., 9 r., 22 l., 13 r./l., 56 usw.). Daß dem so ist, wird am besten dadurch klargelegt, daß die Eindrücke sehr oft sich symmetrisch an beiden Knochen gegenüberliegen und in die Defektstellen genau der Form und Größe nach eine Zotte oder aufgefaserter Meniskus hineinpassen (siehe z. B. die glockenförmige Ausweitung der unteren Gelenkkanten bei Präparat Nr. 13 r.). Man kann an solchen Stellen wohl noch alten Knorpelbelag antreffen, der dann beträchtlich verschmälert und in Schollen und Zotten aufgespalten ist. Meist aber ist vom alten Gelenkknorpel nicht mehr übrig als seine Grundsubstanz, die völlig homogenisiert ist.

Diese Überreste des alten Gelenkknorpelbelags können dem Knochen direkt aufsitzen, sind aber vielfach durch aus ihm herausragende Fasermarkmassen abgehoben, mit denen dann noch lockere Verbindungen bestehen bleiben, oder welche in die alte Knorpelsubstanz eindringen (vgl. Tafel II, Fig. 23).

Man findet die Knorpelreste selten ganz kernlos, gewöhnlich haben sich noch einzelne Zellgruppen in ihnen erhalten.

Zwischen den alten Knorpelschollen auf der einen, dem vordringenden Fasermark und der KKG. auf der andern Seite spielen sich nun sehr interessante und wichtige Regenerationsvorgänge ab, die im folgenden etwas eingehender geschildert werden sollen.

Man hat dreierlei Vorgänge, die sich morphologisch wesentlich unterscheiden, auseinanderzuhalten:

1. sieht man auf der Verkalkungsregion des Gelenkknorpels aufsitzend büschelartige Knorpelknospen, die aus radiär gefaserter, nach dem Gelenklumen hin bukettartig auseinanderweichender Knorpelsubstanz mit kleinen platten, in der Richtung der feinen Fasern der Grundsubstanz angeordneten Zellen bestehen. An der Basis findet sich eine verschieden breite Lage von größeren blasigen Knorpelzellen vom Bau des hyalinen Knorpels. Diese Knorpelsträußchen können der in ihrer alten Lage verbliebenen intakten KKG. entspringen, können aber auch aus Eindellungen derselben hervorquellen.

2. Noch öfter als jenen Vorgang, aber manchmal mit ihm vergesellschaftet findet man eine zweite Art Knorpelneubildung: an der Verkalkungsregion bilden sich kleine, höckrige Auswüchse von großen Knorpelzellen in geräumigen, von eckigen, scharf gezeichneten Kalkrändern begrenzten Kapseln, aus denen in Form feiner, dendriten- oder myzelartiger Verästelungen Knorpelzellreihen heraussprießen, die in die homogene Substanz des alten Knorpels vordringen und unter Bildung von umfangreichen Zellhaufen nach Art von Brutkapseln denselben mit neuen Zellen versehen, ihn also gewissermaßen wieder lebensfähig machen („zelluläre Invasion oder Substitution", Axhausen). Wir haben den Vorgang auf Tafel I, Fig. 19 zu Gelenk Nr. 5 r. zeichnen lassen.

3. Die beiden Vorgänge werden weiter ergänzt durch umfangreiche Knorpelregenerationen, die aus dem subchondralen Gewebe entstehen; unsere Beobachtungen scheinen dafür zu sprechen, daß hierbei sowohl die Spongiosa wie das Fasermark beteiligt sind (vgl. die Nr. 33 r., 5 r. 22 l., 3 r./l., 1 r. usw.). Was zunächst die Spongiosa angeht, so sieht man ihre Randpartien knorpelig sich umwandeln, ganz nach Art der Verkalkungsregion der KKG. Dabei ist w hl sicher auszuschließen, daß es sich stets um verlagerte Bruchstücke der eigentlichen Verkalkungsregion handelt, denn die betreffenden Knochenbälkchen sind oft zu ausgedehnt dafür und stehen im konstruktiven Zusammenhang mit der übrigen Spongiosa. Von diesen an die Spongiosabalken sich anlegenden Knorpelknospen entwickeln sich oft umfangreiche, durch ihre intensiv dunkelblaue Färbung schon makroskopisch sich abhebende hyaline Knorpelgeschwülstchen, bei deren Anblick man es verstehen kann, wenn Ziegler an die Bildung von Enchondromen, also richtigen Geschwülsten, gedacht hat. Viel eher aber haben sie den Bau von knorpeligem Kallus, zumal auch in ihrer Nachbarschaft sich bisweilen Knochenkallus findet, wenn es sich um Fälle mit Verletzungen handelt (vgl. Nr. 22 l. und die dazugehörige Tafel II, Fig. 22). Diese Knorpelgeschwülstchen können von Spongiosa rings umschlossen sein, so daß das

bekannte Bild der vielumstrittenen „Knorpelknötchen" entsteht. Man findet aber dann in andern Schnitten meist doch eine Kommunikation mit der Oberfläche des Knochens, wo der Knorpel entweder in den alten Knorpelbelag hineinwächst oder frei ins Gelenk hinausragt, wenn der Belag verloren gegangen ist. Nach dem freien Ende hin wird das Knötchen dann radiärfaserig und von denselben kleinen, reihenförmig geordneten Zellen durchsetzt, wie es bei den von der KKG. ausgehenden Neubildungen bereits beschrieben worden ist.

4. Mit den letzteren Vorgängen Hand in Hand gehen kartilaginäre Metaplasien des fibrösen Marks, wie sie in der Tafel II, Fig. 25 zu Fall 3 r. wiedergegeben sind: das fibröse Gewebe eines subchondralen Raums wird homogen; die Spindelzellen dazwischen, in Kapseln eingeschlossen, werden dichter, und es entwickelt sich daraus hyaliner Knorpel, in dessen Grundsubstanz sich Kalk ablagert. Wenn solche Gebilde zwischen zwei isolierten Knochenbälkchen liegen, deren Markraum nach außen offen ist und zwischen beiden eine Brücke herstellen, so kann man sich des Eindrucks nicht erwehren, daß es sich um eine Regeneration der Knorpelknochengrenzschicht handelt. Aus dieser neuen KKG. entspringen, ganz ähnlich, wie es unter 1 für die alte KKG. beschrieben ist, strahlenartig herausquellende Knorpelmassen mit dichter, radiärer Anordnung von Fasern und Zellkernen.

Bei diesen aus dem fibrösen Mark hervorgehenden Knorpelneubildungen kann man manchmal nicht ganz scharf die Grenze ziehen gegenüber solchen Neubildungen, wie wir sie vorher aus der Spongiosa beschrieben haben. So gehen z. B. gerade auch bei der Tafel II, Fig. 25 beide Prozesse miteinander parallel. Das Ergebnis ist aber dasselbe, nämlich, wie schon gesagt, die Herstellung von verkalkten Knorpelbrücken zwischen den Spongiosabälkchen. Wahrscheinlich werden sich dann gelegentlich wohl auch knöcherne Unterstützungen dieser Brücken aus dem fibrillären Mark bilden, doch konnten wir diese nicht mit Sicherheit beobachten.

Das fibröse Mark nimmt gelegentlich Knorpelschollen zu Hilfe oder zum Ausgang der Knorpelneubildung, die auf irgendeinem Wege in das subchondrale Mark verlagert wurden. Man sieht dann, wie z. B. in Nr. 22 l., 1 r., 42. r., solche größeren homogenen kernlosen Schollen von den Rändern her von Fibroblasten durchwachsen werden, die sich im Innern in Knorpelzellen umwandeln.

Die hauptsächlichsten Erscheinungen des zweiten Stadiums der Arthritis deformans im Akromialgelenk sind demnach die ausgedehnten und vielseitigen Knorpelregenerationen, die freilich niemals zu einem funktionell brauchbaren Resultat führen. Nur ganz ausnahmsweise findet sich einmal ein größerer, zusammenhängender Knorpelbelag, dessen Struktur die Neubildung erkennen läßt. Man hat dann wohl anzunehmen, daß der ursprüngliche Belag in seiner Form erhalten blieb und sekundär zellig von der KKG. her substituiert wurde. Immerhin handelt es sich dann um eine Art Ausheilungsvorgang, den wir ja sonst bei der Arthritis deformans völlig vermissen.

Die histologischen Bilder, die durch die verschiedenen geschilderten

Vorgänge resultieren, sind natürlich äußerst bunt, besonders was den Gelenkflächenbesatz angeht, auf dem alte Knorpelinseln mit neuen abwechseln. Dazwischen pfeilerartige Reste der alten KKG., die weite Unterbrechungen aufweist, aus denen teils umfangreiche Knorpelneubildungen, teils Fasermarkfortsätze eruptionsartig herausgeschleudert werden. Auch sie enthalten teilweise Knorpelzellen und vor allem an den freien Enden verklumpte schollige Knorpelaufsätze, die daran erinnern, daß sie die Reste des alten Knorpelbesatzes vor sich hergedrängt haben. Dazwischen sind die Knorpelbeläge stellenweise ganz abgeschoren (vgl. Tafel II, Fig. 23). Gute Anschauung von diesen Verhältnissen gibt auch die Tafel II, Fig. 29, wo man alte Knorpelreste, zellig substituierte Partien und dazwischen aus dem Mark herausquellende, knorpelig-bindegewebige Zapfen sieht sowie auch Zersprengungen der verkalkten Grenzlamelle und abgeschorene Knorpeltrümmer und buchtige Einsenkungen derselben, zum Teil von konzentrisch angeordneten Zellsäumen eingehüllt.

Schon im zweiten Stadium findet man neben Usuren des Knorpels den Beginn der Randwülste, die dann im größeren Umfange erst in den späteren Stadien angetroffen werden. Ferner findet man gelegentlich subchondrale Zysten, die entweder nur das gewöhnlich subchondral anzutreffende fibröse Mark mit geräumigen und prall gefüllten Kapillaren enthalten oder innerhalb desselben Knorpeltrümmermassen. Andere zeigen beginnende Einschmelzungsvorgänge, indem man Hyalinisierung des Inhalts der Blutgefäße, blutzellenfreie Hohlräume ohne Gefäßwand und sternförmige Umwandlung des Bindegewebes beobachten kann. Es sind das die bekannten Vorgänge, die Pommer eingehend erörtert und wovon wir keine nennenswerte Abweichungen gefunden haben. Nur haben wir nirgends uns von Erweichungen von Knorpelneubildungen überzeugen können. Im einzelnen können wir auf diese Fragen hier nicht eingehen.

In den späteren Stadien ändern sich die Bilder im wesentlichen nur noch graduell, indem neben den bisherigen vor allem Zunahme der Defektbildungen (Usuren) zu verzeichnen ist. Histologisch fehlt häufig der Knorpelbelag ganz, statt seiner liegt der Randspongiosa entweder eine schmale Schicht gefäßreichen Bindegewebes oder auch gefäßarmen, straffen Narbengewebes auf, oder es fehlt jeder Überzug, wie es auf den eigentlichen Schliffflächen der Fall ist. An solchen kann man deutliche Verdickung der Randspongiosa bemerken, ein Beweis, daß hier Knochenanbildung stattgefunden hat, auch findet man Ossifikationssäume. Die Oberfläche der Schliffflächen ist absolut glatt, wie mit dem Messer geschnitten und kaum mehr von Markraumöffnungen unterbrochen. Wo diese knorpelentblößten Stellen vorherrschen, womöglich nahezu die ganzen Gelenkflächen ihres Überzuges beraubt sind, haben wir von dem Endstadium der Arthritis deformans gesprochen. In diesem Stadium findet man an der KKG. keine Wucherungsvorgänge mehr, die weiten, osteoporotischen Markräume sind mit Fettmark erfüllt.

Überblicken wir die bisher geschilderten Veränderungen der Arthritis deformans am Akromialgelenk, so muß man sagen, daß nicht unwesentliche Abweichungen von den an andern Gelenken beschriebenen Vorgängen zu verzeichnen sind: das Fehlen nennenswerter Ossifikationserscheinungen und das Vorwiegen von Knorpelregenerationen. Sie werden auch von andern Beobachtern beschrieben (z. B. wird man lebhaft an die Zieglersche Rekartilagineszenz erinnert, die er in seinen ersten Mitteilungen auch von den alten Knochenbälkchen der Spongiosa ausgehen ließ, erst später nur noch von osteoiden Säumen, ferner an die Kontroversen über die Entstehung der Knorpelknötchen, die nach Pommer vor allem durch Versprengung auf dem Blut- und Lymphwege bei den durch Arthritis deformans hervorgerufenen Einbrüchen der KKG. entstehen und sich nur bei dieser reichlich und tiefer in der Spongiosa finden. Es sind klümpchen- oder zapfenförmige Bildungen hyaliner Knorpelsubstanz, die entweder noch direkt mit den Gefäßen oder in den Gefäßen sich entwickeln und den Knochenbälkchen aufsitzen, manchmal auch frei in den Markräumen liegen).

Wir haben an unseren Präparaten uns nicht von irgendwelchen Beziehungen zu Blutgefäßen oder den „perimyelären Lymphräumen" (Schwalbe, Budge bei Pommer S. 212) überzeugen können, denn die Verbindungen mit den Spongiosabälkchen sind zu innige, als daß eine Zwischenschaltung von Lymphräumen denkbar wäre. Auch handelt es sich keineswegs um eine Anlagerung, sondern um deutliches Hervorsprießen aus den Randzellen der Bälkchen. Dagegen müssen wir darin Pommer beipflichten, daß man so gut wie niemals in den Knorpelneubildungsprodukten Ossifikation oder Verkalkung findet.

Eine weitere Frage bezüglich der Knorpelknötchen möchten wir noch streifen. Rimann und auch andere Autoren sprechen von einer Wachstumstendenz derselben in der Richtung nach dem Knochen. Sie würde ja allerdings den physiologischen Vorgängen bei der enchondralen Ossifikation entsprechen, bei der im allgemeinen angenommen wird, daß die knochenwärts in Form der Zellsäulen wuchernden Knorpelzellen nach Ablagerung von verkalkter Zwischensubstanz von in den primordialen Markräumen befindlichen Gefäßen gesprengt werden, daß also das Längenwachstum der Knochen lediglich durch die knochenwärts gerichtete Tätigkeit der Epiphysenlinie bedingt ist. Diese Auffassung von der Tätigkeit der Wachstumsfuge wird neuerdings wieder in unzweideutiger Weise bestätigt durch Versuche Hellers über die freie Transplantation der Epiphysenscheibe. Durch exakteste Ablösung der Scheibe an der KKG. gelang es Heller, bei Reimplantationen das normale Längenwachstum zu erhalten und, was uns hier interessiert, bei Überpflanzung der umgedrehten Scheibe bildete sich in der Richtung nach dem Epiphysenende eine röhrenförmige, normale Diaphyse aus. Die Proliferationszone (Säulenknorpel) hatte also in umgekehrter Richtung gearbeitet.

Trotzdem muß man sagen, könnten bei der Arthritis deformans doch so wesentlich veränderte Bedingungen vorliegen, daß die Möglichkeit für eine umgekehrte Wachstumsrichtung der Knorpelzellen der Verkalkungsregion dadurch ermöglicht, wenn nicht bestimmt würde. Während nämlich das natürliche Wachstum der Epiphysenfuge unter der Bedingung des geringeren Widerstandes auf der Knochenseite zustande kommt, wo das Markgewebe ihm noch dazu den Weg bahnt, wird bei der Arthritis deformans auf der andern Seite nach dem Gelenk zu die leichtere Ausdehnungsmöglichkeit bestehen, wo der in Zerklüftung und Auflösung befindliche alte Gelenkknorpel vorliegt, während in der andern Richtung die feste Spongiosaunterlage sich befindet.

Jedenfalls haben wir bei unseren Untersuchungen die Überzeugung gewonnen, daß alle die beobachteten neugebildeten Knorpelmassen ihre Wachstumsrichtung gelenkwärts haben. Man kann wohl gelegentlich bei der Regeneration von der Spongiosa aus beobachten, daß ein solch tiefliegendes Knötchen sich zunächst nach verschiedenen Richtungen in dem subchondralen Raum ausbreitet, wiederum den geringsten Widerständen entsprechend; dann aber werden die Randpartien von dichtem Fasergewebe aufgefangen, eingekreist und die weitere Hauptrichtung bleibt die nach der Gelenkoberfläche. Auch der innere Bau der Knötchen und Zapfen mit den großen, blasigen Zellen an der Basis und den immer kleiner werdenden und sich abplattenden nach dem Ende hin, spricht doch unbedingt für die genannte Wachstumsrichtung, ganz abgesehen davon, daß man sich ein konzentrisch gerichtetes Wachstum nicht recht vorstellen kann, was bei dem strahligen Auseinanderweichen der Protuberanzen der KKG. doch angenommen werden müßte.

Wie schon oben bemerkt, führen die knorpeligen Regenerationsvorgänge niemals zu einem derartigen Resultat, daß damit ein praktisch verwertbarer Grad von Ausheilung der Arthritis deformans erzielt würde. Es bilden sich immer nur inselförmige Beläge und knotig-knollige Protuberanzen, zwischen denen der Knorpel völlig verloren geht, tiefe, rinnenförmige oder auch flächenhafte Usuren und Schliffflächen bestehen bleiben, auf denen sich infolge des mit der Zeit eintretenden Abschlusses der Spongiosa kein Knorpelbelag mehr bilden kann.

Wenn nun auch die Tatsache der Knorpelneubildung von der Verkalkungsregion der KKG. aus theoretisch von höchster Bedeutung ist, so scheint sie doch praktisch keine Rolle zu spielen; Knorpeldefekte, auch umschriebene, werden nicht ergänzt, und nach Arthrektomien bildet sich kein neuer Knorpelbelag, sondern ein narbig-fibröser Überzug. Besonders wichtig ist die Frage für die Arthroplastik: Payr berichtet auf Grund seiner operativen Erfahrungen und seiner wie Sumitas Untersuchungen, daß sich niemals an neoplastischen Gelenken Knorpelregenerationen gefunden haben, und daß auch wohl mit der Bildung von solchen nicht zu rechnen sei.

Die Ursache davon, daß hierbei jede Knorpelregeneration ausbleibt, hat man wohl darin zu sehen, daß es sich bei der neuen Gelenkbildung nach Operationen um den Ausgleich von traumatischen Veränderungen handelt, die eben stets durch von Periost und Mark ausgehende Kallusbildung bewirkt wird, wozu dann noch ein durch Organisation des zwischengelagerten oder durch Blutung und entzündliche Ausschwitzung entstandenen Deckgewebes gebildete fibrös-sehnige Haut kommt, die mit ihrer atlasglänzenden, feucht-klebrigen Oberfläche zwar an den Gelenkknorpel erinnert, aber bindegewebig ist und nur einen „ganz vorzüglichen Ersatz für den verloren gegangenen Gelenkknorpel darstellt" (Payr).

Wenn schon der allgemeine Verlauf der Arthritis deformans am Akromialgelenk in mancher Beziehung, wie wir gezeigt haben, ein eigenartiger, von andern Gelenken abweichender ist, so wird er dies in noch höherem Maße durch die interessanten Wechselbeziehungen zwischen dem arthritischen Prozeß und dem Meniskus. Schon aus diesem Grunde haben wir dieser Frage von Anfang an ganz besondere Aufmerksamkeit gewidmet, vor allem aber deshalb, weil, wie wir schon eingangs andeuteten, aus diesen Beziehungen wichtige Schlußfolgerungen auf die Ätiologie und das Wesen der Arthritis deformans im allgemeinen gezogen werden können. Es ist im ersten Teil der Arbeit auf die eigenartigen Vorgänge der Zertrümmerung des Knorpels hingewiesen worden, die sich bei der Abspaltung des Meniskus von der Klavikula abspielen. Die beiderseitigen Knorpelränder des „Meniskusspalts" erlitten dabei sehr beträchtliche oberflächliche und tiefer reichende Strukturänderungen und Kontinuitätstrennungen. An diesen Vorgängen war die subchondrale Zone und die KKG. unbeteiligt.

In zwei Fällen aber (Nr. 15, 37) traten zu den eben genannten physiologischen Abspaltungsvorgängen solche Veränderungen an der Klavikula hinzu, die histologisch von denjenigen der Arthritis deformans nicht zu trennen waren: die Zerklüftungen des Knorpelbelages reichten tiefer bis an die KKG., es bildeten sich größere schollige Zerklüftungen und an der KKG. kleine, strahlige Knorpelknöspchen, wie wir sie soeben näher beschrieben haben. Dazu kamen in den subchondralen Markräumen Ansammlung von fibrösem Gewebe, Durchbrechungen der KKG. an Stellen, wo sich der Meniskusspalt ihr näherte, und Einschlüsse von Knorpeltrümmerhäufchen.

Wir haben diese beiden Fälle trotz dieser verhältnismäßig sehr ausgeprägten Vorgänge noch zu den gesunden Gelenken gerechnet, weil, wie dies auch die Tafel II, Fig. 9 gut demonstriert, der eigentliche, zwischen Akromion und Meniskus gelegene Gelenkspalt keine krankhaften Veränderungen aufwies. Trotzdem wird man nicht umhinkönnen, die bei den Gelenken Nr. 15 und Nr. 37 beobachteten tiefgreifenden Veränderungen im und zu beiden Seiten des Meniskusspalts, besonders die auf die KKG. und subchondrale Schicht der Klavikula übergreifenden, als krankhaft zu bezeichnen. Denn ganz abgesehen von der sinnfälligen Übereinstimmung zwischen diesen Vorgängen und denen der ersten Stadien der Arthritis deformans konnten wir an einzelnen Gelenken feststellen, daß solche Vorgänge keineswegs ohne Ausnahme im Laufe der Meniskusbildung eintreten, daß vielmehr der völlig abgelöste Meniskus auf beiden Seiten seine Glätte behält bzw. zurückerhält und keine tiefergreifenden Störungen im Klavikulaknorpel sich einstellen.

In der Mehrzahl der Fälle konnten wir mit dem Fortschreiten der Abspaltung des Meniskus eine Zunahme der destruktiven Veränderungen an der Klavikula beobachten, die in allen Einzelheiten völlig denen der Arthritis deformans gleichen. Lange Zeit können sie auf den Schlüsselbeinknorpel beschränkt bleiben, der nacheinander alle die im einzelnen beschriebenen Veränderungen durchmacht bis zum vollständigen Verlust großer Knorpelabschnitte, ehe das Akromion am Prozeß sich beteiligt. Sehr deutlich kommt das differente Verhalten der beiden Knorpel z. B. in der farbigen Zeichnung Tafel II, Fig. 29 zum Ausdruck, wo der Klavikulaknorpel kaum noch eine normale Stelle aufweist und seine subchondralen Räume miteinander verschmolzen und mit fibrillärem Gewebe gefüllt sind, während am Akromion der großenteils hyaline Knorpel nur feinste oberflächliche Abschilferungen und außer einer Vaskularisationsknospe keine Unregelmäßigkeiten an der KKG zeigt. Solche Kontraste haben wir oft gesehen, wenn vielleicht auch meist nicht in dem Grade, z. B. in den Gelenken Nr. 44, 29 r., 5 r./l. Nr. 29 interessiert aus dem Grunde besonders, weil sich hier der Vorgang am Meniskusspalt im Bereich einer traumatischen Fissur des Akromialknorpels dicht an dessen KKG. wie ein Spiegelbild wiederholt.

Der Zusammenhang der arthritischen Veränderungen mit dem Meniskusspalt ist natürlich nur so lange deutlich zu erkennen, als noch ein richtiger Meniskusspalt besteht. Sobald dieser durch die im I. Teil näher beschriebenen Teilungsvorgänge der Zwischenscheibe aufgehoben wird und noch weiter die verkleinerten Reste des Meniskus sich von der Klavikula abheben so daß sich ihre nahen Beziehungen zu diesem Knochen verwischen, verschwindet, auch mehr und mehr der Charakter der „Meniskusarthritis“, so daß man die ursprünglichen Zusammenhänge nicht immer mehr auf den ersten Blick zu erkennen vermag.

Doch die Zwischenscheibe macht dabei allmählich Veränderungen durch, die auf denselben Vorgang zurückgeführt werden können und die daher als typisch für die Meniskusarthritis angesehen werden können. Abgesehen von dem Zerfall der Scheibe in zwei Hälften, die natürlich nicht ohne weiteres als pathologisch angesehen werden darf, tritt stets an dem nach der Klavikula hin gelegenen Rande eine beträchtliche Zerklüftung auf, die sich auch noch nach der Trennung beider sehr scharf in der Schollenbildung, Brutkapselwucherung und Zerspaltung kennzeichnet. Dabei pflegt der Meniskusspalt, wenn auch nur kurz, in seiner charakteristischen gezackten und von Zertrümmerungserscheinungen begleiteten Form erhalten zu bleiben. Die in der Mehrzahl der untersuchten Fälle ausgebildete dorsale, keilförmige Zwischenscheibe erfährt nun mit der Zeit durch Abscherung und andere mechanische Einflüsse eine Verkleinerung, indem sich die zerspalteten Bänder abstoßen. Ferner erfährt sie eine Verlagerung nach dem Gelenkdorsum hin, wobei die dorsale Kapsel geweitet und gewölbeartig über das Gelenkniveau gehoben wird. Mit andern Worten, der Meniskuskeil wird ins Kapselgewölbe verlagert, wobei er in späteren Stadien so weit gehoben werden kann, daß er mit den Gelenkflächen kaum noch in Berührung bleibt, sondern nur auf den Kanten reitet, an denen sich gelenkartige Flächen schleifen.

Ganz identische Veränderungen können sich mit dem im unteren Gelenkabschnitt verbliebenen Meniskusteilen abspielen, die in zum Teil beträchtliche Ausweitungen der unteren Kapsel verschoben werden (Nr. 34 r., 13 r./l., 6 r./l., Textfig. 46). Meist aber findet sich in der unteren Gelenktasche nur spärlich Knorpel, viel öfter und reichlicher Synovialfortsätze, die zum Teil sehr massig sich entwickeln und tiefe Randusuren an den Knorpel- und Knochenkanten verursachen können. Man hat dabei allerdings manchmal den Eindruck, als wenn die Zottenmassen ursprünglich auf den Meniskus zurückführen, der dann eben seinen Knorpelcharakter eingebüßt hat. Es entstehen im Laufe der Arthritis fließende Übergänge zwischen Synovialfortsätzen und Zwischenknorpelscheiben, die sich darin ausprägen, daß letztere manchmal Knorpelzellen in allerdings nur spärlicher Zahl enthalten und andrerseits die Meniskusränder manchmal von Synovialis überzogen werden und an den Rändern in zell- und gefäßreiches Bindegewebe umgewandelt werden.

Gleichlaufend mit diesen Vorgängen am Meniskus bilden sich in zunehmendem Maße Randwülste an beiden Knochen aus, die zu beträchtlichen Erhebungen und Umfangszunahmen des ganzen Gelenks führen können. Die Wülste können rundliche, walzenartige oder kantige, spornartige Formen haben, stets stehen sie aber in innigem Zusammenhang mit dem ins Kapselgewölbe hinaufgeschobenen Meniskus, der entweder zwischen ihnen wie in einem Isthmus eingeklemmt ist oder mehr auf ihren Rändern reitet.

Bezüglich des histologischen Baues der Randwülste müssen wir im allgemeinen Pommer beipflichten, der betont hat, daß sie nicht den Charakter periostitischer Osteophyten besitzen, sondern aus „ordentlichen Lamellensystemen" bestehen, „die mit denen der Markräume und Haversschen Kanäle der betreffenden Gelenkendenanteile ein einheitliches Ganzes bilden". Pommer sieht nun in ihnen die Auswirkungen der auch sonst beobachteten und in den Vordergrund der arthritischen Vorgänge gerückten Vaskularisations- und Ossifikationsvorgänge der Gelenkknorpel.

Eine große Zahl von sehr anschaulichen makroskopischen und histologischen Beispielen für den auseinandergesetzten Zusammenhang zwischen Meniskusabspaltung und Entwicklung der Arthritis deformans können wir in unserem Material vorweisen, insbesondere einige schöne makroskopische Präparate, an denen man den gut erhaltenen Akromialknorpel und die schweren Zerstörungen des klavikularen sieht, wobei die Zwischenscheibe gewissermaßen einen Abklatsch beider Flächen besitzt, indem die klavikulare das Spiegelbild des klavikularen Knorpelbelags und die akromiale, am eigentlichen Gelenkspalt gelegen, ebenso glatt und glänzend ist wie der dortige Knorpelbelag (vgl. insbesondere Präparat Nr. 57 l.).

Wir haben also für die Existenz einer vom Meniskus ausgehenden Arthritis folgende Beweise:

1. die der Arthritis deformans völlig gleichenden Veränderungen des pathologischen Meniskusspalts;

2. die allmähliche Ausbreitung der arthritischen Veränderungen im Meniskusspalt und besonders am Klavikularknorpel bei Unberührtbleiben des Akromialknorpels;

3. das charakteristische Bild der Meniskuszerklüftung, Verlagerung und Verkleinerung, wobei immer noch Reste des ursprünglichen Prozesses zwischen Klavikula und Meniskus in einzelnen Stellen des Gelenks zu erkennen sind.

Unter diesen drei histologischen Vorgängen möchten wir das Hauptgewicht auf den ersten Punkt legen, als das einzig entscheidende Beweismittel, denn das vorwiegende und lange Zeit alleinige Auftreten der arthritischen Veränderungen am Klavikulaknorpel kann nicht in dem Maße als beweisend anerkannt werden. Ist doch offenbar die Klavikula durch ihren Bau angreifbarer: sie besitzt erstens einen Knorpelbelag, der fast durchweg faserknorpelig ist, während man am Akromion doch öfter noch ziemlich beträchtliche hyaline Partien findet; ferner ist die Gelenkfläche der Klavikula meist größer als die des Akromions, wodurch die wohl sicher jedes Gelenk in gewissem Grade gefährdende Gelenkflächeninkongruenz (Preiser) entsteht, der die vorspringenden Kanten der Klavikula besonders ausgesetzt sein werden, und schließlich fällt mit dieser Inkongruenz zusammen, daß nicht selten ein beträchtliches Vorspringen der dorsalen Kante über das Gelenkniveau verursacht wird, was ebenfalls ungünstig auf den Schlüsselbeinknorpel wirken muß.

Solche Kontraste aber, wie wir sie in den Präparaten Nr. 9 r., 5 r./l., 57 l., 4 r./l. beschrieben haben, sprechen doch sehr für unsere Hypothese.

Von großer Bedeutung scheinen uns die ganzen Fragen aber zu sein für die Ätiologie der Arthritis deformans: mag der Meniskus der Ausgangspunkt sein oder nur der Klavikulaknorpel vermöge seiner größeren Verletzlichkeit, so ist doch auf jeden Fall dadurch denjenigen Autoren recht gegeben, die den ersten Sitz der Erkrankung bei Arthritis deformans in den Gelenkknorpel verlegen. Sonst müßten doch wohl beide Gelenkenden gleichmäßig erkranken oder doch wenigstens gleichzeitig, wie es in den meisten großen Gelenken der Fall ist, wenn man freilich auch dort im allgemeinen den Gelenkkopf wohl etwas stärker verändert findet als die Pfanne.

Ist unsere Annahme von der Meniskusarthritis richtig, so entstehen dadurch eine ganze Anzahl neuer Anhaltspunkte für die mechanisch-funktionelle Theorie der Arthritis deformans, die, wie wir schon anfangs ausführten, in neuester Zeit wohl die meisten Vertreter gefunden hat.

Wir haben bereits im ersten Teil ausgeführt, daß die Abspaltung der Zwischenknorpelscheibe selbst als Produkt der Gelenkfunktion anzusehen ist, deren Bedürfnissen sie sich durch die verschiedenartigen Formationen anpaßt, die sie wahrscheinlich unter der plastischen Wirkung von Druck und Scherung annimmt. So werden aber nicht nur die ersten Bedingungen zur Abspaltung vom Schlüsselbeinknorpel geschaffen und deren Verschiedenartigkeit bestimmt, sondern auch die folgenden Umänderungen und Zerteilungen in mehrere, meist zwei, Hauptabschnitte. Bei der sehr häufigen Ungleichheit der Meniskusanlage auf den beiden Körperhälften vermögen wir nicht zu glauben, daß es sich um vererbte Variationen handelt, sondern nehmen an, daß teils die auf Ererbung und Angewöhnung, damit auch auf verschiedenem Temperament beruhenden Verschiedenheiten der Haltung (z. B. im Schlaf), gewohnheitsmäßigen Bewegungen (z. B. Schlenkern der Arme beim Gehen), teils die verschiedenartigen beruflichen Anforderungen an die Leistungen der oberen Extremitäten geeignet sind, durch Bevorzugung gewisser Lagen und Stellungen der Gelenkenden zueinander bestimmend auf die Entwicklung der Formen der Gelenkenden selber und der Zwischenknorpelscheibe besonders einzuwirken.

Der normale Abspaltungsprozeß wird nun offenbar gelegentlich durch von außen kommende Einwirkungen traumatischer Art gestört, wie wir auf Grund unserer Fälle Nr. 15 und 37 annehmen mußten, indem wir zwei ursächliche Faktoren für diese Störungen heranziehen konnten: einmal die im Stadium der Abspaltung mit ihren Knorpelzertrümmerungen anzunehmende Verminderung der Widerstandsfähigkeit des Knorpels gegenüber traumatischen Schädigungen und zweitens die ebenfalls unter Einwirkung von Traumen gelegentlich zu beobachtende Verlaufsanomalie der Spaltungslinien im Klavikulaknorpel, die sich infolge Einpressung oder Knickung der Verkalkungsregion dicht nähern oder in diese selbst noch mit einbrechen.

Für diesen Hergang sprachen mit aller Bestimmtheit die in Fall 15, 37 und 29 r. sichtbaren subchondralen Veränderungen und die Befunde an der KKG.: man fand in solchen Schnitten, wo der Meniskusspalt unter das Niveau der KKG. eindrang, in seiner Umgebung das Mark fibrös metaplastisch umgestaltet und in seinem Zentrum Knäuel von Knorpeltrümmern. Auch war die KKG. an dieser Stelle unterbrochen, umgelegt und zersprengt. Nr. 29 r. ist besonders beweisend, weil sich hier direkt gegenüber von der Einpressungsstelle des Meniskus eine völlig identische im Akromion fand, mit den gleichen Einwirkungen auf KKG. und subchondrales Gewebe. Es lag hier sichtlich eine Kontusion der beiden gegenüberliegenden Kanten zugrunde, wofür auch die reichlichen Knochenappositionssäume der benachbarten Knochenbälkchen nebst osteoklastischen Vorgängen durch Riesenzellen sprachen, die wir nach unseren obigen Ausführungen bei der reinen Arthritis deformans nicht zu finden gewohnt sind.

Solchen Traumen ist das Akromialgelenk, wie wir in unserer früheren Mitteilung ausgeführt haben, sehr vielfach ausgesetzt. Es wird sich in dem speziellen Falle gar nicht um schwerere, das ganze Gelenk treffende Verletzungen handeln, sondern um leichtere Quetschungen oder Distorsionen, wie sie durch ungeschickte heftige Bewegungen im Schultergelenk oder durch direkte Stöße gegen die Außenseite des Schulterecks, auch durch Hebelwirkungen des Schulterblatts gegen das Schlüsselbein beim Fall auf die Hand oder den Ellbogen, leicht einmal zustande kommen. Der unvollkommene Bau des Akromialgelenks bringt es mit sich, daß dabei wohl nur in den seltensten Fällen die Gewalteinwirkung gerade eine Richtung hat, die den Krümmungsebenen der Gelenkflächen entsprechen. Viel öfter müssen Hebelrichtungen ansetzen, die diesen Hauptbewegungstypen des Gelenks um die beiden „Eikrümmungen" (Fick) zuwiderlaufen und dazu führen, daß einzelne Stellen der Gelenkränder sich gegeneinanderstemmen. So ist es sehr erklärlich, daß wir bei verletzten Gelenken vor allem an diesen oder in ihrer nächsten Nähe stets die Angriffspunkte der Gewalten in Form von Knorpelfissuren, Knorpelimpressionen, Zertrümmerungen der Knorpelknochengrenze mit größeren Fasermarkräumen und Zysten und umrandendem Kallus gefunden haben.

Eine offensichtliche Bestätigung für diese Erklärung der Störungen im normalen Meniskusabspaltungsvorgang finden wir in den bereits als Zeichen mechanischer Schädigungen des Gelenks angeführten Rissen und Spalten in den basalen Gelenkknorpelabschnitten. Diese kurzen, parallel laufenden Spalten oder Brüche in der Verkalkungsregion erinnern in ihren Formen und Wirkungen auf das subchondrale Gewebe sehr an die Meniskusspalteinpressungen, und was nun das Entscheidende ist: man findet sie manchmal bei Abwesenheit des Meniskus gewissermaßen als ein Äquivalent eines solchen wie in Fall 1 l. und 33 l., während in beiden Fällen bei Vorhandensein des Meniskus solche Spaltlinien nicht zu finden waren.

Sie sind eben, wie schon ausgeführt wurde, ein Produkt plötzlich erhöhter Schubwirkungen, die sich deren Aufgabe gemäß vorwiegend an der KKG bemerkbar machen müssen und die durch einen gesunden und normal gleitfähigen Meniskus abgefangen werden sollen.

Wir nehmen an, daß sowohl die pathologischen Spaltungsprozesse im Meniskusspalt wie auch die zuletzt erwähnten KKG.-Spalten in einer großen Zahl von Arthritis deformans-Fällen des Akromialgelenks die Grundlage abgeben, indem sie die nach Beneke entscheidende Störung der Elastizität des Gelenkknorpels zur Folge haben. Daß dem so sein muß, ergibt sich ja aus den beiden Vorgängen in gleicher Weise folgenden Veränderungen im subchondralen Marklager, wie sie nur der Arthritis deformans eigen sind.

Es fragt sich, ob diese geringfügigen ersten Veränderungen dann ohne weiteres immer den Anstoß zu einem progressiv degenerativen Prozeß, wie es die Arthritis deformans des Akromialgelenks sicher ist, geben können, oder ob nicht vielmehr danach Restitutio ad integrum möglich und häufig ist; sicher beweisen können wir dies einstweilen nicht, dazu gehört ein bei weitem größeres Material, indessen dürfen wir die Möglichkeit der Ausheilung auf Grund der oben angeführten Beobachtungen bezweifeln. Für die Kleinheit des Akromialgelenks sind die in solchen Anfangsfällen eintretenden Beschädigungen der KKG. und des Gelenkknorpels recht eingreifende, von denen es kaum eine vollkommene Erholung gibt. Es werden schon durch sie beträchtliche Unebenheiten auf der Klavikula und der klavikularen Seite der Zwischenscheibe gesetzt, die sich bei der fortschreitenden Abspaltung des Meniskus in zunehmendem Maße geltend machen müssen, da nunmehr die an Umfang wachsenden Gelenkfunktionen zum guten Teil mit auf den neuen Gelenkspalt (Meniskusspalt) übertragen werden und die damit auf die Knorpel einwirkenden Zug- und Druckkräfte keinen gesunden, vollelastischen Knorpel mehr vorfinden. Ein gesunder Zwischenknorpel wäre nun wohl imstande, manche Schub- und Druckspannungen von den benachbarten Gelenkflächen abzuhalten und seiner Funktion als Puffer gerecht zu werden. Indes haben wir gesehen, wie in solchen Gelenken der Meniskus zunehmend leidet, indem die vom Meniskusspalt ausgehende Zerklüftung ihn weiter durchsetzt und besonders die durch die vollständige Ablösung vom Mutterboden entstehenden freien Ränder einer starken Auffaserung und Verklumpung unterliegen, wie ferner in der Mitte des Gelenks allmählich eine Hinaufschiebung ins Kapselgewölbe und damit eine Eliminierung der Scheibe aus dem Gelenk eintritt. Durch diese Vorgänge verliert der Meniskus einmal seine Elastizität und wird ferner in seiner Form so wesentlich verändert, daß er schon dadurch die Gelenkfunktion auf die Dauer stören muß. Seine Unebenheiten und Auffaserungen müssen durch Reibung, Klemmung und Abrollung die benachbarten Knorpelabschnitte gefährden, deren Unversehrtheit von dem Kontakt mit ihnen kongruenten und glatten Knorpelflächen abhängt, da sonst keine gleichmäßige Verteilung der Schub- und Druckkräfte möglich ist.

Unsere Auffassung von der Entstehung der Arthritis deformans im Akromialgelenk ist also kurz die, daß der erste Anstoß sicher in einer großen Zahl von Fällen durch ein einmaliges Trauma gegeben wird, das zu Störungen der Meniskusabspaltung mit Einpressung der Spaltlinie in die KKG. oder zu Kontinuitätstrennungen in oder an der Verkalkungsregion führt.

Hierdurch verliert das Gelenk seine normalen elastischen Widerstandskräfte und ist nun weiter dem durch den normalen Gebrauch ausgelösten Spiel der Schub- und Druckkräfte ausgesetzt.

Bezüglich des Traumas als ersten Anlaß der Arthritis deformans stehen sich die Ansichten scharf gegenüber; unter den Fällen juveniler Arthritis deformans gerade wird das Trauma nur selten als Ursache anerkannt, so auch nicht von Perthes. Andrerseits müßte ja gerade das frühzeitige Auftreten arthritischer Prozesse an die ursächlichen Beziehungen zu den häufig stattfindenden Traumen der Gelenke denken lassen. Ferner mag erinnert werden an den Streit über die bekannte Königsche Osteochondritis dissecans, deren Zusammenhang mit der Arthritis deformans freilich noch in Frage steht. König selber hat zunächst das Trauma völlig ausgeschlossen, später aber die Vermutung ausgesprochen, daß „mechanische Einwirkungen höherer Kraftanforderungen“, die im jugendlichen Alter bei arbeitenden Menschen an die Gelenkverbindungen gestellt werden, das

Gelenk für die Erkrankung „präparieren". Rimann findet in seiner experimentellen Arbeit über die freien Gelenkkörper, in der er der „Osteochondritis dissecans" jede Existenzberechtigung abspricht, als Grundlage der Arthritis deformans ähnliche, aber zirkumskripte Veränderungen und nimmt an, daß an so veränderten Gelenken, die er übrigens wieder vor allem bei jugendlichen tuberkulösen Personen gefunden hat, schon ein geringes Trauma eine Absprengung bewirken kann. Für Rimann kommt das Trauma also erst an zweiter Stelle.

In Übereinstimmung befinden wir uns aber mit Beneke, worauf wir deswegen besonderen Wert legen können, weil Benekes Anschauungen ja vor allem von den Bandscheiben der Wirbelsäule bei der Spondylitis deformans ausgehen, mit denen die Zwischenknorpelscheiben des Akromialgelenks weitgehende Analogien zulassen. Beneke meint, daß die Bandscheiben schon in jungen Jahren (z. B. infolge der heftigen Erschütterungen durch einen Sprung), namentlich an den weniger elastischen, isthmusartigen Knochenwallrändern, Rupturen erfahren, und daß durch die hochgradige Schädigung, die eine stark gequetschte Bandscheibe nicht bloß an der Rupturstelle, sondern auch in weiterer Ausdehnung erleiden muß, „eine diffuse Degeneration der Zellen und der von ihnen abhängigen Formsysteme veranlaßt" wird, die die Spondylitis deformans einleitet.

Wie Beneke wollen auch wir die traumatische Genese vor allem auf die im jugendlichen Alter entstehenden Fälle beziehen, wobei wir natürlich immer nur an die scheinbar primären „idiopathischen" Erkrankungsfälle denken, denn daß sonst das Trauma in Form von Kontusionen, vor allem aber auch Distorsionen eine sehr große Rolle am Akromialgelenk spielt, davon ist schon eingangs die Rede gewesen. Und wir sind auch geneigt, anzunehmen, daß in einer recht stattlichen Zahl von Fällen von Arthritis deformans es sich um sekundäre Fälle nach zurückliegenden traumatischen Beschädigungen handelt, nur daß man wohl nicht in allen Fällen diese Genese mehr erkennen kann.

Immerhin haben wir doch eine Anzahl von guten Erkennungsmerkmalen für vorangegangene Traumen, zum Teil in Übereinstimmung mit den Mitteilungen anderer Autoren, gefunden, die es uns einigermaßen ermöglicht haben, die Gelenke mit traumatischen Veränderungen sicher herauszufinden.

Sehr einfach ist das natürlich, wenn, wie in den Gelenken Nr. 11 r./l., 44 r., 47 r., 46 r., 27 l., 54 r., sich noch flüssiges Blut mit Synovia vermischt vorfindet, wenn die gelblichen oder bräunlichen Auflagerungen sich als fibrinös-blutige Beläge erkennen lassen, wenn Knorpelfissuren, Knorpelabsprengungen oder Kapselrisse sichtbar sind oder gar deutliche Knochenbrüche.

In andern Fällen aber, wo neben traumatischen Folgen auch schon arthritische sich in mehr oder minder ausgedehnter Weise eingestellt haben, sei es primär, sei es sekundär, kommen zunächst als Erkennungsmittel alle ausgedehnteren Vorgänge von Ossifikation in Form von Geflechtknochenbildung im Fasermark, Säumen an den Bälkchen oder fertigem Kallusknochen in Frage.

Solche finden sich dann vor allem in der Umgebung von Durchbrechungsstellen der KKG. Letztere wieder lokalisieren sich bei traumatischer Genese mit Vorliebe in der Nähe der Kanten beider Knochen, die nach unseren Erfahrungen ganz besonders exponiert sind. Solche diagnostisch entscheidenden Ossifikationen kamen zur Beobachtung in den Gelenken Nr. 29 r., 34 r., 42 r., 26 r./l. Besonders in den letzteren beiden war die Auseinanderhaltung der vorgeschrittenen Arthritis deformans und sekundären traumatischen Störungen recht schwierig, doch wird man sich an der Hand der Protokolle wohl von der Tatsache des Vorhandenseins beider Veränderungen überzeugen können. Interessant sind in den beiden Gelenken die ungeheuer massigen, an Ostitis fibrosa erinnernden fibrösen Metaplasien, die aber sicher keinen derartigen Ursprung haben, sondern aus der Arthritis deformans und Trauma resultieren.

Hierbei sei darauf hingewiesen, daß sich auch die Zysten, wenn sie traumatisch entstanden sind, manchmal durch kräftige Kallusbildung in ihrer Umrandung und auch flächenhafte Ossifikationen im Innern von den bei der Arthritis deformans auftretenden unterscheiden (vgl. Fall 44 r., 29 r., 22 r.).

Endlich kann auch die Entstehung von Randwülsten auf traumatischer Basis sich dadurch bemerkbar machen, daß sie ausgesprochenen osteophytären Charakter haben, wie z. B. die Umgebung der großen traumatischen Zyste von Fall 44 r., durch die eine bedeutende wallartige Ausladung der dorsalen Klavikulakante bedingt ist, von stark verdicktem und dichtem Geflechtknochen umgeben wird, der eben die Prominenz der Kante verursacht. Ferner gehört hierher Fall Nr. 7 r., wo im höheren Alter (70 Jahre) bei ziemlich geringen Symptomen der Arthritis deformans die Gelenkenden sämtlich etwas stärker ausladen und in Schnittbildern zum Teil scharfe Spornbildungen erkennen lassen. Dies Gelenk zeigte deutlich sekundär traumatische Vorgänge in Gestalt von Knorpeleindrücken und Zertrümmerungen mit Einpressungen in die KKG., und so finden sich auch an den Knochenkanten proliferative Vorgänge im Periost und Ossifikationssäume zum Teil in den Fasermarkräumen, zum Teil auf den Sporn außen angesetzt.

Die geschilderten ossifikatorischen Vorgänge sind, darauf brauchen wir nach unseren vorangegangenen Ausführungen kaum mehr hinzuweisen, deshalb unbedingt beweisend für ein Trauma, weil sie bei der reinen Arthritis deformans fehlen.

Als zweites, weniger häufiges, aber ebenso wichtiges Erkennungsmerkmal einer vorangegangenen traumatischen Schädigung weisen wir auf kleine, umschriebene Häufchen von Myeloidmark mitten in den Proliferations- und Umbildungsprozessen hin, die wir niemals bei der primären Form der Arthritis deformans gesehen haben. Wir sahen solche in Fall 42 r. und 26 r./l. besonders ausgeprägt. Die Erklärung dieser Häufchen ist ja einfach: in der durch die Fraktur getroffenen Zertrümmerungsstelle sind zellige Bestandteile des alten Myeloidmarks am Leben geblieben von denen bei der Heilung Markregeneration ausgeht.

Wir weisen auf diese Erscheinung auch im Hinblick auf die von Rimann gemachten Beobachtungen hin, wonach den fibrösen Metaplasien des subchondralen Marks bei der Arthritis deformans die Bildung kleiner Lympho- und Leukozytenhaufen vorangehen soll. Wir haben derartiges nicht einmal gesehen.

Bezüglich des weiteren Ablaufs der arthritischen Prozesse schließen wir uns der Mehrzahl der neueren, auf der Benekeschen Theorie der Arthritis deformans fußenden Arbeiten an, wonach der einmal in seiner Elastizität geschädigte Knorpel sich den normalen Anforderungen der Gelenkfunktionen nicht mehr gewachsen zeigt: „wo der Knorpelüberzug degeneriert ist, stellen sich durch die ungeschwächt zur Einwirkung kommenden statischen dynamischen Kräfte in der subchondralen Knochenschicht die ausgedehntesten progressiven Prozesse ein" (Walkhoff). Wie wir schon anführten, werden diese mechanischen Einwirkungen bald verstärkt durch die schweren Veränderungen, die mit Fortschreiten des arthritischen Prozesses die Zwischenknorpelscheiben erfahren und ebenfalls durch die sich stärker ausbildenden Synovialfalten und Zotten, die manchmal förmlich einen Ersatz des Meniskus darstellen (vgl. Nr. 20 l.).

In nahem Zusammenhang mit den Vorgängen am Meniskus stehen die Randwülste, die auch im Bilde der Arthritis deformans des Akromialgelenks einen hervorragenden Platz einnehmen. Sie können, wie schon gesagt, großen Umfang einnehmen und dem ganzen Gelenk äußerlich den Eindruck der Unförmigkeit aufprägen. Bei an und für sich kleineren Gelenken findet man den Charakter der spornartig ausgezogenen Kanten. Sie sind nicht ohne weiteres den Randwülsten anderer Gelenke gleichzustellen, wenigstens nur denen, die an den Kapselansatzstellen sich entwickeln, nicht aber solchen, wie sie z. B. am Hüftgelenk und Schulter an den Rändern der überknorpelten Gelenkfläche des Kopfes sich entwickeln.

Trotzdem scheinen sie im Bau viele Ähnlichkeit zu besitzen, so daß auch wir der Ansicht Pommers zustimmen müssen, daß es sich meist um „von vornherein im Zusammenhang mit dem übrigen Strukturwerk des Knochens" entwickelte Gebilde handelt, nicht aber um periostale Osteophyte (Walkhoff, Steuernthal), „die wohl daneben als Zeichen der periostitischen und synovitischen Prozesse der Arthritis deformans vorkommen können". Auch an unseren Präparaten kamen beide Formen zur Beobachtung, aber die ersteren häufiger, ohne daß wir bestimmte Gründe für die Verschiedenheiten haben ausfindig machen können. Wir gehen daher auf diese Kontroverse nicht näher ein.

Doch möchten wir auf den schon angedeuteten Zusammenhang zwischen den Randverdickungen und den Veränderungen am Meniskus zurückkommen: Gleichzeitig mit der Verschiebung der Zwischenscheiben in die Kapselgewölbe entwickeln sich offenbar auch die Randwülste; es ist also wohl naheliegend, auch einen inneren Zusammenhang zwischen beiden Vorgängen zu suchen, der höchstwahrscheinlich darin besteht, daß der durch den Gelenkinnendruck sich verschiebende Meniskus auf die Kapsel einen starken Zug ausübt, der sich dann auf deren Ansatzpunkte an den Gelenkkanten überträgt. Der Zug an der Kapsel macht sich in starker Vorwölbung derselben bemerkbar, die sich mit der Steigerung der Meniskusverschiebung und Ausbildung der Randwülste noch beträchtlich erhöht. Wir finden ein Analogon zu diesem Vorgang wieder bei der Spondylitis deformans, wo Beneke annimmt, daß die über die Randflächen der Wirbelkörper vorgepreßten Bandscheiben dauernd an dem sich dorsal und kaudal anschließenden Wirbelkörperperiost zerren und periostale Knochenverdickungen auf diese Weise bewirken. Besonders instruktive Bilder von hochgradigen Randwülsten finden wir bei Nr. 6 l. und 50 r. Nr. 6 l. zeigt besonders gut die maximale Ausweitung beider Gelenktaschen, in denen sich die spärlichen Reste der Menisken befinden nebst den deutlichen Randverdickungen beider Knochen; Nr. 50 r. ist vor allem dadurch bemerkenswert, daß der untere Randwulst an der Klavikula zur Perforation der unteren Kapsel und Kommunikation mit dem Schultergelenk geführt hat; mit der zunehmenden Ausbuchtung der unteren Klavikulakante kommt es zur Annäherung zwischen Klavikula und Humeruskopf; bei ihren Bewegungen müssen beide gewissermaßen gegeneinander sich abschleifen. Dies erkennt man sehr deutlich sowohl an der Photographie des Präparates (Fig. 44) wie am Röntgenbilde (Fig. 45), wo die Randkontur der Klavikula sich nahe der konvexen Kontur des Humerus konkav formt. Unter dieser Einwirkung werden beide Kapseln und das dazwischen gelegene Gewebe des subakromialen Raums vernichtet. Wir haben neben diesem Fall noch vier andere, wo infolge arthritischer Prozesse Kommunikationen des Akromialgelenks mit der Bursa subacromialis (1mal) und dem Schultergelenk (3mal) sich entwickelt haben.

Nur noch ein kurzes Wort bezüglich der Entstehung von Usuren: Wir fanden sie, wie mehrfach bemerkt, sehr häufig als Druckwirkung durch Synovialfalten und aufgezottete Meniskusenden, aber auch im Gegensatz dazu, wie aus verschiedenen Protokollen hervorgeht (Nr. 3 r., 13 r., 10 r./l., 4 r./l., 39 r.), gerade an solchen Stellen, wo kein Meniskus sich zwischen den Knorpelbelägen befand, also besonders in der Mitte der Gelenkflächen. Dieser Befund steht in Übereinstimmung mit der Rouxschen Lehre von der bildenden und lebenerhaltenden Reizwirkung der normalen Funktion (bestehend in „Abscherung in Verbindung mit Zug und Druck") auf den Knorpel. Diese Usuren entstehen, wie Walkhoff sich ausdrückt, infolge Entlastung und Verminderung der Kraftdurchfließungslinien; da nämlich die Gelenkknorpelflächen sich an solchen Stellen infolge des fehlenden Zwischenknorpels nicht mehr berühren können oder mit andern Worten kein „Kontaktdruck" mehr eintreten kann.

Bezüglich der Fälle von Verletzungen des Akromialgelenks, die natürlich klinisch das größte Interesse haben, können wir uns kurz fassen, weil das Wesentliche bei Gelegenheit der Beurteilung der Einzelfälle bereits erörtert worden ist.

Von klinischer und pathologisch-anatomisch größter Bedeutung erscheint uns aber der Umstand, daß unter den 12 verletzten Gelenken nur 2 sich befinden mit ernsteren Beschädigungen der Knochen, bei denen man also von Gelenkfrakturen reden kann:

1. Fall 27 l.: wo infolge einer Eisenbahnüberfahrung eine Komminutivfraktur beider Gelenkenden eingetreten war. Das Gelenk selbst war durch Knorpelrisse und Blutung beteiligt. Bemerkenswert ist die erheblich stärkere Verletzung des Schlüsselbeinknorpels.

2. Fall 21 r.: Typische Epiphysenlösung des akromialen Endes der Klavikula: von Epiphysenlösung ist man eigentlich ja nicht berechtigt zu sprechen, weil die Klavikula keinen akromialen Epiphysenkern besitzt, doch erinnert die alleinige Ablösung des ganzen Knorpelbelages mit kleinen Stückchen der Diaphysenspongiosa durchaus an die Bilder der Epiphysenlösung.

In allen andern Fällen handelt es sich um geringfügige Folgen, die in einfachen Knorpelfissuren, Knorpeleindrücken mit Zerklüftungen, Abbrüchen der Knorpelkanten, eventuell mit daran haftendem spärlichen Knochen bestehen, bei denen sich etwas flüssiges Blut und blutige Beläge auf den Knorpeln und in den Synovialtaschen und Buchten finden. Am ausgedehntesten ist die Verletzung noch im

3. Fall 47 r.: Es lag ebenfalls eine Eisenbahnüberfahrung vor mit mehrfachen andern Brüchen, dabei fanden sich im Akromialgelenk mehrfache Knorpelfissuren und Abrisse ganzer Knorpelbeläge, feine Zertrümmerungen der Verkalkungsregion, wie wir sie schon beschrieben haben, Blut im Gelenk und Einriß der hinteren Kapsel.

Durch die an der Klavikula sich findenden Spalten an der KKG. ist das Gelenk von besonderem Wert, indem es uns eine zuverlässige Bestätigung dafür bringt, daß die mehrfach gesehenen feinen Risse und Spalten im Bereich der KKG., besonders in der Verkalkungsregion, traumatischen Ursprungs sind.

Die Tatsache, daß es sich sonst um ganz geringfügige Verletzungsfolgen an den Gelenken handelt, ist deshalb von pathologisch-anatomischem Interesse, weil es unsere Vermutung aufs neue stützt, daß sehr häufig das Gelenk von kaum berücksichtigten Unfällen betroffen wird, die bei der Neigung desselben zur Arthritis deformans von verhängnisvoller Wirkung sein müssen. In dieser Hinsicht noch einige Einzelheiten: Nr. 29 r. erwähnten wir schon, da hier gegenüber einer Fissur am Akromialknorpel offenbar infolge desselben Traumas (Kontusion der unteren Kanten) eine Einpressung des Meniskusspalts in die KKG. der Klavikula sich fand. Ebenso Präparat Nr. 44 r., wo sich im Anschluß an eine Verletzung der dorsalen Schlüsselbeinkante eine größere, auch röntgenologisch sichtbare Zyste mit umfangreicher Kallusbildung entwickelt hatte, die zu Randwülstebildung und damit zur Inkongruenz des Gelenks geführt hat. Auch bei Nr. 11 r. fand sich unter der Knorpelfissur eine kleinere Erweichungszyste. In Nr. 46 r. neben Absprengung von Knorpelkanten wieder kleine Risse in der KKG., wie in Präparat Nr. 29 r.

Von klinischem Interesse sind diese Gelenkverletzungen vor allem im Zusammenhang mit den zugrunde liegenden Unfällen:

1. Nr. 29 r.: Kontusion der unteren Kanten beider Gelenkenden.

Verletzung: Außer Fract. bas. cranii: an der Außenseite des rechten Ellbogens eine zirka zweimarkstückgroße, trockene Hautabschürfung, an der Kleinfingerseite der rechten Hand zwei kleine Abschürfungen usw.

2. Nr. 44 r.: Kontusion der dorsalen Kante des Schlüsselbeins.

Verletzung: Außer andern Schußverletzungen, insbesondere auch vier Schußverletzungen am r. Arm und Hand, Schußfraktur am l. Unterschenkel, $1^1/_2$ Monate zurückliegend.

3. Nr. 46 r.: Absprengung von Knorpelkanten infolge Kontusion.

Verletzung: Eisenbahnüberfahrung; komplizierte Fraktur des oberen Endes des rechten Armes, 1 Tag alt.

4. Nr. 47 r.: Knorpelfissuren und Abrisse, Spalten der KKG. und Kapselriß.

Verletzung: Eisenbahnüberfahrung infolge Suizid; Fract. basis cranii mit Vulnera capitis. Große Weichteilwunde am rechten Oberarm und Vorderarm mit Zerreißung der Oberarmmuskulatur. Fraktur des r. Schulterblatts usw. Tod am selben Tage.

Die 4 Fälle zeigen, wie oft sich das Akromialgelenk unbemerkt an Verletzungen anderer Körperteile beteiligt. Insbesondere sind für uns interessant die Fälle 29 r., 46 r. und 47 r., während der Fall 44 r. nicht so klar zu deuten ist.

In unserer früheren Publikation haben wir auf Grund des kasuistischen Materials die Vermutung aufgestellt, daß das Akromialgelenk infolge seiner vielseitigen Beteiligung an den Funktionen des Arms und seiner Exponiertheit sich auch an Verletzungen des Arms beteiligen müsse; als solche Gelegenheiten wurden angesehen (s. Bericht auf dem Chirurgenkongreß) „Fall auf die Hand oder den Ellenbogen, wobei entweder der adduzierte Arm mit dem Kopf gegen das Akromion andrängt oder der gespreizte, mit dem Tuberculum majus gegen dasselbe hebelt. In beiden Fällen wird die Gewalt durch den Drehachsen des Akromialgelenks zuwiderlaufende Ausweichbewegungen pariert". Ferner wurde auf die Bedeutung der Ausweichbewegungen der Skapula hingewiesen, die das Zustandekommen einer Luxation im Humeroskapulargelenk verhindern können. „Je nach der Heftigkeit und Richtung der Gewalt wird es dabei zu einer Kontusion oder Distorsion des Akromialgelenks kommen, zur Fraktur eines seiner beiden Gelenkenden oder zur Schlüsselbeindiaphysenfraktur an der bekannten Stelle. Kombinationen werden selten sein, da die Kraft sich erschöpft." (Vgl. Fall 51.)

Diese auf klinischen Beobachtungen und hypothetischen Überlegungen beruhenden Annahmen haben sich in den soeben erwähnten Fällen bestätigt. Das Material ist freilich nur klein, doch darf man mit Bestimmtheit annehmen, daß sich unter den andern verletzten Gelenken noch eine ganze Anzahl befinden, die ähnliche Antezedentien haben, die aber mangels fehlender Angaben in den Krankengeschichten nicht zu unserer Kenntnis gelangt sind. Daß aber keine Angaben vorliegen, erklärt sich einfach daraus, daß die verhältnismäßig unbedeutenden Traumen gegenüber dem zum Tode führenden Grundleiden keine Beachtung bei den Kranken gefunden haben.

Trotzdem sind diese Zusammenhänge zwischen stumpfen Schulterverletzungen und chronischen Veränderungen in den Akromialgelenken deshalb nicht gleichgültig, weil, wie wir das in unseren früheren Ausführungen erörtert haben, nicht selten heftige, die Arbeitsfähigkeit beeinträchtigende Beschwerden durch die Akromialgelenkaffektionen ausgelöst werden.

Wir haben übrigens noch eine sehr schöne Bestätigung für die soeben erörterten Zusammenhänge gefunden: in der Bursa subacromialis, die denselben Gewalten ausgesetzt ist wie das Akromialgelenk, sieht man gar nicht selten Veränderungen an den einander gegenüberliegenden Flächen, die nur durch Stoß und Quetschung erklärt werden können: einmal an der Unterfläche des Akromions im Bereich der glatten, sehnigglänzenden Stelle, die als Gelenkfläche für die Bewegungen des Oberarmkopfes dient und dann ihr haarscharf gegenüber oberhalb des Tuberculum majus im Bereich der Schultergelenkkapsel finden sich Rauhigkeiten, Fasern und Zotten, wie Aufspaltungen des glatten Überzuges, zuweilen noch makroskopisch sichtbar gelblich-blutig verfärbt, bei deren histologischer Untersuchung man in dem schwielig verdickten Gewebe größere Blutungen vorfinden kann. An solchen Stellen entwickeln sich dann später beträchtliche Verdickungen von höckriger Oberfläche und sehnig-schwieliger bis knorpeliger Beschaffenheit, die wiederum die Zerstörung am Akromion verstärkt. Diese Vorgänge haben wir ganz unabhängig von Arthritis deformans des Schultergelenks gefunden, während sie des öfteren sich mit traumatischen und chronisch-degenerativen Veränderungen im Akromialgelenk verbanden. Natürlich können sie sich auch mit Erkrankung beider benachbarter Gelenke kombinieren. Dann scheint es besonders gern zu den schon erwähnten Perforationen der Kapseln und zu Kommunikation der Gelenke zu kommen.

Sehr instruktive Bilder erhielten wir durch die bei allen Präparaten mit der eingangs erörterten Technik durchgeführten Röntgenuntersuchung; im einzelnen wird auf die bei den Fällen eingefügten Abbildungen und näheren Erörterungen der Röntgenbefunde verwiesen. Insbesondere können wir uns über die interessanten Varietäten am Akromion bei dieser Gelegenheit nicht näher auslassen, es muß das einer besonderen Mitteilung vorbehalten bleiben und mag nur erwähnt sein, daß wir unter den 73 Gelenken 15mal Varietäten am Akromion gefunden haben, davon 5mal ein durch Gelenkspalt von der Spina scapulae abgesetztes „Os acromiale" in den Lebensaltern 19, 27, 65, 70; 4mal eine Akromialepiphyse, davon nur einmal (Fall 41 l.) als normal physiologische Fuge, in den übrigen Fällen als persistierende Epiphyse, da es sich einmal um ältere Individuen handelt und zweitens unvollkommene Gelenkspaltbildungen histologisch nachweisbar waren (Nr. 43, 7 l., 26 l.). Ferner wurde in Fall 28 r. eine Teilung in Os acromiale basale und terminale (nach der von Gruber benutzten Nomenklatur) und 5mal (Nr. 9 r./l., 6 r./l., 50 r.) ein entweder vollkommen ausgebildetes Os acromiale terminale für sich oder noch in Verbindung mit dem übrigen Akromialkörper.

Sehr wertvoll erwies sich die Röntgenuntersuchung in der Diagnostik der Arthritis deformans. Vom zweiten Stadium ab vermag man bereits deutliche Veränderungen an der KKG. zu erkennen, in Gestalt von feinen, meist kreisrunden Strukturunterbrechungen in der Randlinie der Spongiosa und hineingreifend in die subchondrale Schicht. Ein sehr charakteristisches solches Bild findet sich bei Präparat Nr. 5 r. (Röntgenbild, Textfig. 20), wo entlang der ganzen Kontur der Klavikula sich perlschnurartig angeordnete zierliche rundliche Aufhellungen hinziehen. Die Unterscheidung von kleinen Fasermarkräumen und subchondralen Zysten ist meist nicht möglich; nur wenn es sich um traumatische Zysten handelt, vermag man die durch Kallus verursachte Verdichtung der umrandenden Spongiosa deutlich wahrzunehmen, wie in Fall 44 r. Anschauliche Wiedergaben von subchondralen Zysten finden sich auch noch in den Bildern Nr. 33 r. (Textfig. 1) und 3 r./l. (Textfig. 26). Sehr scharf zeichnen sich manchmal die Randusuren ab, wie z. B. in Textfig. 30 (Fall 10 r.) und in den zackigen Konturen der Textfig. 45 (Fall 50). Daß endlich die Randwülste besonders gut zur Darstellung kommen, versteht sich von selbst. Das Akromialgelenk zeigt in dieser Hinsicht sehr charakteristische Befunde, wie z. B. in den Textfig. 30, 31, 34, 41, 45. Sehr schön stellen sich endlich die Schliffe dar, wie in Textfig. 30, 31, 45. Schließlich möchten wir noch auf Fig. 41 (Präparat Nr. 28 l.) hinweisen mit der beträchtlichen Vorwölbung der Weichteile über dem Gelenk. Sie ist nicht etwa durch einen Gelenkerguß oder ein subkutan gelegenes Hygrom hervorgerufen, sondern durch den sich stark dorsal vorschiebenden Meniskus, der auch in solchen Fällen einen ungewöhnlich weiten Abstand der Knochenränder bedingt, wie in Fig. 34 zu Fall 54 r. Subkutane Hygrome oder Bursae haben wir niemals gefunden, so daß es sich möglicherweise um klinische Verwechslung mit den durch den Meniskus bedingten Vorwölbungen handelt.

Die abgebildeten Aufnahmen unterscheiden sich nun insofern von Aufnahmen am Lebenden, als Aufnahmen von pathologischen Präparaten durch das Eindringen von Luft zwischen die Gewebsspalten sehr häufig störende Linien und Schatten erhalten, indem sich die weichen Organteile (Muskeln, Sehnen, Kapseln und Fett) gesondert abzeichnen und nicht wie am Lebenden zu einer ziemlich homogenen Schattenmasse verschmelzen, in der man nur feinste, niemals störende Linien erkennt. Ferner ist zu bemerken, daß es sich nicht nur um Aufnahmen der ganzen Schultergelenkpräparate handelt, sondern daß manche Befunde dadurch prägnanter zur Darstellung gebracht wurden, daß man die einzelnen Sägestücke für sich projizierte. Es wurde dazu meist das mittlere Sägestück (Technik 6) gewählt. Doch nur selten wurden die hier abgebildeten Veränderungen an den ganzen Präparaten vermißt, wenn nur die Projektion richtig gelungen war; und daran scheitern viele Aufnahmen des Akromialgelenks. Es ist selbst bei größter Sorgfalt der Einstellung nicht immer zuverlässig, den Zentralstrahl bei der Sagittalaufnahme (Technik 1 u. 4) in die Richtung des Gelenkspalts zu leiten, so daß beide Gelenkränder tangential getroffen werden. Nicht selten erscheint das eine Ende scharfrandig gezeichnet, das andere wolkig, fleckig, ohne daß pathologische Ursachen dahinterstecken, lediglich durch ungleiche Projektion; die Ungleichheit erklärt sich so, daß der eine Gelenkrand richtig tangential getroffen worden ist und infolgedessen

Schicht für Schicht der Gelenkrandspongiosa (KKG.) aufeinanderfielen, der andere aber schräg, wobei dann die oberflächliche Knochenlage von der Abzeichnung der unter ihr liegenden Markräume fleckig wird. Man wird meist in der Lage sein, diese Unterschiede als solche zu deuten und sich nicht zu falschen Diagnosen verleiten lassen; die Veränderungen der Arthritis deformans pflegen nicht ganz so gleichmäßig und gleichförmig sich über das ganze Ende hinzuziehen. Indes vergrößern sich die Schwierigkeiten noch durch den unebenen Verlauf der Gelenkflächen, die ja nur zum kleinsten Teile in parallelen Ebenen gelegen sind. Dadurch kommt es manchmal, daß sich ein Teil eines Randes scharf, ein anderer aber unscharf, fleckig darstellt; ganz abgesehen von den hierdurch verursachten Schwierigkeiten bei der Darstellung des Gelenkspalts. Oft werden so die prominentesten Enden der Knochen zur Deckung gebracht, vor allem natürlich, wenn die Knorpelbeläge spärlich sind. Aus dem Abstand der Gelenkkonturen wird man infolgedessen nur in den seltensten Fällen sichere Schlüsse ziehen können, da sie allzu häufig durch Projektionsfehler ungleich werden.

Im übrigen verweise ich auf die in meiner früheren Arbeit enthaltenen Einzelheiten über die Aufnahmetechnik am Akromial- und Schultergelenk. Ich möchte nur noch hinzufügen, daß wir uns bei Aufnahmen an Lebenden gewöhnt haben, das Akromialgelenk vorher exakt abzutasten, die Richtung des Gelenkspalts genau festzustellen und ihn dann mit dem Farbstift aufzuzeichnen. Wenn man dann einen mit Zentrierstab versehenen Tubus zur Aufnahme verwendet, so werden die Aufnahmen wesentlich exakter. Man mag dabei berücksichtigen, daß bei stärkerer kammartiger Vorwölbung auf dem Gelenk der eigentliche Akromialgelenkspalt lateral von der Vorwölbung gelegen ist, die durch die Randauftreibung der Klavikula in Verbindung mit dem Meniskusrand hervorgerufen wird.

Zusammenfassung.

Das Akromioklavikulargelenk unterscheidet sich von andern Extremitätengelenken durch seine wechselnden Größenverhältnisse durch gelegentliche Gelenkflächeninkongruenzen, durch den großenteils faserknorpeligen Bau seiner Knorpelbeläge sowie vor allem durch die Variationen seiner Zwischenscheiben.

Indes haben die anatomischen und histologischen Untersuchungen des I. Teils dieser Arbeit gezeigt, daß die äußeren und histologischen Kennzeichen des gesunden Akromialgelenks ungefähr dieselben sind wie die der großen Gelenke.

Das normale Akromialgelenk ist von glatten Knorpelbelägen überzogen, deren Glanz allerdings in späteren Jahren etwas verloren geht. Die Gelenkknorpel sind entweder kongruent und berühren sich oder, wo sie — besonders an den Gelenkrändern — auseinanderweichen, werden diese Inkongruenzen durch kielartige Vorsprünge der Gelenkkapseln ausgeglichen, in andern Fällen durch Synovialzotten. Die Gelenkkapsel besitzt eine glatte Innenwand mit schon in früher Zeit sich entwickelnden spärlichen Zotten.

In verschiedenen Lebensaltern, manchmal noch ziemlich spät, kommt es zur Abspaltung einer Zwischenknorpelscheibe vom Schlüsselbeinknorpel, die sich aus dessen oberflächlicher, parallel gefaserter Schicht entwickelt. Die Form der Zwischenscheibe (Meniskus) ist ungeheuer wechselnd. Doch scheinen sich die verschiedenen Formationen aus einfacheren Grundformen erst unter den Einfluß der Gelenkfunktion und von dessen Bedürfnissen zu entwickeln.

Die Abspaltung des Meniskus von der Klavikula geht mit eigenartigen Destruktionen im Knorpel des Schlüsselbeins einher: unter Vordringen von vertikal verlaufenden Kapselgefäßen gegen den Knorpel an der Stelle seiner Schichttrennung bilden sich hier zunächst kurze, gewellte oder zackige Spalte, die später ineinanderfließen und den „Meniskusspalt" bilden. Zu beiden Seiten des Spalts sind die Knorpelränder aufgefasert, abgebröckelt und auch etwas tiefer zerklüftet. Es bilden sich homogene Knorpelschollen, in denen man lebhafte Knorpelzellwucherung in Form von Brutkapseln vor sich gehen sieht.

Bei normalem Verlauf löst sich allmählich die Zwischenscheibe ganz oder teilweise ab, und die Knorpel im Spalt glätten sich wieder.

Der eigentliche Gelenkspalt zwischen der lateralen Seite der Zwischenknorpelscheibe und dem Akromion nimmt an den Abspaltungsvorgängen niemals teil, sondern behält seine glatten Beläge, so daß nach abgeschlossener Ablösung der Zwischenscheibe zwei Gelenkspalte nebeneinander bestehen können, von denen allerdings der Meniskusspalt stets einen weniger glatten und unebenen Verlauf behält.

Wenn zur Zeit der Meniskusabspaltung das Gelenk von Verletzungen betroffen wird, so besteht die Gefahr, daß der Vorgang einen krankhaften Ablauf erfährt, indem der Spalt einen abnormen Verlauf annimmt, der ihn in Berührung mit der KKG. bringt.

In diesen Fällen geht der Spaltungsvorgang nicht lediglich unter der Einwirkung der physiologischen Gelenkfunktion an der normalen Stelle zwischen den beiden Schichten des Klavikulaknorpels vor sich, sondern wird — beeinflußt durch plötzliche heftige Schubkräfte — näher der Stelle verlegt, wo diese Kräfte schon unter normalen Umständen ihren letzten und entscheidenden Angriffspunkt finden, nämlich der Knorpelknochengrenze und besonders deren Verkalkungsregion.

Die unmittelbare Folge hiervon ist die direkte Beschädigung dieser für die elastische Widerstandskraft des Gelenks hochwichtigen Schicht; man findet entweder den Meniskusspalt selbst in die KKG. eingepreßt und diese zerbrochen, eingebogen und ihre Kalkkrümel zersprengt, in der Tiefe der Einbruchstelle Knorpeltrümmermassen, umgeben von zellreichem fibrösen Mark, und die Markräume schon in mäßigem Grade geweitet, oder man sieht in oder entlang der KKG. kurze, plumpe Spalten und Risse verlaufen, die ebenfalls mit Zertrümmerungen der Kalkregion der basalen Knorpelschicht einhergehen. Auch diese führen zu fibröser Metaplasie der unterliegenden subchondralen Markräume.

Die mittelbare Folge dieser Störung im normalen Ablauf der Meniskusabspaltung ist die Arthritis deformans, die in Übereinstimmung mit der in neuester Zeit üblichen Auffassung vom Wesen der Arthritis deformans als Folge des durch die Beschädigung der KKG. verursachten Elastizitätsverlustes des Schlüsselbeinknorpels anzusehen ist.

Die chronische Arthritis deformans des Akromialgelenks wird nicht in allen Fällen auf die beschriebene Weise entstehen, zumal sie auch, wenn auch offenbar seltener, in Gelenken auftritt, die keine Zwischenscheibe besitzen. Ihre Entstehung scheint aber auch in solchen Fällen recht oft auf traumatische Schädigungen des Gelenks zurückzuführen zu sein.

Man findet nämlich auch, unabhängig von der Meniskusbildung, verhältnismäßig häufig die schon beschriebenen Parallelspalten der basalen Knorpelschicht und von ihnen ausgehend oder doch in nächster nachbarlicher Beziehung die für den Beginn der Arthritis deformans charakteristischen Vorgänge im subchondralen Mark.

Wenn wir demnach für die primäre Ursache der Arthritis deformans im Akromialgelenk in erster Linie Verletzungen beschuldigen müssen und so für dieses Gelenk der traumatischen Genese der Arthritis deformans wieder das Wort reden, so brauchen wir uns nicht ausschließlich auf die bereits erwähnten einwandfreien Befunde von Kontinuitätstrennungen an der KKG. zu stützen, sondern finden weitere Bestätigung unserer Anschauung in dem in unseren Präparaten häufig beobachteten Vorkommen von relativ geringfügigen Verletzungen des Akromialgelenks, die als solche von Kranken und Arzt kaum Beachtung finden werden, bei der Kleinheit des Gelenks aber und seiner großen Neigung zur arthritischen Degeneration von ernsterer Bedeutung sein müssen.

Teils handelt es sich um feine Knorpelfissuren mit unterliegenden zystischen Fasermarkräumen, teils um Knorpelimpressionen, bald primär ohne deutliche Erscheinungen der Arthritis deformans, teils sekundär bei bereits ausgebildeter Arthritis deformans.

Wir verkennen nicht, daß man in solchen Fällen entweder bisher von einer „sekundären" Arthritis deformans sich zu sprechen gewöhnt hat, oder daß es sich bei bereits entwickelter Arthritis deformans um durch die mit dieser einhergehenden Resorptionsvorgänge und Herabsetzung der Widerstandsfähigkeit des Gelenks in Verbindung zu bringende Begünstigung des Zustandekommens von Verletzungsfolgen handelt.

Die beiden Punkte werden nur in dem Sinne angeführt, auf die anatomisch nachweisbare Tatsache des ziemlich häufigen Vorkommens von kleineren Traumen am Akromialgelenk hinzuweisen. Andrerseits würde, wenn zu den von uns gemachten Beobachtungen sich vielleicht an andern Gelenken Analogien fänden, die Unterscheidung von primärer „idiopathischer" und sekundärer traumatischer Arthritis deformans mehr oder weniger ihre Berechtigung verlieren.

Die in einer früheren Mitteilung auf Grund klinischer Beobachtungen und von theoretischen Deduktionen vertretene Anschauung von dem häufigen Zusammenhang zwischen stumpfen Schulterverletzungen und chronisch degenerativen Veränderungen im Akromialgelenk finden wir in den unseren soeben entwickelten Anschauungen über die Entstehung der Arthritis deformans im Akromialgelenk zugrunde liegenden Beobachtungen völlig bestätigt.

Wir haben aber auch — als Schlußstein im Kreise der beabsichtigten Beweisführung — Anhaltspunkte dafür in unseren Fällen gefunden, daß die das Akromialgelenk treffenden Traumen insofern den „stumpfen Schulterverletzungen" gleichzusetzen sind, als sie verursacht werden durch von Hand oder Ellenbogen her fortgeleitete Kontusionen; wir konnten einzelne Fälle ausfindig machen, in denen gleichzeitig im Sektionsbericht positive Kontusionsbefunde an andern Stellen des Armes aufgezeichnet waren und durch unsere Untersuchungen feinere Verletzungsfolgen im Akromialgelenk ermittelt wurden.

Schließlich haben wir in diesem Sinne die sonst nur flüchtig gestreiften Veränderungen der Bursa subacromialis herangezogen, an der sich in Fällen von Verletzungen oder Arthritis deformans charakteristische Veränderungen vorfanden, die es als sehr wahrscheinlich ansehen ließen, daß die Traumen über sie oder durch ihre Vermittlung an das Akromialgelenk weitergegeben worden waren, was deswegen von entscheidender Bedeutung ist, weil die als vermutliche Hauptursache der Beschädigungen des Akromialgelenks in Betracht kommenden Verletzungsformen den subakromialen Raum stets mittreffen müssen.

Als besonders wichtig sehen wir hier denjenigen Symptomenkomplex in der Bursa subacromialis an, der in akuten oder chronischen Veränderungen besteht, die sich an zwei symmetrischen, einander gegenüberliegenden Stellen an der Unterfläche des Akromions und über dem Tuberculum majus humeri im Bereich der Schultergelenkkapsel oder der in sie eingebetteten Sehnen des Supraspinatus und Biceps finden und die histologisch durch Blutungen, makroskopisch durch blutige Verfärbungen sich als durch Trauma bedingt erwiesen haben.

Außer den vor allem beschuldigten traumatischen Ursachen der Arthritis deformans im Akromialgelenk nehmen wir an, daß das Gelenk durch seinen unvollkommenen Bau (Faserknorpel, Inkongruenzen, unvollkommen freie Beweglichkeit mit der mehrfach betonten Möglichkeit der den Hauptachsen zuwiderlaufenden Hebelbewegungen), der das Gelenk als ein „Halbgelenk" charakterisiert, für die Entwicklung eines chronisch degenerativen Prozesses besonders begünstigt ist. Auch möchten wir besonders vermuten, daß der schon durch die Abspaltung des Meniskus als weniger solides Gebilde gekennzeichnete Klavikularknorpel noch weiter dadurch dem Akromion gegenüber ungünstig gestellt ist, daß er in vielen Fällen nur faserknorpelig gebaut ist, während das Akromion fast stets einen verschieden großen hyalinen Kern besitzt. So würde auch aus diesem Grunde das unverhältnismäßig häufige Auftreten einer auf den Klavikulaknorpel lange Zeit fast ganz beschränkten Arthritis deformans sich ungezwungen erklären.

Der Verlauf der Arthritis deformans im Akromialgelenk hat, abgesehen von den durch den Meniskus bedingten besonderen Verhältnissen, einen ähnlichen Charakter wie in den großen Gelenken: man findet alle die bekannten Erscheinungen, wie subchondrale fibröse Metaplasie mit Resorptionserscheinungen am Knochen und Knorpel, knorpelige Neubildungen, die Destruktionsvorgänge am Knorpelbelag selbst, die Rand- und Flächenusuren wie die Randwülste wieder.

Eine bisher aber nicht in dem Maße beobachtete oder gewertete Erscheinung tritt hier hervor, die ausgedehnten und verschiedenartigen Knorpelregenerationen, die sowohl vom fibrösen Mark und von der Spongiosa wie auch von der KKG. ausgehen und die zu den immer nur sehr unvollkommenen Gelenkknorpelneubildungen führen, die man vor allem im zweiten Stadium der Arthritis deformans findet.

Ferner ist bemerkenswert, daß wir in den ersten Stadien der Arthritis deformans keine Ossifikationsvorgänge beobachten konnten, daß diese vielmehr stets als ein Zeichen vorausgegangener primärer oder sekundärer Traumen ausgelegt werden mußten. Erst in den Endstadien führt eine mäßige Knochenanbildung zu der mit den Usuren und Schliffbildungen einhergehenden Verdichtung und Verdickung der Randspongiosa.

In der Weiterentwicklung des arthritischen Prozesses im Akromialgelenk spielt wieder der Meniskus eine bedeutsame Rolle, insofern er selbst unter den veränderten mechanischen Verhältnissen im arthritischen Gelenk Zerklüftungen, Verkleinerungen und Verlagerung erfährt, die zu einer Steigerung der Unebenheiten und Rauhigkeiten im Gelenk führen müssen, die vor allem im Sinne der Rouxschen funktionellen Theorie zur ungleichen Verteilung der das Gelenk durchfließenden Kraftlinien den Anlaß geben und so teils den Lebensreiz für den Knorpel steigern, ihn teils herabsetzen werden, wodurch es gerade an den von Zwischenknorpel freien Stellen der Knorpelbeläge zu tiefen Usuren und Knorpelnarben kommt.

Literatur.

Axhausen, Arbeiten aus dem Gebiete der Knochenpathologie und Knochenchirurgie: 4.) Kritisches und Experimentelles zur Genese der Arthritis deformans, insbesondere über die Bedeutung der asept. Knochen- und Knorpelnekrose. Arch. f. klin. Chir. Bd. 94, H. 2, 1910. — Derselbe, Über den histologischen Vorgang bei der Transplantation von Gelenkenden, insbesondere über die Transplantationsfähigkeit von Gelenkknorpel und Epiphysenknorpel. Arch. f. klin. Chir. Bd. 99, 1912. — Derselbe, Über einfache aseptische Knochen- und Knorpelnekrose, Chondritis dissecans und Arthritis deformans. Arch. f. klin. Chir. Bd. 99, 1912. — Derselbe, Die deformierende Gelenkentzündung (Arthritis deformans) im Lichte neuer Forschung. Berl. klin. Wschr. Nr. 47, 1915. — Beneke, Zur Lehre von der Spondylitis deformans. Beiträge zur wissenschaftl. Med. Festschr. der 69. Versammlung deutscher Naturforscher und Ärzte, dargeb. vom herzogl. braunschweig. Staatsministerium, herausgegeben von R. Beneke, Braunschweig 1897. — Beitzke, Über die sog. Arthritis deformans atrophica. Ztschr. f. klin. Med. Bd. 74, 1912. — Berry, The classification of arthritis. Surg. gynaecol. a. obstetr. 16, 1913. Ref. Ztlbl. f. d. ges. Chir. Bd. 1, 1913. — Cruveilhier, Anatomie pathologique du corps humain. Tome I, 9. livraison, planche VI. Paris 1829—1835. — Curschmann, Über Polyarthritis chronica deformans. Berl. klin. Wschr. Jahrg. 43, Nr. 33, 1906. — Fick, R., Über die Form der Gelenkflächen. Arch. f. Anat. u. Physiol., Anat. Abt. 1890. — Derselbe, Handbuch der Anatomie und Mechanik der Gelenke. Bd. 1—3. Jena, G. Fischer. 1904—1911. — Gebhardt, Auf welche Art der Beanspruchung reagiert der Knochen jeweils mit der Ausbildung einer entsprechenden Architektur? Arch. f. Entw.-Mechanik Bd. 16, H. 3, 1903. — Gruber, Über die Arten der

Akromialknochen und akzidentellen Akromialgelenke. Arch. f. Anat. u. Physiol. u. wiss. Med. Leipzig 1863. — Heller, Versuche über die Transplantation der Knorpelfuge. Arch. f. klin. Chir. Bd. 109, H. 1, 1917. — Henke und Reyher, Studien über die Entwicklung der Extremitäten des Menschen, insbesondere der Gelenkflächen. Sitz.-Ber. d. Akad. d. Wiss., Mathem.-naturwiss. Kl. Bd. 70, 3. Abt., H. 9, Jahrg. 1874, Sitzung v. 23. VII. 1874. — Henle, Handbuch der systematischen Anatomie des Menschen. 1. Bd., 2. Abt.: Bänderlehre. 2. Aufl. Braunschweig, Vieweg u. S. 1872. — His, W., Die chronischen Arthritiden, Ursachen, Einteilung und Beurteilung. Fortbildungsvortrag, gehalten in München am 1. Juli 1914. Münch. med. Wschr. Jahrg. 61, 1914. — Hueter, Anatomische Studien an den Extremitätengelenken Neugeborener und Erwachsener. Virch. Arch. Bd. 28, 1863. — Derselbe, Klinik der Gelenkkrankheiten mit Einschluß der Orthopädie. III. Teil, 2. Aufl. Leipzig, F. C. W. Vogel. 1878. — Hultkrantz, Über die Spaltrichtungen der Gelenkknorpel. Verhdl. d. Anat. Ges. 12. Versammlung in Kiel 17./20. IV. 1898, im Anat. Anz., Ergänzungsheft zu Bd. XIV, 1898. — Jacobsohn, Die chronischen Gelenkerkrankungen im Röntgenbilde. (Mit Ausnahme der Tuberkulose und der Lues.) Mitt. a. d. Grenzgeb. Bd. 20. — Derselbe, Die Arthritis urica im Röntgenbilde. Mitt. a. d. Grenzgeb. Bd. 26, H. 3, 1913. — Keibel und Mall, Handbuch der Entwicklungsgesch. d. Menschen. 2 Bände. Leipzig, S. Hirzel. 1910/11. — Kimura, Histologische Untersuchungen über Knochenatrophie und deren Folgen, Coxa vara, Ostitis und Arthritis deformans. Zieglers Beitr. Bd. 27, 1900. — König, Fr., Über freie Körper in den Gelenken. Deutsche Zeitschrift f. Chirurgie Bd. 27, 1888. — Derselbe, Zur Geschichte der Fremdkörper in den Gelenken. Verhdl. d. D. Ges. f. Chir., 28. Kongreß. Berlin 1899. — Derselbe, Bemerkungen zur klin. Geschichte der Arthritis deformans coxae auf Grund von Beobachtungen. Arch. f. klin. Chir. Bd. 88, 1909. — Kollmann, Handatlas der Entwicklungsgeschichte des Menschen. Jena, G. Fischer, 1907. — Ledderhose, Die Arthritis deformans als Allgemeinerkrankung. Schriften d. wiss. Ges. in Straßburg, 24. Heft. Straßburg, Karl J. Trübner, 1915. — Lilienfeld, Über das Os acromiale secundar. und seine Beziehungen zu den Affektionen der Schultergegend. Fortschritte a. d. Geb. d. Röntgenstrahlen Bd. 21, H. 2. Hamburg 1913. — Lommel, Chronische Gelenkerkrankungen. Handb. d. inn. Med. von Mohr und Staehelin Bd. 4, 1912. — Ludewig, Akromialknochen auf der einen, durch Pseudarthrose geheilte Fraktur des äußeren Schlüsselbeinendes auf der andern Seite. Arch. f. klin. Chir. Bd. 7. — Macalister, Notes on the acromion. Journ. of anat. a. physiol. vol. XXVII. — Marchand, Der Prozeß der Wundheilung mit Einschluß der Transplantation. D. Chir., herausg. von Bergmann und Bruns, Stuttgart, 1901, Lief. 16. — Merkel, Die Anatomie des Menschen. Wiesbaden, Bergmann, 1913. — Moll, Experimentelle Untersuchungen über den anat. Zustand der Gelenke bei andauernder Immoblisation derselben. Virch Arch. Bd. 105, 1886. — Nieber, Röntgenologische Studien über einige Epiphysennebenkerne des Becken- und Schultergürtels. Fortschr. a. d. Geb. d. Röntgenstrahlen Bd. 22, 1914. — Payr, Über die operative Behandlung von Kniegelenksankylosen. Arch. f. klin. Chir. Bd. 99, 1912. — Derselbe, Weitere Erfahrungen über die operative Mobilisierung ankylosierter Gelenke, mit Berücksichtigung des späteren Schicksals der Arthroplastik. Festschr. für Trendelenburg. D. Ztschr. f. Chir. Bd. 129, 1914. — Perthes, Über Arthritis deformans juvenilis. D. Ztschr. f. Chir. Bd. 107, 1910. — Pfitzner, Beiträge zur Kenntnis d. menschlichen Extremitätenskeletts. Morphol. Arbeiten v. Dr. G. Schwalbe Bd. 6, 2. G. Fischer, Jena, 1896. — Preiser, Über die praktische Bedeutung der anatomischen und habituellen funktionellen Gelenkflächeninkongruenz. Fortschritte auf d. Geb. d. Röntgenstrahlen Bd. 12, 1908. — Derselbe, Statische Gelenkerkrankungen. Stuttgart, F. Enke, 1911. — Poirier, La clavicula et ses articulations. Archiv de l'anatomie et de la physiol. norm. et pathol. de l'homme et des animaux. 26. Jahrg., 1890. — Pommer, Mikroskopische Befunde bei Arthritis deformans. Denkschrift d. Kaiserl. Akad. d. Wiss. (Mathem.-naturwiss. Kl.) Bd. 89. Alfr. Hölder, Wien, 1914. (Vorgelesen in der Sitzung am 17. Okt. 1912.) — Rimann, Experimenteller Beitrag zur Lehre von der Entstehung der echten freien Gelenkkörper. Virch. Arch. Bd. 180, 1905. — Derselbe, Pathologisch-anatomische und ätiologische Beiträge zur Arthritis deformans. Arb. a. d. Pathol. Inst. zu Berlin, herausg. von Orth. Berlin 1906. — Rokitansky, Lehrb. d. spez. pathol. Anat. Bd. 2, Wien 1856. — Roux, Gesammelte Abhandlungen über Entwicklungsmechanik der Organismen. Leipzig 1895. Bd. I u. II. — Ruge, Über die Gelenkverbindungen zwischen Schulterkamm und Akromion. Zeitschr. f. ration. Med. (Henle und Pfeifer). 3. Reihe, Bd. 7, 1859. — Schlesinger, Die Krankheiten des höheren Lebensalters. Suppl. zu Nothnagels spez. Pathol. u. Ther. Bd. 1. Alfr. Hölder, Wien u. Leipzig, 1914. — Schuchardt, Die Krankheiten der Knochen und Gelenke. D. Chir., herausg. v. Bergmann und Bruns. Lief. 28. Stuttgart 1899. — Sievers, Die Arthritis acromioclavicularis als wichtiges Glied in der Pathologie der stumpfen Schulterverletzungen. Festschr. f. Trendelenburg. D. Ztschr. f. Chir. Bd. 129, 1914. — Derselbe, Über die Bedeutung des Akromialgelenks in der Pathologie der subkutanen Schulterverletzungen. Vortrag, geh. am 3. Sitzungstage des 43. Kongresses der D. Ges. f. Chir. am 17. April 1914. — Steuernthal, Periostale und endostale Knochenneubildung bei Arthritis deformans. Inaug.-Diss. Freiburg i. B. Elberfeld 1905. — Sumita, Experimentelle Beiträge zur operativen Mobilisierung ankylosierter Gelenke. Eine klinische und histologische Studie über gestielte Weichteillappeneinlagerung in experimentell verödete Gelenke. Arch. f. klin. Chir. Bd. 99, 1912. — Tornier, Das Entstehen der Gelenkformen. Arch. f. Entwicklungsmechanik Bd. I, 1895, H. 1, 2, 3. — Walkhoff, Über Arthritis deformans. 5. Sitzungstag d. Verh. d. D. Pathol. Ges., 9. Tagung 1905. — Wollenberg, Die Ätiologie der Arthritis deformans im Lichte des Experiments. Arch. f. Orthopädie, Mechanotherapie und Unfallchirurgie Bd. 7, 1908. — Derselbe, Ätiologie der Arthritis deformans. Ztschr. f. orthopädische Chir. Bd. 24, H. 3/4, 1910. — Derselbe, Die ätiologischen Faktoren der Arthritis deformans. Ztschr. f. orthopädische Chirurgie Bd. 26, 1910. — Weichselbaum, Arthritis deformans der beiden Schulter- und Ellbogengelenke und des linken Hüftgelenks. Virch. Arch. Bd. 55, 1872. — Derselbe, Die senilen Veränderungen der Gelenke und deren Zusammenhang mit der Arthritis deformans. Sitzungsber. d. Kaiserl. Akad. d. Wiss. Bd. 75, III. Abt. Wien 1877. — Ziegler, Über die subchondralen Veränderungen der Knochen bei Arthritis deformans und über Knochenzysten. Virch. Arch. Bd. 70, 1877. — Derselbe, Über Proliferation, Metaplasie und Resorption des Knochengewebes. Virch. Arch. Bd. 73, 1878. — Derselbe, Lehrb. d. spez. pathol. Anat., 11. neubearbeitete Aufl., herausg. v. Gierke und Kurt Ziegler, Jena 1906.

Erklärung der Zeichnungen auf Taf. I u. II.

Tafel I, Fig. 1 zu Gelenk 31 r. Normaler, glatt konturierter Gelenkspalt mit kleinen Zotten im unteren Rezessus. Der rechts liegende Akromialknorpel ist noch jugendlich breit. Man sieht die Knocheninseln der gerade in den Schnitt gefallenen Epiphysenlinie.

„ Fig. 2 zu Gelenk Nr. 36 r. Meniskusbildung im Knorpel der Klavikula. *Kl* = Klavikulaknorpelbelag, *O* = Knochen der Klavikula, *Akv* = Akromialknorpel, *M* = Meniskus. Zwischen *Kl* und *M* der „Meniskusspalt“ mit Auffaserungen und Knorpeltrümmern. Zwischen *M* und *Akr* der glatt konturierte Gelenkspalt.

„ Fig. 7 zu Gelenk Nr. 20 links (Frontalschnitt). Knorpelauffaserung und Zerklüftung mit Schollen- und Brutkapselbildung am Klavikulaknorpel durch Druckrichtung einer Synovialfalte.

„ Fig. 19 zu Gelenk Nr. 5 r. (Aus demselben Schnitt wie Tafel II, Fig. 2 u. 3.) Zellige Substitution von der Verkalkungsregion des KKG. aus. Man sieht die in knopfförmigen Aufsätzen der Kalklinie ausgehenden, zu großen Zellhaufen anschwellenden, sich myzelartig verzweigenden Knorpelzellsäulen.

Tafel II, Fig. 9 zu Gelenk Nr. 15 l. Von links nach rechts folgen sich: Akromialknorpel, Gelenkspalt (glattrandig), Klavikulaknorpel durch einen dicht an der KKG. verlaufenden Meniskusspalt in 2 Schichten geschieden. Im Meniskusspalt Knorpelfasern und Trümmer, besonders dicht und reichlich an der Einpressungsstelle des Spalts in die KKG. Hier eine Fasermark und reichliche Kapillaren enthaltende Bucht der Spongiosa. Weiter unten im Bilde (kaudal) noch weitere fibröse subchondrale Buchten mit dunkelrot gefärbten Kapseltrümmern, die konzentrisch umschichtet werden.

„ Fig. 17 zu Gelenk Nr. 5 r. (aus einem Frontalschnitt). Eindruck des Klavikulaknorpels gegenüber dem flammenartig aufgespaltenen, von der unteren Kapsel kommenden Meniskus. Unter der Einbruchstelle massenhafte Fasermarkräume, Durchbrechungen der KKG. und Knorpeltrümmerhaufen von konzentrisch geordneten Spindelzellhöfen umsäumt. Regenerierte (zellig substituierte) Knorpelbeläge, die zum Teil noch flächenhaft homogenisiert sind.

„ Fig. 18, aus demselben Schnitt wie Nr. 8, weiter dorsalwärts. Pfeilerartiges Vorragen der KKG. bis an das Gelenklumen. Zu beiden Seiten ist der Klavikulaknorpel beträchtlich verschmälert und wird zellig substituiert. In den weitmaschigen subchondralen Räumen sieht man zellreiches Fasermark, das zum Teil Knorpelreste durchdringt, zum Teil größere Hohlräume bildet (Beginn zystischer Einschmelzung).

Tafel II, Fig. 22 zu Gelenk Nr. 22 l. Meniskusspalt gegenüber der horizontalen Teilung des Meniskus. Auf dem Klavikularande stehen im Bereich des Schnittes kaum noch Knorpelreste. Oben aber findet man ein großes, subchondrales Knorpelknötchen, unten ein in der Kalkzone entspringendes strahliges Regenerationsprodukt (hier tiefe grubige Einsenkung der KKG.). Meniskusende maximal zerklüftet.

„ Fig. 23, Frontalschnitt durch Gelenk Nr. 22 l. Aus einer weiten Öffnung der KKG. brechen „eruptionsartig" die fibrös-knorpeligen Massen des subchondralen Fasermarks. An ihrer Oberfläche haften noch klumpig-schollige Reste des alten Knorpelbelags. Zu beiden Seiten des Halses des Fasermarkpolypen findet man abgeschorene Knorpeltrümmermassen. Vorn dorsal und kaudal sieht man die zerklüfteten Massen des geteilten Meniskus im Gelenklumen hängen.

„ Fig. 25, Frontalschnitt aus Gelenk Nr. 3 r. Subchondrale Knorpeldegeneration. Im oberen Fasermarkraum sieht man zwischen den Spongiosagrenzbälkchen eine blauviolette, brückenförmige Zone mit größeren, blasigen Knorpelzellen. Links, nach der Tiefe des Markraumes homogenisiertes Fasermark mit zu Knorpelzellen sich umwandelnden Fibroblasten. Rechts, nach dem Lumen hin, strahlige Sprossung des Knorpels gegen den alten Belag, der abgehoben, aber noch zellig durchwachsen ist. An der äußeren Begrenzung des unteren Fasermarkraums liegt eine fertige KKG.-Neubildung vor, über der noch Reste der alten Kalkregion sichtbar sind.

„ II, Fig. 29, Frontalschnitt durch Gelenk Nr. 10 r. Vom Meniskusspalt ausgegangene Arthritis deformans. Links das nur leicht oberflächlich zerfaserte Akromion mit einer kleinen Vaskularisationsknospe an der KKG. Von oben und unten zerklüftete Meniskusrudimente. Rechts der Klavikulabelag, der nur noch dorsal und kaudal zusammenhängenden Gelenknorpelbelag zeigt, der aber zellig substituiert ist. In der Mitte, da, wo der Meniskus fehlt, Belag zottig, tiefer gefurcht, breite Durchbrüche und Zertrümmerungen des KKG., deren Fragmente versprengt. Reichliche Knorpeltrümmermassen in den Nischen. Flächenhafte fibröse Metaplasie in den erweiterten Markräumen.

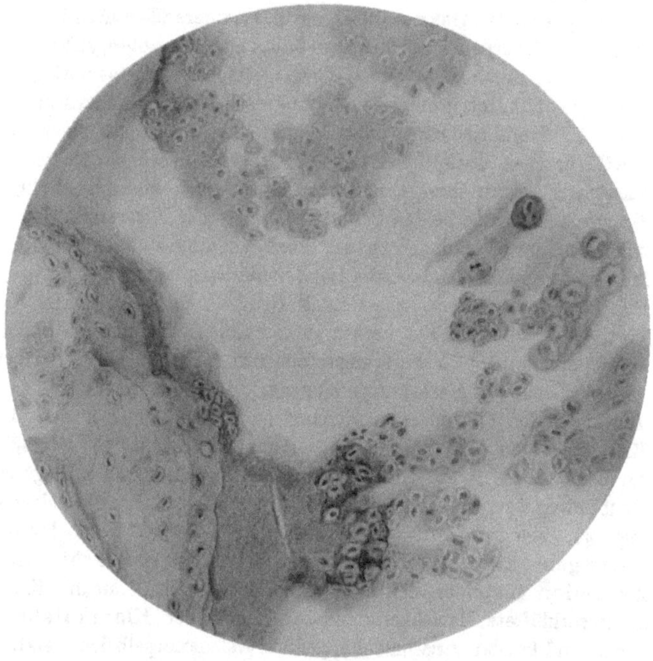

Fig. 19.

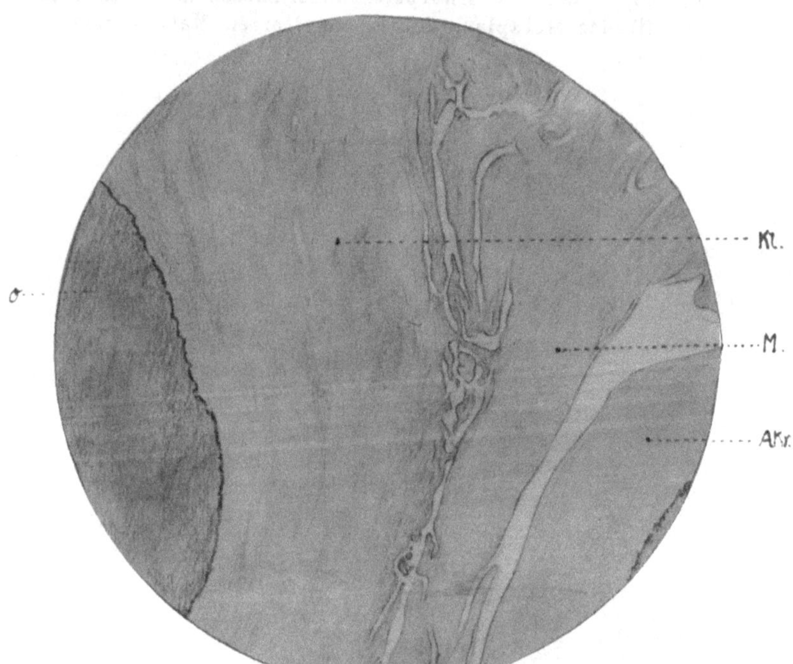

Fig. 2.

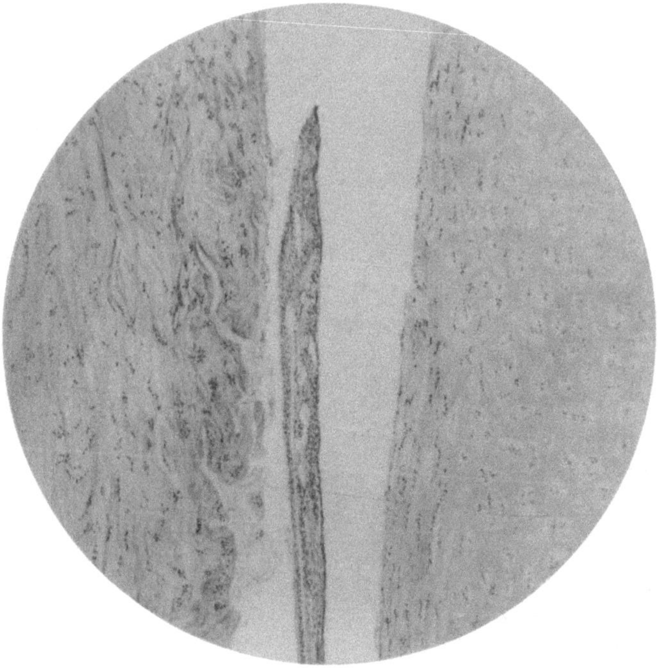

Fig. 7.

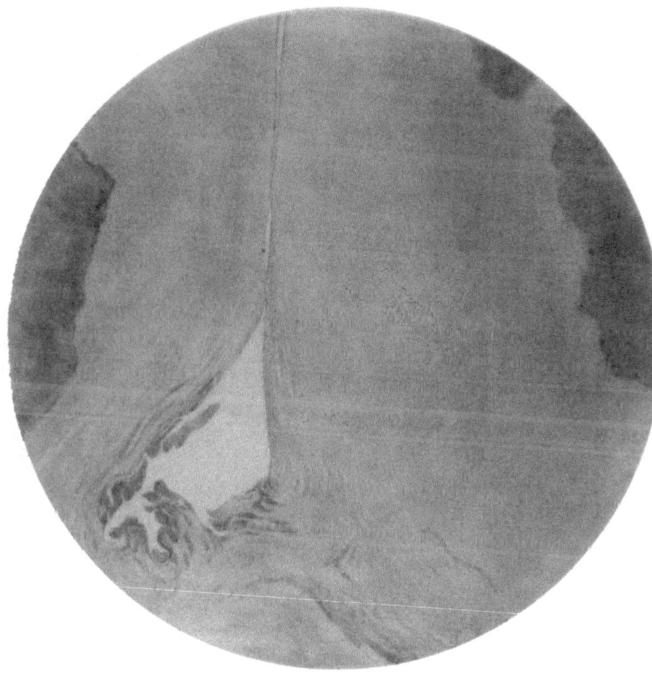

Fig. 1.

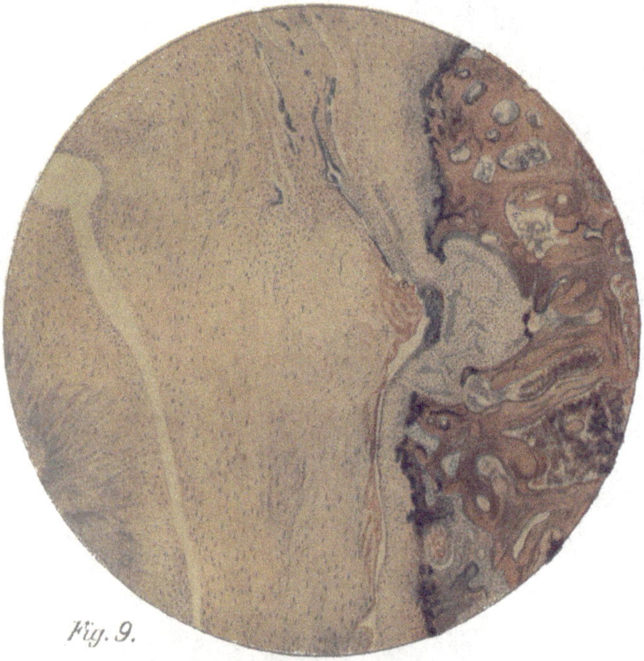

Fig. 9.

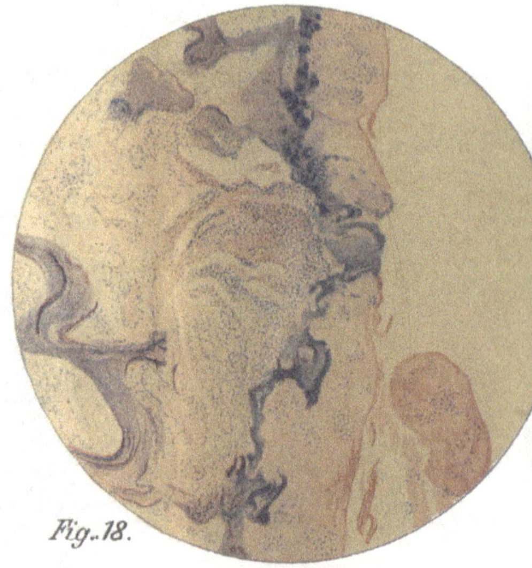

Fig. 18.

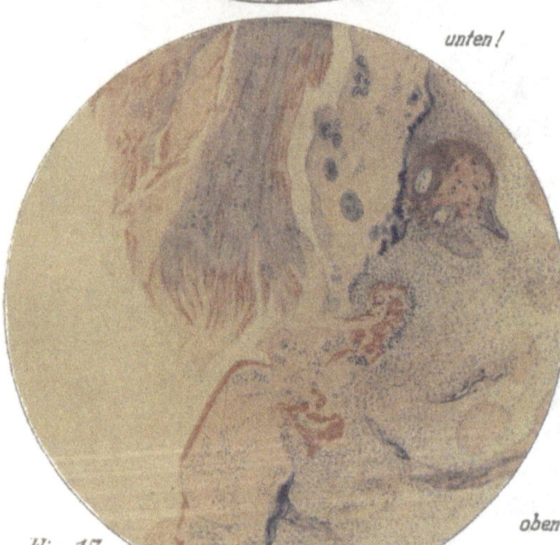

Fig. 17.

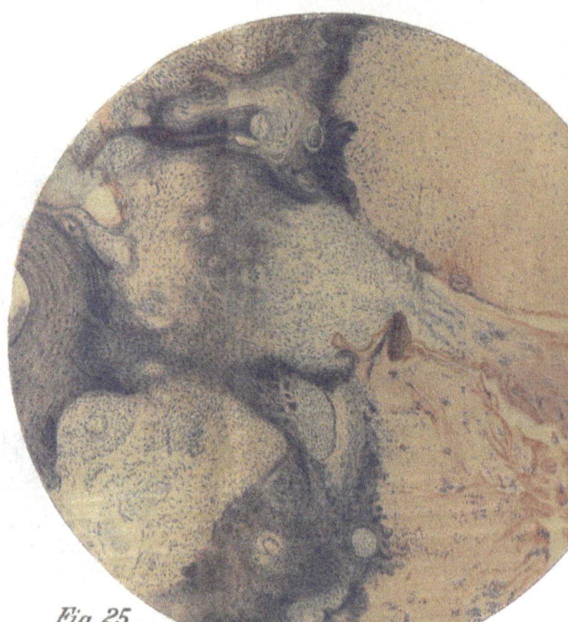

Fig. 25.

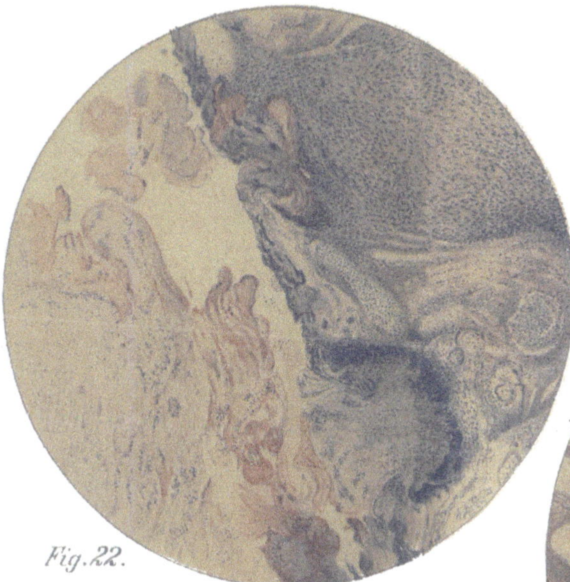

Fig. 22.

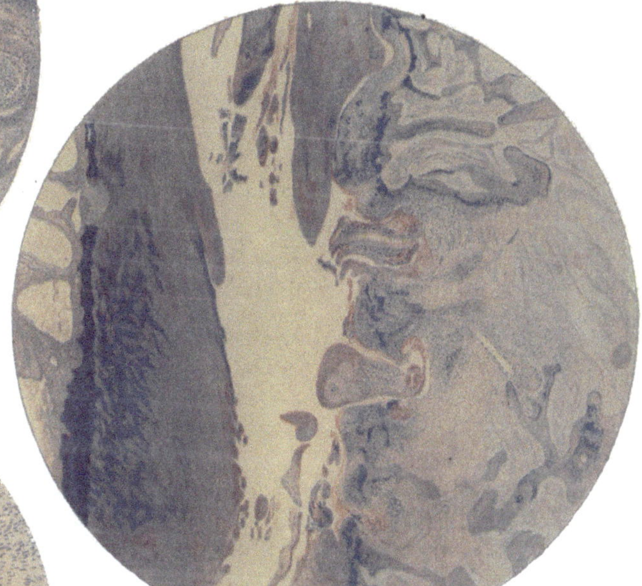

Fig. 29.

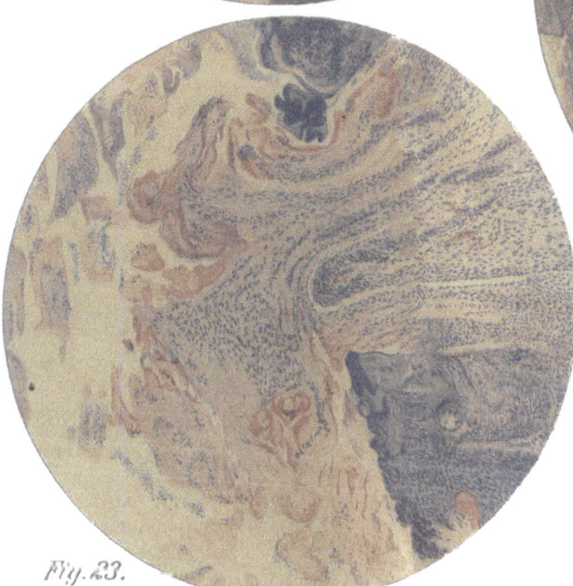

Fig. 23.

Fig. 17 wurde bei der Reproduktion versehentlich auf den Kopf gestellt.

H. Laue Lith. Inst. Berlin

Zeitfracht Medien GmbH
Ferdinand-Jühlke-Straße 7
99095 Erfurt, Deutschland
produktsicherheit@kolibri360.de